解开医患千千结
——患者安全与医学人文管理精粹

主　编　陈　伟　刘　宇

编　委　刘诗卉　樊　荣　石　巍
　　　　刘洪雷　袁江帆　尹绍尤
　　　　高明月　陈秀丽　张　鹏
　　　　赵　双　陈　妍　赵雅欣

中华医学电子音像出版社
CHINESE MEDICAL MULTIMEDIA PRESS
北　京

图书在版编目(CIP)数据

解开医患千千结——患者安全与医学人文管理精粹/陈伟,刘宇主编. －北京:中华医学电子音像出版社,2017.10

ISBN 978－7－83005－149－5

I. ①解… Ⅱ. ①陈… ②刘… Ⅲ. ①医院－人间关系－研究－中国 Ⅳ. ①R197.322

中国版本图书馆 CIP 数据核字(2017)第 249037 号

网址:www.cma-cmc.com.cn(出版物查询、网上书店)

解开医患千千结——患者安全与医学人文管理精粹

JIEKAI YIHUAN QIANQIANJIE——HUANZHE ANQUAN YU YIXUE RENWEN GUANLI JINGCUI

主　　编:陈　伟　刘　宇

策划编辑:郁　静　赵文羽

责任编辑:赵文羽

文字编辑:陈晓平　王彩霞

校　　对:龚利霞

责任印刷:李振坤

出版发行:中华医学电子音像出版社

通信地址:北京市东城区东四西大街 42 号中华医学会 121 室

邮　　编:100710

E-mail:cma-cmc@cma.org.cn

购书热线:010－85158550

经　　销:新华书店

印　　刷:廊坊市佳艺印务有限公司

开　　本:710 mm×1010mm　1/16

印　　张:21

字　　数:301 千字

版　　次:2017 年 11 月第 1 版　　2017 年 11 月第 1 次印刷

定　　价:78.00 元

编者名单

（以姓氏笔画为序）

丁欣刚　北京市丰台区卫生计生委

王　丹　北京大学肿瘤医院

王　阳　北京中医医院

王　岳　北京大学医学人文研究院

王梦娟　中国政法大学

方玉叶　中国政法大学

冯立华　北京市中盾律师事务所

匡莉萍　中国医院协会

朱　煦　实事评论员

刘　宇　北京大学国际医院

刘　鑫　中国政法大学

刘立飞　北京市医院管理局

刘诗卉　北京积水潭医院

刘洪雷　北京积水潭医院

刘炫麟　首都医科大学

许梦怡　北京积水潭医院

孙学勤　北京协和医院

纪　磊　北京市华卫律师事务所

李欣慧　北京中医医院

李洪奇　北京市大成律师事务所

杨国利　航天中心医院

吴　俊　北京市国源律师事务所

张　广　北京市门头沟区人民法院

张良辉　北京大学肿瘤医院

陈　伟　北京积水潭医院

陈　妍　北京回龙观医院

陈晓东　北京市朝阳区人民法院

周海龙　上海市嘉定区南翔医院

郑秋实　北京肿瘤医院

赵　双　北京积水潭医院

荣良忠　徐州医科大学附属医院

袁江帆　北京积水潭医院

聂　学　北京市华卫律师事务所

徐立伟　中国医学科学院肿瘤医院

高向旭　北京中医医院

高明月　北京积水潭医院

龚　楠　北京市百瑞律师事务所

梁伟业　北京回龙观医院

覃　涛　北京清华长庚医院

曾德荣　北京顺义区人民法院

樊　荣　北京清华长庚医院

前　言

从古至今,医学一直被认为是一项神圣而严谨的学科,医学生们经过数年理论知识的学习以及临床经验的不断积累,逐渐成长为患者心中谨遵"健康所系、性命相托"、救死扶伤的医生。然而现代医学又是需要不断开发、不断进步、拥有无限可能的同时又面临许多无法解决的疾病的一门技术。在这样的情况下,患者对医生的期望值一旦达不到其所要求的医疗质量水平时,矛盾就会自然而然地产生,医疗纠纷也随着矛盾的不断激化应运而生。

"患者安全论坛"公众平台正是基于此种情况而设立,读者从开始的几百人达到了现在的几十万人,一些热点、焦点文章的传播度也从一开始的仅限于医学圈扩展到了几乎各行各业。本书即是在"患者安全论坛"的数十万篇文章中精挑细选出来的影响力较为广泛的文章,旨在通过医学界、法律界专家学者的观点,将不同的医患热点呈现在读者面前,为临床提供医学、法律的技术支持,为医患搭建起一座沟通的桥梁。

本书是医务工作者、管理人员、律师、法官等群体集思广益的集体成果,汇聚了医疗管理、医学临床、医事法律、社会伦理等各领域专家、学者的不同观点,主要特点:①权威性,让大家了解医疗纠纷的法律问题、国内外的相关规定,使医疗纠纷能用法律的方式解决;②指导性,让医务工作者掌握工作原则、指导其正确处理问题,也让患者了解医生工作情况,以便更好地维护自己的权益;③热点性,讨论社会热点事件,汇聚各家不同观点,畅所欲言,让心中所想可以表达;④通俗性,作者通过工作中的实际案例,抒发自己的真情实感,使读者在一篇篇真实故事中得到启示,让医生与患者之间建立起互信的连心桥。

本书在编写过程中得到了编者单位领导、同事和临床医生的大力支持和关注,在此致以衷心的感谢! 受编写水平所限,敬请读者在使用过程中对书中的不妥之处给予批评指正。

主　编

2017 年 8 月

目　录

第一部分 工作指导

"患者安全目标"的前世今生

患者安全目标是世界患者安全挑战运动的成果之一，它反映了业界对患者安全管理的新理念、新方法，在我国每年由中国医院协会发布指导患者安全工作，并且被纳入我国等级医院评审标准的重要内容，因此对目前的医疗安全管理有着重要的指导意义。

要了解患者安全目标，我们不得不把时光倒回到 20 世纪 90 年代。1994—1995 年，若干震惊美国社会的重大医疗事故案件促进当时的克林顿总统委托 IOM（Institute of Medicine of the National Academies）制作完成了对之后患者安全管理产生重大影响的报告 *TO ERR IS HUMAN*，由此掀起世界患者安全挑战运动的篇章。人们愈发认识到，影响患者安全的不良事件普遍存在，问题的根源并不在于某人犯了错，而在于管理体系、流程和环境的疏失，必须从改变制度入手提高患者安全。在这一认识的影响下，2004 年世界卫生组织启动"患者安全国际联盟"，各国在 WHO 倡议下开始采取多种有效的患者安全行动，英国、美国及我国台湾地区等许多国家和地区相继提出患者安全步骤或目标，其中以美国 JCI 国际医疗卫生机构认证标准中的患者安全目标影响最为深远。我国自 2006 年 10 月由中国医院协会在北京香山召开的全国三级医院院长会议上推出《2007 年患者安全目标》，与国际同步，该目标将准确识别患者身份、提升用药安全、有效医患沟通、建立危急值报告、防止手术错误、严格手卫生管理、防范跌倒压疮事件和鼓励报告不良事件作为八个重点目标,指导医疗机构采取相应行动保障患者安全。

在这之后,原则上每1~2年中国医院协会就会更新患者安全目标。目前最新的版本是2014－2015年度患者安全目标,其具体内容如下:

目标一、严格执行查对制度,正确识别患者身份;

目标二、强化手术安全核查,防止手术患者、手术部位及术式错误;

目标三、加强医务人员有效沟通,完善医疗环节交接制度,正确及时传递关键信息;

目标四、减少医院感染的风险;

目标五、提高用药安全;

目标六、强化临床"危急值"报告制度;

目标七、防范与减少患者跌倒、坠床等意外伤害;

目标八、加强医院全员急救培训,保障安全救治;

目标九、鼓励主动报告医疗安全(不良)事件,构建患者安全文化;

目标十、建立医务人员劳动强度评估制度,关注工作负荷对患者安全的影响。

值得注意的是,在最新版患者安全目标中,"建立医务人员劳动强度评估制度"的提出非常新颖,契合我国的实际。

多年以来,医疗界往往强调加班加点,把超长劳动时间、超高劳动强度作为医务人员的"老常态",甚至加以鼓吹和神化。殊不知,人的精力有限是客观现实,医务人员也是人,超长时间、超高强度的工作不仅严重损害医务人员的身心健康,更给被救治的患者带来严重的风险隐患。新版患者安全目标揭示了这一问题,从制度层面加以关注和促其改进,不失为一项值得肯定的创新举措。

艾滋病患者信息隐私保护专家共识

北京市卫生法学会患者安全专业委员会

原则上患者信息属于患者的隐私，非经本人同意不得向他人披露，但法律有专门规定的除外。对于艾滋病患者的相关疾病信息保护，以下具体情形达成专家共识：

1. 医疗机构根据《传染病防治法》等有关法律法规规定将艾滋病患者的疾病信息上报到有关机构并由此引发传染病防治活动，属于医疗机构的法定义务，不属侵犯患者隐私权。

2. 艾滋病患者所在单位不属于法定必须获知患者疾病信息的机构，医疗机构没有权利和义务向其告知患者的疾病信息。

3. 艾滋病患者本人明确声明不得向其家属告知其疾病信息时，除本共识第4款所列情形外，医疗机构应当配合其隐私保护要求不予告知，但医疗机构并无义务为患者编造虚假信息。

4. 对于与艾滋病患者存在性关系者，医方应明确建议患者自行向其告知真实病情；如果与患者有性关系者向医方询问病情时，医方可以告知患者患有艾滋病的真实病情，不受患者拒绝告知要求的约束。

放弃治疗专家共识

北京市卫生法学会患者安全专业委员会

本共识所称的"放弃治疗"，是指在尚有某种医学治疗手段维系和延长患者生命时，放弃使用该医学手段的一种行为选择。

放弃治疗关乎患者的重大生命健康利益，是一项必须严肃、审慎对待但并非不具合理性的选择，是超出临床医生执业能力范畴的需要临床医学、伦理学、法学和社会学等多领域专家决策的艰难困境。本共识即为应对此种困境而经多学科专家达成的共识。

一、必须遵循的原则

任何放弃治疗选择必须严格遵循以下每一项原则,以下任何一项原则均为实施放弃治疗行为的必要而非充分条件:

1.患者自身疾病预后极差,并且病情已经恶化到不可逆转的状态;

2.与患者当时或曾经做出的任何意愿表示不相违背;

3.患者清醒时,放弃治疗的要求只能由患者本人提出;患者不清醒时,放弃治疗的要求只能由患者的直系亲属提出;

4.在患者直系亲属的范围内没有任何人提出异议;

5.提供食物与饮水,或以静脉输液方式维持水和电解质平衡,不属于放弃治疗的范畴;

6.患者签署授权委托他人代为行使知情同意权的文书,不能作为被授权人代替患者本人做出放弃治疗行为的依据。

二、具体情形的建议

在完全符合上述基本原则的前提下,针对以下具体情形提出建议如下。

1.患方提出放弃使用尚未应用的呼吸机辅助通气治疗手段,或者是已经使用呼吸机辅助通气治疗的患者因符合脱机条件而脱机后,因病情变化又需要使用呼吸机而患方放弃使用的情形,医疗提供者可以在完善书面的放弃治疗手续后,放弃使用呼吸机辅助通气治疗。

2.已经持续应用呼吸机辅助通气治疗的患者,如患方提出撤除呼吸机,但撤除呼吸机的行为将立即导致患者死亡时,建议医疗提供者即使在完善书面的放弃治疗手续后,仍维持呼吸机的使用,但可以不再调整呼吸机的参数。

3.已经持续应用呼吸机辅助通气治疗的患者,如患方提出自动离院,但离院时撤除呼吸机的行为将立即导致患者死亡时,建议改用简易呼吸器维持通气,在患方自行使用简易呼吸器的前提下离开医院。

规范超说明书用药行为专家共识

北京市卫生法学会患者安全专业委员会

1. 药品说明书是重要的用药参考文件，但并不等同于诊疗规范，不作为对医师处方权的绝对限制。

2. 超药品说明书使用药物，需要提供可信依据证明其合理性。

3. 超药品说明书使用药物的行为是否合理，应当由包括临床医学、药学等方面的专家根据法定鉴定程序做出评判。

 患者信息隐私保护专家共识

北京市卫生法学会患者安全专业委员会

1. 艾滋病患者信息的保护与披露问题　原则上患者信息属于患者的隐私，非经本人同意不得向他人披露，但法律有专门规定的除外。对于艾滋病患者疾病相关信息保护的以下具体情形达成专家共识。

（1）医疗机构根据《传染病防治法》等有关法律法规规定，将艾滋病患者的疾病信息上报到有关机构，并由此引发传染病防治活动，属于医疗机构的法定义务，不属侵犯患者隐私权。

（2）艾滋病患者所在单位不属于法定必须获知患者疾病信息的机构，医疗机构没有权利和义务向其告知患者的疾病信息。

（3）艾滋病患者本人明确声明不得向其家属告知其疾病信息时，除本共识第（4）款所列情形外，医疗机构应当配合其隐私保护要求不予告知，但医疗机构并无义务为患者编造虚假信息。

（4）对于与艾滋病患者存在性关系者，医方应明确建议患者自行向其告知真实病情；如果与患者有性关系者向医方询问病情时，医方应告知其艾滋病真实病情，不受患者拒绝告知要求的约束。

2. 患者与其配偶之间的疾病信息隐私保护　患者本人明确要求医疗机构不要将其部分或全部疾病信息向其配偶告知时（包括患者的目前

诊断、既往病史、生育史、冶游史等),除法律有特别规定外,医疗机构应予配合,不予告知,但医疗机构并无义务为患者编造虚假信息。

3.人工流产患者隐私保护问题

(1)具备完全民事行为能力的患者做人工流产,如患者本人书面要求自行签署知情同意书,要求医疗机构不向其全部或部分亲属告知相关信息时,医疗机构应当对其相关信息进行隐私保护,不予告知。

(2)不具备完全民事行为能力的患者做人工流产,无论患者本人的意愿如何,医疗机构都应当向其监护人告知真实病情,取得其知情同意。

(3)不具备完全民事行为能力的患者做人工流产,患者本人拒绝提供信息导致医疗机构无法向其监护人告知病情和听取意见时,应当尽量劝说患者提供有效信息。但如果此时出现必须进行医疗处置的紧急情况,医疗机构应当依据侵权责任法第55条的规定立即实施相应的医疗措施。

4.体检者信息的隐私保护问题

(1)对于健康服务类体检(包括体检者自行要求的体检或单位作为福利为职工组织的体检),无论体检费用由何方支付,体检机构都只应当向体检者本人提供体检取得的健康信息,体检机构没有权利和义务未经体检者本人同意向体检者的所在单位、亲属、朋友提供健康信息。如果体检报告因故需由单位代领或他人代领,体检机构应以密封函件形式交予代领人。

(2)对于健康审查类体检(包括入职体检、参军体检、出国体检等并非基于体检者本人健康需求而是为有关机构审查体检者身体状况的需求而进行的体检),体检机构可以向需求机构提供体检者健康信息。体检者本人是否可以从体检机构直接获得其信息依据有关各方事先达成的协议决定。

(3)体检者本人对其所进行的体检是健康服务类体检还是健康审查类体检存有疑义时,应暂停发布体检报告,厘清相关法律关系。

人工流产患者隐私保护专家共识

北京市卫生法学会患者安全专业委员会

1. 具备完全民事行为能力的患者做人工流产,如患者本人书面要求自行签署知情同意书,要求医疗机构不向其全部或部分亲属告知相关信息时,医疗机构应当对其相关信息进行隐私保护,不予告知。

2. 不具备完全民事行为能力的患者做人工流产,无论患者本人的意愿如何,医疗机构都应当向其监护人告知真实病情,取得其知情同意。

3. 不具备完全民事行为能力的患者做人工流产,患者本人拒绝提供信息导致医疗机构无法联络其监护人无法履行知情告知义务时,应当尽量劝说患者提供有效信息。但如果此时出现必须进行医疗处置的紧急情况,医疗机构应当依据侵权责任法第55条的规定立即实施相应的医疗措施。

关于医疗机构开具休假证明时限的专家共识

北京市卫生法学会患者安全专业委员会

鉴于卫生行政部门并未对医疗机构开具休假证明时限进行明确规定,各医疗机构之间规定各有不同,在工作实践中执行标准不一。结合《北京市卫生局关于开具诊断证明书的有关规定》(京卫医字[1992]144号),参考《处方管理办法》与《北京市基本医疗保险参保人员就医管理暂行办法》,对于医疗机构开具休假证明时限达成以下专家共识。

(1)出具休假证明的人员应为在本医疗机构注册的执业医师。医师不得出具与自己执业范围无关或者与执业类别不相符的医学证明文件。休假证明只证明患者是否需要病休以及时间或医疗建议,不得出现疗养、免夜班等非临床医学治疗内容,不应提及与医疗不相关的其他处理意见。

(2)休假证明时限由医生根据患者病情酌定,以就诊当日为起始,盖章有效。

（3）对于单次开具休假证明时限的上限，为兼顾患者因病休息的需要和疾病恢复期的患者复查需要，休假证明时限原则上应少于或等于复诊时限。急诊开具休假时间一般不超过 3 天，门诊不超过 1 周，慢性病不超过 2 周，特殊情况不超过 1 个月。

特殊情况通常见于骨科疾病、精神疾病等疾病中部分病情稳定、复诊期限较长的情况。

（4）出院开具休假证明时限一般不超过 2 周，特殊情况不超过 1 个月，可在出院诊断证明书中注明，也可单独开具休假证明。

（5）单次休假证明到期后，如患者仍需休假，应到医院复查后继续开具休假证明。

关于医疗机构为患者以外第三方复制病历事宜的专家共识

北京市卫生法学会患者安全专业委员会

医疗机构经常收到来自患者以外第三方机构要求复制患者病历资料的请求，对该请求的回应既涉及保护患者隐私权也涉及协助相关机构部门的依法工作。为妥善处置上述问题，根据法律相关规定，本委员会组织专家论证形成以下专家共识。

1. 医患以外的第三方机构基于公务需要提出要求复制医院的病历资料，属于特殊病历复制的范畴，应由医院职能部门（院办公室、医疗管理部门、医患关系管理部门等）负责接洽和管理。

2. 公安、司法、检查、社会保障等国家机构基于有关法律规定有权要求复制病历，商业保险公司基于其与患者签署的保险合同的有关条款视同先期获得患者本人授权委托复印病历的权利，除非有证据证明患者撤销了该项授权。

3. 医院负责的职能部门对第三方机构的病历复制资格进行下述方

面的审核：

(1)该机构基于法律或合同有病历复制权利的依据；

(2)该机构出具的调取病历的证明文件(介绍信等)；

(3)该机构经办人的有效工作证明(工作证等)。

4.医院负责的职能部门完成审查确认和留取审查所需相关文书的复制件后，书面通知病案室执行复制工作。病案室根据职能部门的书面指示完成病历复制。

5.有权第三方复制患者病历以复制客观病历为限。

 ## 关于患者请假离院事宜的专家共识

北京市卫生法学会患者安全专业委员会

鉴于医疗机构经常收到住院患者或家属要求临时请假离开医院一段时间的请求，为规范住院患者管理、保护患者的权益，避免法律风险，本委员会组织专家论证形成如下专家共识。

1.各医疗机构应当明确规定在患者要求请假离院时负责做出决定的医务人员岗位，建议工作时间要由二线医师和护士长共同负责，值班期间由二线值班医生和当班护士共同负责。

2.负责医务人员收到患者要求请假离院的要求时，应当立即向其告知和建议如下事项：

(1)患者的基本病情；

(2)患者离院期间面临的风险；

(3)建议患者继续留院观察。

3.患者经过告知仍然坚持离院时，负责医务人员应当向其出示书面的《住院患者离院风险告知书》，以书面方式建议患者继续留院观察。

4.患者仍然坚持离院时，负责医务人员应要求患者填写《住院患者离院申报单》，其中应包括以下内容：

(1)写明患者因自身原因要求暂时离院；

（2）写明医务人员已经向其告知病情和离院期间的风险；

（3）写明医务人员建议患者继续留院观察；

（4）写明患者坚持要离开医院并要求医院尊重其法定权利。

5.患者本人必须在《住院患者离院申报单》上签字，陪同患者的家属也应动员签字。

关于患者擅自离院事宜的专家共识

北京市卫生法学会患者安全专业委员会

鉴于医疗机构经常面临住院患者擅自离院问题，为规范住院患者管理、保护患者的权益，避免法律风险，本委员会组织专家论证形成专家共识如下：

1.出现患者擅自离院的情形，负责医务人员应当在合理时间内及时发现患者不在院的事实；

2.发现患者擅自离院情形后，负责医务人员应当立即联络患者及家属，一旦联络成功则立即严肃要求患者马上回到医院；

3.如经反复尝试无法联络到患者及家属超过一定时间，医疗机构可以报警，寻求警方帮助找到患者。

以上工作内容均需及时准确地记录在病历中，该记录建议由参与工作的两名医务人员签字确认。

特殊情况紧急输血专家共识

北京市卫生法学会患者安全专业委员会

输血是临床常用的医疗手段。医疗机构有时会面临特殊的病例或特殊的情形，如采用一般输血原则难以处置患者，采用非常规方法又会面临法律风险。为挽救生命、积极救治患者，解决法律尚无明确规定的特殊情况下，鼓励医生为挽救患者生命采取紧急输血措施。本委员会组织专家论证形成以下专家共识。

一、血型不明时紧急输注 O 型红细胞处理流程

1. 适用情况　患者必须同时满足以下所有条件方可启动此流程。

（1）ABO 血型难以确定（如：ABO 血型系统的亚型表型，或其他生理、病理因素引起的 ABO 血型鉴定困难）。

（2）生命体征不平稳，危及生命的急性失血。

1）血红蛋白＜30g/L，并有进一步下降趋势。

2）血红蛋白≥30g/L，但进一步加重贫血可能会严重危及生命（出血速度快，可能迅速危及生命；合并有心肺等严重基础疾病，很难耐受更严重贫血）。

（3）向患方充分告知并取得患方的书面知情同意；知情同意书至少包括以下内容："O 型悬浮红细胞成分中残存有少量血浆，但大量输注（累积大于 200ml）可能引发溶血性输血反应。"

2. 紧急处置　按照以下 A—B 的顺序启动紧急流程。

A. 优先选择输注 O 型洗涤红细胞。

B. 在不能及时获得 O 型洗涤红细胞的情况下，可考虑输注 O 型悬浮红细胞，并推荐应用白细胞滤器；在生命体征稳定，危急状态解除后，应等待获取 O 型洗涤红细胞。

3. 注意事项

（1）异型输血必须是由主管医师与输血科充分沟通，权衡患者获益与风险后共同做出决定。

（2）输注前应使用能够检测不完全抗体的技术进行交叉配血，否则可能因患者体内存在针对供血者的不规则抗体，从而引起溶血性输血反应。

（3）输血时和输血后加强观察病情，发现异常情况及时处理。

二、RhD 阴性无同型合格血源供给时紧急输血流程

1. 适用情况　必须同时满足以下所有条件方可启动此流程。

（1）受客观条件限制无法及时输注 RhD 阴性合格血液。

（2）生命体征不平稳,危及生命的急性失血

1）血红蛋白＜30g/L,并有进一步下降趋势。

2）血红蛋白≥30g/L,但进一步加重贫血可能会严重危及生命（出血速度快,可能迅速危及生命;合并有心肺等严重基础疾病,很难耐受更严重贫血）。

（3）向患方充分告知并取得患方的书面知情同意,知情同意书至少应包括以下内容:

1）RhD 阴性受血者,尤其是育龄期女性在输注 RhD 阳性血液后,将可能由于同种免疫产生抗 D 抗体,诱发新生儿溶血病,因此将可能丧失再生育能力;或再次输注 RhD 阳性血液时引起溶血性输血反应。

2）输注来不及检测的血液可能使受血者面临感染艾滋病、肝炎等多种严重传染性疾病的可能性,患者必须自行承担这些风险。

2. 紧急处置　按照以下 A—B 的顺序启动紧急流程。

A. 在检测确认待抢救患者血液中 D 抗体筛查阴性的前提下,使用与 RhD 抗原阳性交叉配血相合的合格血液。

B. 不具备"A"条件时,可以考虑输注紧急采集尚来不及完成检测的 RhD 抗原阴性交叉配血相合的血液。

3. 注意事项

（1）异型输血或输注未完成检测的血液必须是由主管医师与输血科充分沟通权衡患者获益与风险后共同做出决定。

（2）输血时和输血后加强观察病情,发现异常情况及时处理。

非病历医疗文书保存多久

刘　宇　北京大学国际医院

"非病历医疗文书"是笔者自创的一个词汇,用来表示在医疗活动中有法定要求需要正确书写和保管,但并不属于病历范畴的医疗文书。我

们知道,医疗活动中运用最多的文书就是病历了,病历内容也包含广泛,但确实不是所有医疗文书都属于病历,不属于病历的医疗文书也有很多是非常正规有明确书写要求的。例如医生们每天都在用的"值班交接班记录本",科室质量管理所要求的"疑难病例讨论记录本""死亡病例讨论记录本"等就是典型的"非病历医疗文书"。

针对非病历医疗文书法律法规并未做出绝对的保存时间上的要求,但这并不意味着医疗机构可以任意处置。首先,医务人员还是应当按照《医院工作制度》等法规文件认真书写这些医疗文件;其次,妥善保管也是医疗机构作为一个善良管理人应尽的职责。这其中的所谓妥善保管的时间,在法律法规未做出明确要求时,医疗机构应当自行确定一个合理的时间期限。

什么样的期限算是"合理"呢?综合必要性和可行性两方面的考量,笔者的建议是"1~3年"。这其中的1年是考虑到根据民事诉讼法人身侵权的诉讼时效是1年,如果在1年内出现医疗争议,不排除需要使用某项非病历医疗文书作为证据。当然从可行性的角度保存1年前的文书也是比较容易做到的。医疗机构也可以选择"两年"作为保存时限,这是考虑到医疗争议可能被诉人身侵权,也可能被诉合同违约,目前合同违约之诉使用普通诉讼时效2年的规定。但请注意,从2017年10月1日起,依据新出台的《民法总则》,普通诉讼时效将延长至3年,所以"3年"也是一个保存时限的选择项。笔者倾向于仅保存1年,因为非病历医疗文书的总量并不小,保存3年的文件对很多医院也是勉为其难了。

曾经还有人问到一个问题:医院开具的《证明文书》要保存多久呢?笔者认为,除了像《出院证明书》这样的在病历中有留存的文件适用病历保存时限的规定外,像门诊的《休假证明书》《诊断证明书》等,其实医院负责开具证明原件,原件一旦交付保存责任也随之转移给了原件持有人,所以医院并无再次提供证明书原件和复制件的义务。当然,法律有特殊规定的(如出生证明文书)依据特殊规定执行。

住院病历保存 30 年怎么算

刘　宇　北京大学国际医院

　　病历是最重要的医疗文书,它是患者病情和治疗经过的记录,是医务人员学识和工作内容的体现,是医疗科研教学的载体,还是法律审查时最重要的书证证据。正因为病历如此重要,它的保存就是一件非常严肃的事情,因此有关法律法规对病历的保存时间做出了明确的规定。

　　关于病历保存时间的规定最初出现在 1994 年卫生部发布的《医疗机构管理条例实施细则》第 53 条:"医疗机构的门诊病历的保存期不得少于 15 年;住院病历的保存期不得少于 30 年。"2013 年国家卫计委在发布《医疗机构病历管理规定》时,其第 29 条将这一病历保存时间的要求细化为:"门(急)诊病历由医疗机构保管的,保存时间自患者最后一次就诊之日起不少于 15 年;住院病历保存时间自患者最后一次住院出院之日起不少于 30 年。"2017 年 4 月 1 日,国家卫计委发布最新的《电子病历应用管理规定》,其中第 19 条"门(急)诊电子病历由医疗机构保管的,保存时间自患者最后一次就诊之日起不少于 15 年;住院电子病历保存时间自患者最后一次出院之日起不少于 30 年。"自此保存时间的规定扩展至电子病历。

　　上述 15 和 30 年的规定本身不复杂,但到了具体的工作中却有可能形成理解上的困惑。例如,某人 8 岁时因小儿肺炎在某医院儿科住院,顺利出院后很长时间没有再住过这家医院,直到其 37 岁时才又因为突发阑尾炎住进这家医院普外科,治愈出院后就再也没有在这家医院住院,直到又过了 10 年这位患者 47 岁时,这家医院因储存空间不足准备销毁一批古老的病历。那么,这位患者 10 年前阑尾炎住院的病历和 39 年前小儿肺炎住院的病历是否可以销毁?关于这个问题,大家在阑尾炎病历上一般没有争议,因为尚未达到 30 年的保存年限因而不能销毁。但是,39 年前肺炎住院病历能否销毁就有不同意见了,有观点认为已经超过 30 年可以销毁。也有观点认为不能从那次肺炎出院而要从阑尾炎那次出院算就不到 30 年因此不得销毁。

对此问题,笔者持后一种观点 —— "不能销毁"。这个问题的核心在于怎么理解法规中"患者最后一次住院出院之日起不少于 30 年"。显然,既然法规表述为"最后一次住院出院之日",就说明可能存在多次住院的情况时,要以最后一次住院的出院日作为计量标准,而不是每次住院单独计量。有人会说:"我怎么知道患者一生中哪一次是最后一次住院?"其实我们不需要考虑未来患者还会不会住院,只需要以患者已经实际发生过的住院做判断。所以,在上面的案例中,如果那名患者 47 岁时做完阑尾炎后再也没有在这家医院住院直到过了 77 岁,那从他 47 岁最后一次住院出院之日起计算就已经过了 30 年,届时其所有病历(包括阑尾炎和肺炎那两次)都可以销毁。但在那之前医院必须保存两次全部的住院病历。

支持这一观点的还有一个依据,就是《医疗机构病历管理规定》第 7 条有"医疗机构应当建立门(急)诊病历和住院病历编号制度,为同一患者建立唯一的标识号码"的要求,这就意味着法规要求同一患者必须使用唯一编号,也就是说他只要在同一家医院住院,无论住在哪个科室其"标识号码"都应当是不变的。因此其不同时间、不同科别的住院都将被归集到一套病历卷宗中。所以这套卷宗应作为整体,依据"最后一次住院出院之日"的规定计算 30 年的起算时间。

电子版与纸版病历共存时如何正确修改病历

刘 宇 北京大学国际医院

当下中国的医院中,完全手写不使用电脑的病历系统已经难觅踪影,而真正的可以完全无纸化,具有法律效力的电子病历也是凤毛麟角。绝大多数医院都是同时并存电子病历与纸质病历文档。医务人员被要求在电子病历信息系统中制作病历,病历内容最终会被打印出来在医务人员完成签名后成为正式病历,电子病历和纸质病历同时被医院保存。另外在有些医院还存在第三种病历存储形式就是影像版病历,也就是把纸质病历的内容再通过扫描或者拍照的方式形成便于电子存贮的文件。这种病历虽然也存在电脑上,但它是有法律效力的纸版病历的电子影像化并且包含了医务人员手写签名的信息,因此与电子病历系统中的内容信息是有区别的。

那么,本文提出和要解决的问题是,在多种版本的病历都存在的情况下,如果因为某种原因需要修改病历,怎么才是正确的病历修改方法呢?

我们先来看看大家现在是怎么改病历的。

最常见和被认为天经地义的病历修改方法是比对和参照当初制作病历的方法去修改。医务人员制作病历时,首先是在电子病历系统中写作,然后打印到纸上并手写签字,最后把纸版扫描。如果照葫芦画瓢,那我们修改病历时也先去修改电子病历系统中的内容,然后把修改过的部分重新打印到纸上并手写签字,最后对新改动过的纸版病历进行扫描。这样的修改方式看似合理,但在实际操作中大家会遇到一个难题,比如本来有5页病程记录,你现在需要在第3页上做修改,加进去两行文字。请注意,由于多了两行字,所以从修改之处以下所有的文字都往后错了两行,这意味着不仅第3页病程记录发生了改动,其后的第4和第5页病程记录都因为下错了两行而发生了变化。于是你不得不把第3、4、5页全部重新打印,然后逐一重新手写签名。但麻烦又来了,原来第4页上有一段病程是某晚的值班大夫因为应急处置而书写的,那晚的值班医生恰好是进修大夫并且已经完成进修回老家了,你如何让他去补签名呢?接下来,当这份修改完成的病历要在病案室完成存档时,病案室主任又犯愁了,因为恰好这份病历在修改前已经被患者全部复印过,现在修改后纸版病历上是干干净净看不出修改痕迹的,那是应当把重新打印的第3、4、5页病程替换掉原来那三页纸,还是把改过的三页和改之前的三页都留在病历档案中呢?

　　其实,上面这些问题的出现都是由于我们使用了错误的病历修改程序。病历修改和病历制作是不同的工作,不能照搬工作程序。

　　下面我们来说说怎么才是正确的修改程序。

　　首先,我们要明确在同时存在电子版、纸版乃至扫描版的情况下,哪个版本是法律上具有病历原件效力的原版病历呢?想必大家都知道答案:那就是纸版。既然如此,当病历需要修改时,我们应该遵循在病历原件上修改的原则,也就是先在纸版上进行修改。修改的方法其实和过去的手写病历是一样的,就是你要拿一杆笔在要删除的内容上双划线,然后书写正确的内容,最后签名和标注修改当天的日期。这时候病历原件修改完了,接下来如果你们医院有扫描版病历,就可以将修改的那一页重新扫描替换原来的扫描页,显然这么修改的话只会影响到需要修改的那页病历而不会导致其他病历页的变化。最后,你再进入电子病历系统把电子版内容也做同样的修改,但并不需要重新打印。

　　按照上面的修改步骤,你就不会遇到改动一页影响多页的问题,也不会遇到需要找人重新签字的问题。但是,你会遇到另一个问题,那就是修改后的纸版病历和电子版病历不再一一对应,它们之间不是纯粹的映像关系了。但不必担心,法律上纸版病历被认为是病历原件,扫描版相当于病历复印件,而电子版是病历制作过程文件,因此电子版并不一定与纸版绝对对应。

防止暴力伤医,医疗机构能做些什么

陈　伟　北京积水潭医院

　　2015 年 6 月,让全体医务人员感到悲哀、痛心、愤怒、无奈。医务人员被砍、被杀、被泼硫酸重度烧伤,一波未平一波又起。10 天发生 9 起恶性伤医事件让医学界忧心忡忡,正如国外著名杂志《柳叶刀》曾经登载论文《中国医生面临的威胁》中提到:"自身安全是中国医生最为关注的问题,中国医生经常成为医疗纠纷涉及暴力事件中的牺牲者。"

对于暴力伤医,医疗机构绝不能仅仅停留在愤怒、谴责、无奈的层面,也不能完全依靠公安部门给予保护,更重要的在于医学界的自我防御,甚至反击能力,医疗机构应当制定防范暴力伤医预案并严格落实,切实保护医务人员人身安全不受伤害。

1.医疗机构切实加强安保力量,确保在第一时间制止暴力行为的发生。

2013年,国家卫计委曾经发文要求,为了加强医院安全防范体系建设,医院保安数量不得低于在岗医务人员总数的3‰,20张病床必须配备1名保安。但我们发现,暴力伤医事件并没有因为配备了足够的安保人员而减少。究其原因,暴力伤医往往是突发事件,安保人员不能在第一时间赶到现场。因此,如何切实发挥医院内保的安保能力非常重要。

(1)建议医疗机构在门、急诊分别设置安保室,安保人员在一线为临床医务人员保驾护航,以便在出现冲突的第一时间赶赴现场。

(2)建立严密的医疗机构反暴力体系,临床医务人员在发现纠纷隐患、暴力伤医苗头,要第一时间报告保卫部门,保卫部门接到报告后马上增派安保人员到现场直至警报解除。

(3)加强安保人员的基本技能培训,安保人员应具有基本的保护和防御能力,具有在第一时间控制住暴徒的能力。

(4)建议每个诊室办公桌下安装隐蔽的紧急呼救按钮,确保发生恶性伤医事件时一键触发后安保人员能迅速赶到现场。

(5)如果条件允许,医疗机构可在门急诊、病房入口处设置安检设施,避免有人非法携带枪支、弹药、管制器具或爆炸性、放射性、毒害性、腐蚀性物品进入医疗机构。

(6)医疗机构要与驻地公安部门做好沟通,加强医警联动,必要时通过公安人员维护医务人员的合法权益和人身安全。

2.医疗机构应当设置专门的医疗纠纷调解部门,用专业、快速、高效的理念积极妥善化解纠纷,避免矛盾激化。

2011年同仁医院徐文教授被连砍18刀躺在血泊中,2013年浙江温岭杀医案等典型重大恶性伤医事件,在前期均因为患方对治疗不满意而问题没有得到妥善处理导致矛盾激化,因此顺畅的纠纷解决途径也是减少暴力伤医的重要条件。

(1)设置专业部门,培养专门人才,积极了解医疗纠纷的原因,患者的状态、要求、期望等,引导患者依法维权。

(2)医院投诉管理部门要设置统一规范的接待流程,保障发生医疗投诉或医疗纠纷后能够积极主动解决,避免出现医疗机构内推诿责任的情况。

(3)投诉管理部门要明确解决问题是第一要务,不能简单地回答患者医院治疗没有错误,而是要尽量做好沟通安抚工作,理解患者是按照其生活和自身体验看待问题的,通过多元化渠道妥善化解矛盾。

3.医疗机构要做好医务人员危机防范的培训工作

(1)医疗机构应不定期进行防暴力应急演练,确保医务人员在遭遇暴力伤害时能迅速逃离现场,避免遭受更大的伤害。

(2)医疗机构应开展防止医疗暴力相关培训,指导医务人员如何分辨矛盾状态、暴力隐患及如何应对。

(3)医疗机构要加强医患沟通教育,让医务人员切实认识到沟通的重要性,通过医患沟通,让患者了解自己的病情,同时认知医学的高风险性、局限性和不确定性,能够和医务人员共担风险。

恶性伤医事件愈演愈烈,医学界应当团结起来,不再只是牢骚抱怨,而是从自身做起,采取切实可行的防范措施,保障自身安全。

24 小时内入出院患者病历怎么写

徐立伟　中国医学科学院肿瘤医院

2010 年,卫生部下发《病历书写基本规范》,对病历书写的基本要求、门急诊病历书写、住院病历书写、打印病历等方面内容进行明确规定,但在实践中仍有具体问题不甚明确,需要进一步探讨。今天就针对实际工作中遇到的 24 小时内入出院患者的病历该如何书写进行简要分析。

一、相关规定

《病历书写基本规范》第三章是对住院病历书写内容及要求的规定，与前述问题相关的规定主要有第 16 条、第 17 条、第 20 条、第 22 条等。主要内容如下所示。

第 16 条　住院病历内容包括住院病案首页、入院记录、病程记录、手术同意书、麻醉同意书、输血治疗知情同意书、特殊检查（特殊治疗）同意书、病危（重）通知书、医嘱单、辅助检查报告单、体温单、医学影像检查资料、病理资料等。

第 17 条　入院记录是指患者入院后，由经治医师通过问诊、查体、辅助检查获得有关资料，并对这些资料归纳分析书写而成的记录。可分为入院记录、再次或多次入院记录、24 小时内入出院记录、24 小时内入院死亡记录。

入院记录、再次或多次入院记录应当于患者入院后 24 小时内完成；24 小时内入出院记录应当于患者出院后 24 小时内完成，24 小时内入院死亡记录应当于患者死亡后 24 小时内完成。

第 20 条　患者入院不足 24 小时出院的，可以书写 24 小时内入出院记录。内容包括患者姓名、性别、年龄、职业、入院时间、出院时间、主诉、入院情况、入院诊断、诊疗经过、出院情况、出院诊断、出院医嘱，医师签名等。

第 22 条　首次病程记录是指患者入院后由经治医师或值班医师书写的第一次病程记录，应当在患者入院 8 小时内完成。首次病程记录的内容包括病例特点、拟诊讨论（诊断依据及鉴别诊断）、诊疗计划等。

二、讨论分析

实际工作中遇到的问题，是对于 24 小时内入出院的患者，是仅书写 24 小时内入出院记录，还是需要同时书写首次病程记录等。

从《病历书写基本规范》第17条规定来看,24小时内入出院记录是入院记录的一种,但又是其中比较特殊的一种,因此第20条对此有专门的规定。由第20条可见,24小时内入出院记录的内容不仅仅包括患者基本情况、入院情况及医师签名,还包含了诊疗经过、出院情况、出院诊断及出院医嘱等涉及诊疗过程及出院的内容,而第22条中规定首次病程记录应当在患者入院8小时内完成。因此,如何理解8小时和24小时的时限,是在实际工作中需要关注的问题。

通过搜索,并未发现与该问题有关的明确规定,但通过对前文列出的条文进行分析可知,入院记录及病程记录是住院病历中相互独立的部分,其中的规定在不相互矛盾的情况下需要共同遵守和执行。因此,这一问题可以根据实际情况区分为三种情形:第一种情形是患者入院后8小时以内就出院的,因为入院时间未达到需要书写首次病程记录的8小时,因此,可以不书写首次病程记录而仅书写24小时内入出院记录;第二种情形是患者入院超过8小时并预知将在24小时内出院的,因为入院时间已超过8小时,因此必须同时书写首次病程记录,并同时书写24小时内入出院记录;第三种情形是患者入院超过8小时并在24小时内出院,但由于无法预期患者在24小时内出院并已经按照病历书写的一般规定完成首次病程记录、入院记录的,则应当按照规定书写病程记录、出院记录等,但其中的病程记录等内容可以在不违反规定的前提下根据实际情况简略书写。

三、结论

个人认为,应当根据患者入出院时间等具体情况分别进行要求,若患者入院不超过8小时出院的,可仅书写24小时内入出院记录;若患者入院超过8小时且已知不超过24小时出院的,须同时书写首次病程记录及24小时内入出院记录;若患者入院超过8小时而未超过24小时,但未预知患者24小时内出院并已书写了首程及入院记录的,则需完善入院记录、首次病程记录及出院记录等。只有这样,才能符合《病历书写基本规范》的要求,也比较符合实际工作情况。

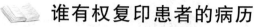 谁有权复印患者的病历

刘　宇　北京大学国际医院

病历是重要的医学资料,同时还是关键的医疗法律文书。我们一般谈到病历的法律属性时,往往首先关注病历在医疗纠纷、医疗诉讼中发挥的证据作用。其实,它还有一项重要的法律意义是:病历是记载着患者隐私信息的医疗文书,医疗机构和医务人员负有对患者隐私进行保护、不进行非法传播的法定义务。这一义务在侵权责任法中有清晰的规定。

那么问题来了:病历复印是每一家医院每天都在不断重复的工作,而且在很多情况下并非本人来复印病历,那这些记载着患者隐私信息的文书不是被患者以外的其他人得到了吗?这里面有没有和患者隐私权的冲突,又会不会给医院带来麻烦呢?或者说我们需要回答这样一个问题:到底谁有权复印患者的病历?

患者本人?

这是最没有争议的,患者本人复印不涉及隐私问题。但是一般而言,医疗机构不应允许患者在病房随意翻看病历,如果患者提出复印要求,还是请他按照正规程序到病案室复印。

患者的家属?

这里就开始有注意事项了。请注意,患者家属并不是当然的可以复印患者的病历,他们要有患者本人的授权委托才可以复印。家属和患者之间同样有隐私的问题,有些病历内容患者并不希望家属看见。所以,现在医疗机构给家属复印病历都要求他们出示患者本人的身份证原件,很多医院还通过拍照设备留档。这里使用身份证的意义并非仅仅证明家属身份,而是要代表家属复印病历的行为得到了患者本人的授权和委托。这是一种简化的授权委托证据。当然,如果患者能签署一份授权委

托书就更好了,但考虑到现实工作量和可操作性一般不必须要有正规的授权委托书,持有身份证视同进行了授权委托。

患者的监护人?

这里特指患者本人不具有完全行为能力,或者因病因伤暂时丧失做出意思表示能力的情形。此时患者的成年直系亲属被视作患者的监护人(父母、配偶、成年子女等),他们并不需要常常也是不可能拿到授权委托,但他们作为监护人有权要求复印患者的病历。

患者的律师?

患者律师可以作为被患者授权委托的人来复印病历。和家属被委托复印病历不同,向家属以外的人授权委托就需要更严格正规的法律手续。所以患者律师应当持有患者本人签字的正规授权委托书以及必要的患者身份证明文书来办理病历复印。请注意,律师复印病历的权利完全来自于患者本人的授权而绝非其律师身份,所以非患者本人授权的律师仅凭其律师身份是不能复印病历的。

患者的单位?

单位与患者之间是劳动雇佣关系,单位并无权利复印患者的病历资料。在有些情况下,有单位对员工的病假条向医院提出质疑。此时医院应向其核实病假条的真实性和合理性,但并不因此要向单位提供病历。

为患者交纳医药费的人?

答案很简单,不行!比如张三开车撞伤李四,李四住院手术全部费用由张三出。现在张三因为要办理保险要复印李四的病历,医院并不能因为张三是交医药费的人就给其复印。正确做法是要求张三与李四沟通,李四自己来复印或者为张三出具合格的授权委托手续后复印。

公检法机关?

公权部门有没有权力复印病历各个国家的规定并不相同。但在中国,公检法机关等公权部门在其职权范围内因办理公务而要求复印患者的病历资料,医疗机构应当予以配合。

纪委机构？

现在全国打腐败，有些情况下纪委机构会来要求复印某些人的病历资料。由于纪委是党口，由其复印病历不妥，我们一般建议纪委去联系检察院，由检察院依其职权复印病历。

保险公司？

国家医保视同国家有关机构，可以查阅患者病历。商业保险公司以其身份当然不能复印患者病历。但如果该保险公司与其投保人也就是我们医院的患者曾经签署过保险合同，该合同条款有某某情况下保险公司有权复印病历的明文规定，而且患者当初在这个合同上签过字，那么这就视同于当年签发的授权委托书，保险公司持此份合同可以复印病历。但是，如果患者有给医院的书面声明否定了原先的授权，那医院就不予复印。当然这种情况比较少见。

应重视病危病重的书面告知

徐立伟　中国医学科学院肿瘤医院

一、问题的提出

近日接待并处理了一例称不上是投诉的"投诉"。称之为投诉，是因为最初患者家属前来医务处时情绪激动，言辞激烈，对科室医务人员的很多做法颇有微词，提出了一系列的问题。称不上是投诉，是因为患者家属并无要求处罚医务人员或是索要赔偿的要求，最终也在和医务人员沟通之后释然了。

事情的过程是这样的，患者是一位年过八旬的老人，前来住院受到了多方关照，但因病情较重而入住我院负责终末晚期患者治疗的科室，住院2月余后逝世。其家属都是知识分子，对患者的逝世不能接受，前来医务处提出了自己的想法，其中之一就是称医务人员没有对家属进行病情的告知，导致家属认为患者的逝世非常突然。医务人员解释称患者住院时间 2 月余,经过多次会诊、查房等,也反复多次对患者或家属进行过病情的告知。后来经查阅病历可见,病程记录中多次提及与患者或家属的沟通,但并无书面的病危病重通知书。这一事情最终妥善处理了,但还是想在此建议医务人员必须重视病危病重的书面告知。

二、问题的分析

2010 年版的《病历书写基本规范》中对病危病重的告知有专门的规定,其第 27 条规定,病危(重)通知书是指因患者病情危、重时,由经治医师或值班医师向患者家属告知病情,并由患方签名的医疗文书。内容包括患者姓名、性别、年龄、科别,目前诊断及病情危重情况,患方签名、医师签名并填写日期。一式两份,一份交患方保存,另一份归病历中保存。该条规定内容明确具体,对医务人员的临床工作有极为重要的指导意义。

病危(重)通知书属于广义的知情同意书。谈到知情同意书,有两个公式可以非常直观地说明其重要性。一是没有知情同意书等于白说,换言之就是空口无凭。在处理很多医疗纠纷或投诉时,患者或家属总是称医务人员没有告知相关情况,比如没有讲过手术风险,没有说过要使用自费药或是没有告诉患者除了手术外还可以采取保守治疗的方法等。这时医务人员往往声称已经对患者或家属有详细的告知,甚至能够详细地描述沟通的时间、地点、参加人等情况,但对照病历的结果就是根本没有书面记录。在此情况下,如果有关的告知内容是法律法规明确要求必须书面告知的,或告知的内容对医患双方非常重要,那么没有知情同意书就相当于没有告知,医务人员就很可能需承担告知不全的责任。二是知情同意书不等于免责协议。知情同意书能够起到证明医务人员进行了相关告知的效力,但是签署了知情同意书并不能必然产生免责的效果,因为医务人员是否需要承担责任还需要综合考虑侵权责任法等相关的法律法规并结合患者治疗的具体过程才能认定。

前述第 27 条规定了病危(重)通知书的定义、内容、保存方式等,其中的诸多要素需要医务人员格外注意。签署病危(重)通知书的条件是患者病情危重,签署的过程是首先由经治医师或值班医师向患者家属告知病情,然后由患方签名。其内容既包括患者的基本信息,如患者姓名、性别、年龄、科别,还包括患者目前诊断及病情危重情况,最后还需要有医患双方签名及日期。该通知书的保存方式是一式两份,一份交患方保存,另一份归病历中保存。如此规定,一方面能够满足患者家属对患者病情的知情权,一方面又能证明医务人员已经尽到了相应的告知义务。一般来说,在医疗机构内都有固定格式的病危(重)通知书可以使用。

需要注意的是,患者的病情在治疗中会有时好时坏的反复,因此医务人员在患者病情危重时都需要按照规定及时签发病危(重)通知书,从而将医患沟通的事实通过书面形式固定下来,这样既满足患者家属了解病情的需要,又能够在纠纷发生时作为已履行告知义务的证明。不能认为发一次病危(重)通知书就万事大吉或认为重复签发增加工作量,而应根据患者的病情变化情况及时签发。另外,第27条中仅规定了需医患双方签署日期,个人建议可以同时注明签署的时间,尤其是在涉及抢救分秒必争的情况下,相关记录中时间的相互印证更能够说明诊疗的过程。

三、问题的结论

病危(重)通知书属于广义的知情同意书,是医务人员保证患方知情权和履行告知义务的重要证明,是医疗工作中非常重要的医疗文书。医务人员要强化书面告知的意识,要重视签发病危(重)通知书的作用,在患者病情危重时及时做好病危(重)通知书的签发。要根据患者病情变化及时签发,还可以详细注明签署的时间,从而更好地证明病情危重告知的过程,以减少后续的风险。

医生可以拒绝为患者治疗吗? 虽非禁忌但请慎用

孙学勤　北京协和医院

国内曾经发生几起医生声明拒绝为患者治疗的情况,值得思考的是,作为医务人员,我们可以拒绝吗?根据《执业医师法》等相关法律规定,医师"不得拒绝治疗",限于"急危患者"和"突发事件"这两种情形。其他情况并未明确规定,根据民法"凡法律没有明文禁止的行为均可为"这一基本原则看,以及相关法律人士研究(非法律规定),医方在受威胁、侮辱时,患方不配合、违纪违规、过分要求不听劝阻时,医患对簿公堂时,医方可以使用拒绝治疗权。但请注意,拒绝治疗是一把"双刃剑",就像我们用药一样,虽非禁忌但请慎用。因此笔者建议医者慎重使用拒绝治疗,甚至不用,因为治病救人是医者在希波克拉底前的誓言,也是作为医者该有的职业精神。

案例一

2015年4月18日下午15时,四川某医院妇产科医生杨某正在为一名孕妇进行诊治,一位患者家属持挂号单冲进诊室要求杨医生立即为其开一张急诊入院证,杨医生了解患者病情并查看患者检查单后,给出患者处理建议,但患者家属拒绝,威胁医生立即开住院证明,并口出狂言威胁医生人身安全。杨医生担心继续与家属纠缠,会进一步激化矛盾影响其他患者和医护人员安全,于是退出诊室,请当天住院总继续为患者诊治。住院总查看患者后,给出与初诊医生同样的处理建议。患者家属后来离开诊断室后再度折回,威胁杨医生"不要后悔,走着瞧"。4月22日,该院14位医生联合签名发出要求患方道歉的申明,提出"若患方不道歉,将拒绝为其提供任何服务"。

案例二

2014年8月,上海一位女子带5岁的女儿去复旦大学附属儿科医院就诊,骨科急诊值班医生正在接诊另外一名患者,要求该女子先去挂号,该女子突然伸手挠值班医生脸部。报警后进行协调,因为医生的伤不够重,所以警察建议进行双方调解。但在沟通中该女子态度恶劣,值班医生拒绝调解。医院给患儿进行了复位和石膏固定,随后复旦大学附属儿科医院骨科马瑞雪主任公开发布了一个强硬声明:在得到合理处理之前,她所在的科室拒绝继续为患儿提供医疗服务。

案例三

患者因腰部疼痛到某医院就诊，入院后医院积极完善各项辅助检查，进行活血止痛、营养神经细胞等治疗。但当林某的症状好转后，便开始出现不配合治疗的情况，如入院第三天即要求医院停止输液治疗，经常自行离院外出并劝阻无效等。而当医院建议其出院时，又被其拒绝，后患者要求医院予以手术治疗，医院以该院没有 MRI 检查设备、手术能力不足为由，拒绝为其进一步治疗。后患者出院，出院医嘱注明："建议患者到上级医院行 MRI 检查并治疗"。

案例四

患者因外周血管问题入住某医院，完善术前相关检查，具备手术指征，拟安排第二天第二台手术，预计 10 点前进入手术室。第二天由于第一台手术拖台，第二台手术 10 点 10 分尚未开始，医生已向患者及家属解释相关原因，但患者家属质疑医院有加塞手术嫌疑，并强行在非探视时间（该院实行封闭式管理）要求探视，并与医护人员发生冲突，扬言要与医生清算，并有侮辱性语言。主刀医生下第一台手术后得知此情况，上报科室。科室决定暂停此患者手术，如不道歉，将拒绝为其手术，劝其出院。

以上 4 个案例均涉及医方拒绝为患者治疗的情形，但各有不同。现在我们要探讨的就是医疗机构和医务人员（下称医方）是否有拒绝治疗权，这是我们在医疗诉讼和行医过程中常常遇到的一个问题。由于现行法律对此规定并不明确，因此，对这一问题并未解决，各种说法莫衷一是。又由于现在普遍认为"患者属弱势群体"，因此，法律界和舆论界均比较强调对患者权益的保护，而忽视了对医方合法权益的保护，并由此在法学理论界产生了一种"患者有权拒绝治疗，医生无拒绝治疗权"的观点。

笔者认为，除了"急危患者"和"突发事件"，医方有拒绝治疗权，但这种权利的使用有明确的限制情形，并且需要慎之又慎。我们先来看一下什么情况下我们不能拒绝？

一、什么情况下我们不可以拒绝

我国法律关于医务人员不得拒绝治疗的唯一规定见于《医师执业法》第 24 条及第 28 条，"对急危患者，医师应当采取紧急措施及时进行诊治；不得拒绝急救处置"和"遇有自然灾害、传染病流行、突发重大伤亡事故及其他严重威胁人民生命健康的紧急情况时，医师应当服从县级以上人民政府卫生行政部门的调遣"的规定。可见，现行法律规定的医师"不得拒绝治疗"，仅限于"急危患者"和"突发事件"这两种情形。也就是说遇到紧急救治（多发生在急诊），哪怕家属有些情绪化语言和冲动，我们也要以"打碎牙往肚子里咽"的医者职业精神进行全力救治，除了这两种特别情形，并无医务人员不得拒绝治疗的规定。

回到本文的案例一，医生联名提出"若患方不道歉，将拒绝为其提供任何服务"，该案例的产妇已经足月，如果产妇出现紧急情况需要剖宫产手术，该医院的医生是不能拒绝的，所以这种声明只是我们的一时发泄，说说就可以了，该案例最后也得到了圆满解决。就在声明发出当天，根据孕妇情况，医生们为其实施了剖宫产手术，母婴平安，而 4 月 22 日晚家属主动向当事医生赔礼道歉，当事医生接受道歉。

二、什么情况下我们可以拒绝

现行观点认为：医患关系当属民法调整，医疗行为也是民事法律行为。医疗行为既然是民事法律行为，那么，根据民法"凡法律没有明文禁止的行为均可为"这一基本原则，医务人员就有权拒绝除上述两种情形以外的任何医疗服务。但若作这种理解，显然是有违医师的职业道德和立法本意的，同时也是不现实的。

也有学者认为《执业医师法》第 21 条第 1 项对"拒绝治疗权"有规定。该条文写到医师享有"在注册的执业范围内，进行医学诊查、疾病调查、医学处置、出具相应的医学证明文件，选择合理的医疗、预防、保健方案"的权利。该内容的理解存在分歧，医生的这种权利到底是医疗权还是医疗执业权？作为公民任何权利我们可以使用也可以放弃，如果是医疗权，那么医生放弃权利就意味着拒绝治疗，显然立法原意并非如此。中国政法大学刘鑫教授认为这里说的权利应当是医疗执业权，即获得医疗执业资格的医师有权选择行医或者不行医，所以《执业医师法》并未对"放弃治疗权"进行规定。

基于此，根据"凡法律没有禁止的行为均是可为的"这一民法基本原则，以及现行法律法规和一些专家学者的研究（东南大学张赞宁教授），医疗行为作为一种特殊的民事行为，暂且可以将医方的拒绝治疗权限制在下列几种情形内：①当患者不配合治疗时；②医生人身权利遭受威胁或不法侵害时；③医生的人格尊严遭受侮辱时；④患者及其家属违反院纪院规，又不听劝阻时；⑤当医生成为该患者的被告时；⑥当患方向医方提出不切实际的过分要求，又不听劝阻时。

概括起来就是：医方受威胁、侮辱时，患方不配合、违纪违规、过分要求不听劝阻时，医患对簿公堂时，如果不是"急危患者"和"突发事件"，医方可以使用拒绝治疗权。不过笔者声明，这几种情形只是探讨，法律并无规定，就像我们用药一样，虽非禁忌但请慎用。

简单分析一下这六种情况。我国宪法第 37 条、38 条规定："中华人民共和国公民的人身自由不受侵犯。""中华人民共和国公民的人格尊严不受侵犯。禁止用任何方法对公民进行侮辱、诽谤和诬告陷害。"民法通则第 101 条规定："公民、法人享有名誉权，公民的人格尊严受法律保护，禁止用侮辱、诽谤等方式损害公民、法人的名誉。"可见人身权、人格权是宪法赋予每一个公民的最基本权利，对医务人员当然也不例外。所以，当医生人身权利遭受威胁、当人格尊严受到侮辱时，医务人员有权拒绝治疗；当患者不配合治疗时，基于医患之间的最基本信任关系产生破裂，在此情况下不治疗对医生和患者可能都是件好事，因为患者不信任你，也不会再要求你治疗，而你强行治疗只会违背患者知情同意权。但切勿对患者的"不配合"一刀切，有时大部分患者的不配合是由于医患沟通的缺位，所以遇到问题先要想办法找原因解决，而非套用条款办法，拒绝治疗；当患者及其家属违反院纪院规，又不听劝阻时，为维护医疗秩序，不影响其他患者的休息和治疗，医方有权拒绝治疗，甚至责令其出院；当医生成为该患者的被告时，就形成了互为法律上的利害关系人，这样的医患关系更加无法建立在相互信赖的基础上，因此医方有权拒绝治疗；当患方提出不切实际的过分要求又不听劝阻时，比如要求医院"必须保证不会产生任何手术并发症"，才肯在《手术同意书》上签字，医方有权拒绝治疗。

结语——虽非禁忌但请慎用，且行且珍惜

1. 法律并没有规定哪些情况可以拒绝治疗，也没有提出"拒绝治疗权"的概念。"拒绝治疗"是医方当事人的一种法律权利，而非法律义务。法律权利是可以行使也可以放弃的，只有义务才是必须履行的。这也就是说：当发生有上述 6 种有权拒绝治疗的情形时，并非是非得行使拒绝治疗权不可；相反，作为以"救死扶伤、治病救人"为宗旨的医方，仍应慎重行使你的"拒绝治疗权"，即非到万不得已时，不要轻易行使"拒绝治疗权"。

2. 大多数情况患者的不配合或者过多要求是沟通缺位所致。可以说互联网将医学变得不再那么神秘，无论是手术、治疗，还是用药，患者及其家属都可以"BaiDu"一下，或者下载个 APP 查询一下。当患者自行得知的内容与医生的治疗方案产生分歧时，便会想寻求一个解答或解释，笔者将这部分患者称之为"学习型患者"。可是部分医生遇到这样的问题时，通常会认为患者对其不信任，不想再与该患者或家属沟通或继续诊治，医患矛盾一触即发。换位思考一下，如果换成你，你会怎么做？我们只有一条生命，我们也只有一个亲人，作为医务工作者，我们更有条件去找我们的同学朋友咨询，只能比普通人群更加谨慎。当与主治医生的方案产生分歧时，我们需要的就是问一句为什么，以寻求心安理得，毕竟医疗是不可逆的，同时伴有伤害。所以切勿错误理解"不配合"和"过度要求"，进而使用不该发生的"拒绝治疗"。可以说，拒绝治疗是一把"双刃剑"。

3.现实中我们还会遇到很多复杂问题,比如家属拒绝签字,比如患者欠费等情况,当这些情况掺杂着紧急救治的情况时,事情又会变得更特殊,因此本文只是想探讨我们可以拒绝治疗,但是我们不建议拒绝治疗。不管法律法规怎样规定,治病救人是医者在希波克拉底前的誓言,也是作为医生该有的职业精神。

尸检是否为患者死亡医疗纠纷案件鉴定的必需程序

吴　俊　北京市国源律师事务所

目前在处理医疗纠纷案件中,对于医疗机构有无责任的判定,司法鉴定结论是非常重要的。但是,目前在医疗案件诉讼过程中逐渐出现一种现象,且这种现象大有蔓延趋势,即涉及患者死亡的医疗纠纷案件。患者遗体如果没有进行尸检,鉴定机构则不受理医疗损害责任鉴定,不能鉴定的责任由拒绝尸检的患方承担,患方会因此直接承担不利后果。那么,鉴定机构不尸检便不接受进行医疗损害责任鉴定的做法是否合理呢?

在医疗纠纷案件中,尸检确实有利于查清患者的死亡原因,为后期的责任认定提供有力的支持。所以,应该大力提倡尸检。但是,现实情况是当面对亲人的遗体是否要进行尸检的时候,患方很多是非常纠结的。如果不进行尸检,则有可能因为死亡原因不明,导致对患方不利的后果;如果进行尸检,则内心又无法面对解剖遗体的方式。很多人权衡后最终放弃了尸检。即便如此,他们仍旧提起了诉讼。针对这种情况,如果鉴定机构采用不尸检不受理的做法,必将导致这些没有尸检的案件中的患方都会承担不利后果,这显然不合理的,也是不公平的,理由如下所示。

1.所有涉及死亡的医疗纠纷案件都进行尸检不符合我国国情　在我国传统文化的影响下,人们一直秉承着一种理念,即"死者为大"。这种理念体现了人们对于死者的尊重,其中包括对于其遗体的尊重。而现有的尸检手段是要对死者遗体进行详细的解剖,并取出部分脏器进行相应的病理学检查等。显然,尸检手段与"死者为大"的理念是相悖的。这就是在很多涉及死亡的医疗纠纷案件中,患方家属大都放弃进行尸检的重要原因。那么,针对我国这样的国情,尽管应该提倡科学的尸检,但是,要求所有涉及死亡的案件都进行尸检,显然是不现实的。

2."不尸检不受理"的做法违反了相关的法律规定 司法鉴定机构进行司法鉴定活动要遵循司法部颁发的《司法鉴定程序通则》,那么,"不尸检不受理"的做法是否符合《司法鉴定程序通则》的规定呢?根据《司法鉴定程序通则》第16条的规定,具有下列情形之一的鉴定委托,司法鉴定机构不得受理:

(1)委托事项超出本机构司法鉴定业务范围的;

(2)鉴定材料不真实、不完整、不充分或者取得方式不合法的;

(3)鉴定事项的用途不合法或者违背社会公德的;

(4)鉴定要求不符合司法鉴定执业规则或者相关鉴定技术规范的;

(5)鉴定要求超出本机构技术条件和鉴定能力的;

(6)不符合本通则第二十九条规定的;

(7)其他不符合法律、法规、规章规定情形的。对不予受理的,应当向委托人说明理由,退还其提供的鉴定材料。

通过对上述规定的分析,本人认为仅有"鉴定材料不充分"这一条款与鉴定机构的做法相关联的,但是没有尸检结果就一定属于"鉴定材料不充分"吗?答案是否定的。对此,国务院颁发的《医疗事故处理条例》第18条规定:患者死亡,医患双方当事人不能确定死因或者对死因有异议的,应当在患者死亡后48小时内进行尸检;具备尸体冻存条件的,可以延长至7日。尸检应当经死者近亲属同意并签字。通过该条例的分析便可以得出这样的结论,即医患双方能够确定死亡原因或对死亡原因没有异议的,就可以不进行尸检,这种情况也就不属于"鉴定材料不充分"。所以,"不尸检不受理"的做法明显违反相关法律的规定。

3.鉴定机构对于没有尸检结果案件的处理方法 对于没有尸检结果的医疗纠纷案件,其处理方法可以采用以下几种方法。

(1)死亡原因有统一共识的直接进行鉴定:在很多案件中,医患双方对死亡原因已经有了统一共识的,双方对此没有争议,且该内容均已经过委托方即法院的确认。此时,鉴定机构完全可以按达成共识的死亡原因进行鉴定活动,无须考虑是否存在病理尸检结果。

(2)死亡原因不明的可以采用推定的方式:很多案件可以通过病历资料的分析,并依据临床医学及法医学等相关知识,鉴定人完全可以对患者的死亡原因给出倾向性意见,并在此基础上进行医疗行为合理性的分析,最终得出相应的鉴定意见。但是,采用此种方式处理时,鉴定人要在鉴定文书中予以明确说明,以便法院做出最终的判定。

(3)有限制的采用不受理的方式:有些没有尸检结果的医疗纠纷案件,既没有达成共识的死亡原因,又无法通过分析病历资料及相关证据得出死亡原因的倾向性意见。此时,鉴定机构可以采用不受理的方式。但是,该种方式必须是在穷尽上述处理方式的基础上谨慎做出。

综上所述,鉴定机构在不充分了解案情,未充分听取医患双方陈述,就简单粗暴地采取"不尸检不受理"的做法是不妥当的。医疗纠纷案件毕竟是普通的民事案件,与有严格要求的、涉及死亡的刑事案件相比明显不同,故鉴定机构不仅应该受理没有尸检的案件,而且应该尽可能给出鉴定意见,最终由法院根据全案证据进行责任认定,使复杂的医疗纠纷得到妥善解决。

如何询问未婚女性是否有"性生活"

陈 伟 北京积水潭医院

张某,女,16岁,北京市某职业学校学生,因外阴瘙痒、白带增多等症状在同班同学的陪伴下到某医院妇科就诊。医生接诊听张某自诉不适症状后,冷冰冰地问道:"多大了?"

张某怯生生地回答:"16岁。"医生继续问道:"有性生活吗?"张某顿时感觉涨红了脸,同时觉得周围的人都用火辣辣的眼光看着她,连忙摇头否认说:"没有!"医生继续追问:"在哪儿上学啊?""昌平!"

"昌平? 那为什么不在附近看病,跑这么远的地方来?"小姑娘一时语塞,不知所措,医生又用审问的语气说道:"说实话,有没有性生活?"小姑娘用哭腔回答:"真没有!"医生不再追问,三下五除二开了药。小姑娘拿着方子逃出了诊室。

小姑娘回家后觉得委屈、无助,甚至觉得受到了侮辱,痛哭流涕地向家长诉说看病经历。家长听后愤怒不已,带着姑娘到医院投诉,坚决要求接诊医生赔礼道歉。接诊医生也很委屈,认为自己按照诊疗常规看病,何错之有呢?

医生虽然是按照诊疗常规对患者进行检查和治疗,但忽略了患者的内心感受。十六七岁的年轻少女正值青春期,内心敏感而脆弱,同时也是容易羞涩的年纪,尤其因为妇科疾病就诊,本身心情就既纠结又尴尬。接诊医生未能充分考虑患者的年龄特点,鲁莽发问,引起患者的心理不适。

医学人文精神是医学的核心价值

医务人员应当理解患者看的不仅是病,因此在接诊过程中一定要关注患者基于自然人的权利和感受。人文的核心是"人",重视人、尊重人,给予患者人文关怀。如果注意到这一点,医生自然在接诊过程中就会体谅患者的心情,关注患者的感受,也会营造良好的医患和谐氛围。吴孟超院士曾经说过:医本仁术,医学是一门以心灵温暖心灵的科学。医生之于患者应该像子女之于父母,首要不在于手术做得如何漂亮,如何名扬四方,而在于如何向患者传递亲人般的温情。因此,医学的人文精神不仅包括医德医风,还涉及待人处事。一名优秀的医生除了有责任感、对患者的关爱之心外,更重要的是学会与患者沟通。

沟通,是指为了设定的目标,将信息、思想和感情在个人和团队之间传递,并达到相互理解的目的。医务人员询问患者病情的目的是充分了解患者的生活史、疾病史、不适症状等,经过综合判断做出正确的诊断和治疗。因此,医务人员和患者沟通应因人、因地、因时制宜,同时沟通过程要充分尊重患者的尊严和感受,既不能像审问犯人一样咄咄逼人,也不应有轻蔑的表情和语气,应当注重自己的言谈举止,讲话内容,同时注意观察患方的反应,避免患方产生不适或者抵触情绪。因此,在和患者沟通过程中,涉及隐私或比较敏感的问题时,医师更要提高沟通技巧。

1. 医师要明白,对于涉及患者隐私的致病原因(如性病、艾滋病、未婚女性的妇科疾病等),可能会因为社会的、道德伦理的、法律的评判引起患者的抵触或隐瞒。医师在沟通中应努力使患者明白,自己仅关注致病的原因,而不涉及其他方面的评判。医师面对的仅仅是患者,追求的是弄清致病的原因,从而更好地治病,这样就不会在言行方面形成对患者的压力。

2. 在问诊中,当患者有意识地隐瞒病因时,医者不必强硬追问,但可婉转说明:如果发现某种疾病(如宫外孕、性病、艾滋病……)会有哪些症状和征兆? 会有哪些严重的危害? 弄清病因对有效治疗的重要意义等。这样给患者一个思索、权衡利弊的时间,让患者从思索中体会到"医师是在治病救人",从而配合治疗。

3. 由于问询涉及患者的隐私,医师的问诊语调应当是低声轻柔,语速徐缓。所用语气、语调使患者意识到这种谈话仅仅是医患两个人之间的悄悄话,不会也不必让外人知道。当患者充分感受到自己的隐私已经得到了尊重,自然会敞开心扉向医师倾诉,并且会对医师充满感激之情。

沟通技巧关键要素为医学是人学,医学人文和人文医学是医学的本质和灵魂,医学人文精神集中体现在对患者的同情之心、怜悯之心和关爱之心上,希波克拉底曾说:哪里有医学之爱,哪里就有人类之爱。在和患者沟通过程中发自内心的关爱会拉近彼此,消除隔阂,营造和谐,实现共赢。

对医务人员权益保护的思考

郑秋实　北京大学肿瘤医院

　　近些年来,伤医事件、医务人员因过劳致死致疾、医务人员不受尊重的报道屡见不鲜,这使得笔者开始关注医务人员权益保障的问题。纵观国际国内法案,我们更常见到的是患者权益保护方面的规定,针对医护人员相关的法律法规更多的是谈义务而非权利。然而医患从来不应该是对立的关系,医患共同的目标是与疾病作斗争,在实现这样一个目标的路途中需要医患双方相互配合。我们的法律、制度在设计时对任何一方的不公平都可能影响目标的实现。例如如果我们在医疗损害侵权的立法过程中为医方设立过重的责任则有可能引发防御性医疗;再比如我国患者安全十大目标第十条要求建立医务人员劳动强度评估制度,就是因为如果医务人员在工作中无法保证自身良好的工作状态,我们是很难保证医疗质量与患者安全的。所以笔者认为对于医务人员权益保护的重要性同样至关重要。近期,笔者接待了一例投诉,更使得笔者开始反思医务人员的权益保障问题。

　　患者妻子来访,称实习护士要求患者家属自行为患者隐私部位备皮,在家属拒绝后才为其患者备皮。备皮过程中阻止患者家属给患者拍照,家属认为老伴与家人相聚时日不多,希望每天可以更多地拍照,留下患者生命最后的纪念,护士无权禁止家属照相。护士制止未果,在完成工作后将此事汇报上级护士及护士长、患者主管医生。患者妻子认为,护士恶人先告状,破坏自己与主管医师关系,影响下一步治疗。投诉中患者家属情绪激动,表现出对实习护士的强烈不满。

　　经核实,由于备皮涉及隐私部位,故实习护士确实征求过家属意见,是否由家属来操作。在家属选择护士操作后,实习护士完成该项操作。护士在操作过程中家属执意拍照,护士制止无效后继续完成操作,之后汇报上级护士,并逐级汇报护士长,主管医生。

我们了解情况后对患者及家属做了回复。

首先，备皮属于护士的职责，但临床中，尤其是涉及隐私部位，部分患者会要求自行处理，故事件中护士先征求了家属的意见，在拒绝后，护士为患者实施了备皮。其次，针对照相问题，我们认为家属做法有所不妥。照相的确是患者自己的权利，但是需要分场合、分情况。在医务人员实施操作的过程当中，患者及家属有义务配合医务人员，此时照相属于干扰行为，除非征得医务人员许可，否则这样的做法有所不妥。再次，针对护士汇报上级的行为属于正常工作流程。在回复患者的过程中，我们对患者家属想要更多陪伴晚期肿瘤患者的心情表示理解，但是对患者家属的做法我们坚持原则，表示不能认同，希望家属可以与医护人员相互理解配合，只有医患双方的良好的沟通配合才能带来患者利益的最大化。

上述案例相对于近几年众多恶性事件而言是小事件，然而其常见性以及对当事医务人员的心理伤害却不容小觑。所以笔者认为有必要系统地思考一下医务人员权益的问题。

一、部分现行法律对医务人员权利的规定

(一)执业医师法

第二十一条规定：医师在执业活动中享有下列权利：

1. 在注册的执业范围内，进行医学诊察、疾病调查、医学处置、出具相应的医学证明文件，选择合理的医疗、预防、保健方案；

2. 按照国务院卫生行政部门规定的标准，获得与本人执业活动相当的医疗设备基本条件；

3. 从事医学研究、学术交流，参加专业学术团体；

4. 参加专业培训，接受继续医学教育；

5. 在执业活动中，人格尊严、人身安全不受侵犯；

6. 获取工资报酬和津贴，享受国家规定的福利待遇；

7. 对所在机构的医疗、预防、保健工作和卫生行政部门的工作提出

意见和建议,依法参与所在机构的民主管理。

(二)护士条例

第十二条 护士执业,有按照国家有关规定获取工资报酬、享受福利待遇、参加社会保险的权利。任何单位或者个人不得克扣护士工资,降低或者取消护士福利等待遇。

第十三条 护士执业,有获得与其所从事的护理工作相适应的卫生防护、医疗保健服务的权利。从事直接接触有毒有害物质、有感染传染病危险工作的护士,有依照有关法律、行政法规的规定接受职业健康监护的权利;患职业病的,有依照有关法律、行政法规的规定获得赔偿的权利。

第十四条 护士有按照国家有关规定获得与本人业务能力和学术水平相应的专业技术职务、职称的权利;有参加专业培训、从事学术研究和交流、参加行业协会和专业学术团体的权利。

第十五条 护士有获得疾病诊疗、护理相关信息的权利和其他与履行护理职责相关的权利,可以对医疗卫生机构和卫生主管部门的工作提出意见和建议。

(三)部分法律中对患者权利的限制

例如《侵权责任法》第60条规定,患者或其近亲属不配合医疗机构进行规范治疗的,造成损害的医方不承担责任。再如《医疗事故处理条例》第33条规定,因患方原因延误诊疗导致不良后果的医方不承担责任。由此我们可以推断,患方有配合医务人员诊治的义务。

另还有部分规定尽管并非直接规定医务人员享有的权益,但却明显是为了保障医务人员权益而出台的,例如近期九部门联合印发的《关于严厉打击涉医违法犯罪专项行动的方案》。

二、部分学者的意见

由人民卫生出版社出版的《医事法》教材中(王岳主编)主张医务工作者有如下权利:行医权,出具医学证明的文件权利,为患者选择合理的医疗、预防、保健方案的权利,获得医疗设备基本条件的权利,进行科学研究、参与学术交流、参与学术团体的权利,接受培训的权利、人格尊严、人身安全不受侵犯的权利,获得报酬和津贴的权利,参与所在机构民主管理的权利。

患者有如下义务:积极配合治疗的义务、如实陈述有关信息的义务、接受强制治疗的义务、支付医疗费用的义务、遵守医院规章制度和医疗秩序的义务、尊重医务人员的义务。这其中第1、4、5、6四项义务与医务人员的权利的实现有着密切的关系。

综合上述规定与意见,笔者认为医务人员在诊疗活动中应当享有如下权利:

1.生命权、健康权、生存权 并不是医务人员的"特权",而是医务人员作为最普通的人所应当享有的最基本的权利,但遗憾的是我们医务人员的这些基本权利却屡屡受到侵犯。要保障医务人员的生命健康权,就必须遏制医暴事件,避免医务人员过度劳累。对于生存权的保障,最起码我们应当做到医务人员应当获得相应的薪酬,就患方而言有义务支付相应的医疗费用。

2.基本行医权 即在日常工作中行医所需要涉及的权利,例如进行医学诊察、疾病调查、医学处置、出具相应的医学证明文件,选择合理的医疗、预防、保健方案等。这项权利的实现也需要得到患者的配合,如患者应当如实提供病史,患者及其家属在医务人员进行诊疗活动中应当予以配合。

3.辅助性行医权 如获得继续教育的权利等。

4.受到尊重等精神方面的权利 并不是高线的要求,而是最底线的要求。我们的医务人员不一定要受到社会大众的敬仰,但至少在职业过程中不应当受到侮辱、诽谤。

回到我们的案例中,我们拒绝患者家属的拍照行为看似没有直接的法律依据,但是通过上述分析我们可以看到患者家属在诊疗过程中拍照,在护士制止后仍然一意孤行显然影响了护士的操作,无形中给医护人员带来了不必要的压力,扰乱了正常的诊疗秩序,应当视为患者不配合的情形,同时也可以视为医护人员没有得到基本尊重的情形。笔者认为应当在此情形消除后,医护人员方可继续为患者实施操作。

建立专业化医患关系管理的探究

陈　伟　田　伟　北京积水潭医院

医疗行业属高风险行业,因医疗行为引发医疗投诉不可避免,而目前规范化、专业化的医疗投诉管理体系尚未完善,使得大量医疗纠纷未得到及时有效处理,导致医患矛盾激化,医患关系日趋紧张。因此,建立专业化医疗投诉管理机制,快速、高效处理医疗投诉及医疗纠纷,化解医患矛盾迫在眉睫。

一、现阶段我国医疗投诉解决现状

(一)缺乏真正统一的医疗投诉院内受理部门

目前,我国各级医疗机构根据本医疗机构特点大都设立了医疗投诉受理部门,但其机构设置和管理范畴缺乏统一性。以北京为例,医疗机构受理医疗投诉的部门分为以下 3 类。

第一类是医疗机构多个部门分别负责医疗投诉接待工作。如:党办负责服务态度的投诉;门诊部负责门诊的投诉;纪检部门负责医德医风的投诉;同时在医务处下设医疗纠纷处理办公室或指定专门人员接待和处理医疗纠纷。此种模式常常造成对投诉者的推诿。

第二类是将医疗投诉管理纳入社会工作部。一些医疗机构成立了社会工作服务部,如:北京朝阳医院、北京安贞医院等。社会工作服务部的职能涵盖了医疗投诉,同时该部门也为患者提供其他社会服务。这种模式的常见问题是投诉管理工作和社会工作"结而不合"。

第三类是设立专门医疗投诉管理部门。此种模式是卫生部《医院投诉管理办法》立法的初衷,如北京积水潭医院从 2004 年开始设立专门的医疗投诉管理部门,负责受理全院所有的医疗投诉及医疗纠纷,并调查、核实医疗纠纷发生情况,接待患者,做出处理,真正"一站式"解决全部问题。

(二)缺乏统一、标准化的医疗投诉处理流程

目前国内医疗机构缺乏统一、标准化处理流程,造成医疗投诉渠道不畅通,患者与医院发生矛盾后沟通效果不好,医疗投诉处理不及时可能会上升为医疗纠纷,甚至引发恶性医疗纠纷事件。问题表现在以下 3 个方面。

1. 有的医疗机构在患者就诊的公共区域无明确的投诉路径标识;或者投诉路径复杂,导致投诉患者投诉无门,容易产生烦躁心理,使医疗矛盾进一步升级。

2. 在涉及多个部门的投诉环节中,患者往往需要往返多个部门解决问题。例如:有患者在某次住院过程中,对就医过程中出现的医疗质量、服务态度、物价收费等多项环节不满意,那么他需要到医务处、党办、财务处多个部门反映问题。如果出现了交叉问题,还会出现部门间互相推诿、置之不理的情况。

3. 医疗机构无明确的投诉受理、处理流程和工作制度,导致工作人员说话随意,调查、处理问题不认真、不细致,回复患者不及时,在某种程度上导致纠纷升级。

(三)医疗投诉受理、处理部门缺乏明确的职能定位

医疗机构的投诉部门,应当是专司投诉的部门,在医疗机构管理方面应当有明确的职能定位,有明确的职能界限和制度要求,并与其他部门之间分工清晰。但是,目前我国医疗投诉受理、处理部门缺乏明确的职能定位,常常呈现混乱局面。

(四)医疗投诉处理人员专业素质仍需提高

目前医院医疗投诉接待人员来源复杂,可能是医生、护士转岗,也可能是毫无医学背景的人员。他们往往在某一个领域知识和经验丰富,但是常常不能融合医疗投诉管理所需要的医学、法学、管理学、心理学和伦理学等多学科知识与能力,且医患沟通意识仍显不足,兼具学历背景和实战经验的高素质人才仍然欠缺。

二、医疗投诉向专业化管理迈进——以积水潭模式为导引

北京积水潭医院医患关系协调办公室成立于 2004 年 4 月,十多年来秉承"搭建医患连心桥,和风细雨化纠纷"的服务理念,以快速高效化解各类纠纷为原则,经过不断探索和学习,逐渐形成了医疗投诉专业化管理的特有模式——积水潭模式,开辟出一条医患关系专业化管理的道路。

医疗投诉管理积水潭模式是以专业化理念为基础,以标准化制度为准绳,以高效率团队为支撑,以一站式服务为特色的医院投诉专业化管理模式。专业化管理和一站式服务是积水潭模式的核心。

所谓"一站式服务",其实质就是服务的集成和整合。北京积水潭医院医患关系协调办公室为患方提供投诉解决"一站式"服务。患者及家属在诊疗期间产生的所有不满,涉及医疗、护理、医保、财务、后勤等各方面的问题,均由医患关系协调办公室负责接待和处理,通过协调临床科室及各职能部门,妥善解决患者的问题,避免患者来回奔波和各部门之间相互推诿,促使问题快速高效化解。

医疗投诉专业化管理则是以标准化、规范化、科学化为目标,以模式管理提升对事件的反应速度和完善程度,不断改进提高工作效率,使医疗纠纷快速高效化解,内容包括理念专业化、制度专业化、方法专业化和团队专业化。

(一)理念专业化

医疗机构要正确认识医疗投诉的积极作用,认识到投诉是医疗机构发现管理、服务中存在问题的最好方法,转变抵触投诉的错误理念。北京积水潭医院重视医疗投诉及医疗纠纷处理工作,将工作中发现的问题及时整改并反馈给院领导,为医院决策提供依据。

(二)制度专业化

制度专业化的突出特色是强调完善制度和规范流程,将医院投诉的

诸多环节的工作流程化、规范化。

1. 通过不断摸索,逐渐完善各项工作制度　由于投诉服务管理工作几乎涉及医院的所有部门,作为工作流程的最末端,投诉问题的推动与解决通常存在涉及环节多、沟通协调难的特点,可能牵一发而动全身。因此投诉管理中完善的工作制度是推动投诉问题解决的关键。

2. 加强专业化管理,规范工作流程　北京积水潭医院医患办建立以患者为中心的投诉闭环管理体系,建立投诉的事前预防、事中控制、事后改善"三位一体"的长效运营机制。

(1)投诉事前预防:是根据不同投诉问题类型产生的原因,有针对性地分别建立起相应的预防措施,及时识别和发现引起患者投诉的潜在因素,以采取迅速有效的预防及应急措施,防止或减少新的投诉发生,同时鼓励不良事件上报。

(2)投诉事中控制:是能否处理好投诉问题、影响患者投诉满意度的关键。为有效地做好投诉事中控制,医院可以重点考虑建立如下机制。

1)授权机制:投诉处理的授权就是明确投诉处理人员所享有的权限,适度的授权能够更好地快速响应患者需求,提高投诉现场解决率,提升患者的满意度。当然授权的程度取决于医院对外服务承诺的水平,同时也要考虑因授权引起的管理成本,所以需要权衡授权的程度大小。

2)联动机制:投诉处理需要相关科室与各临床部门之间建立起高效的联动机制,可考虑通过绩效驱动的压力传递,将各项投诉管理指标合理分解到相关科室,可将投诉部门的评价(临床科室对问题回复及时率、问题回复满意度等)和患者满意度同时作为临床科室主要考核指标,以使投诉部门能够得到高效的支撑,确保投诉问题得到及时处理和回复。

3)升级机制:投诉处理的升级机制主要是根据患者投诉性质及投诉问题情况的不同,分别建立起紧急升级流程,以确保重要紧急投诉、批量投诉、疑难投诉等问题得到快速响应。

(三)方法专业化

方法专业化是指在处理医疗纠纷过程中熟练运用法学、社会学、心理学相关知识与患者进行专业有效的沟通,促进纠纷的解决。处理投诉的基本方法包括用心聆听、表示歉意、仔细询问、记录问题、解决问题等。接待过程也需要掌握一些技巧,包括熟练掌握法学知识,换位思考,运用心理学方法去倾听、安慰患者;沟通中向患方明确医患双方的共同目标,寻求合作基础;沟通中明确告知处理投诉原则、职责、流程,指明医患双方解决问题的方向、步骤;避免针锋相对及使用刺激性语言等。

北京积水潭医院同时将信息化管理运用到医疗投诉专业化管理当中,通过不断摸索设计了医疗投诉管理软件,便于医疗投诉档案的记录、归档、整理以及整改落实。医疗投诉信息化管理是实现方法专业化的重要途径。

(四)团队专业化

建立专业化医疗投诉管理人才队伍,是医疗投诉专业化管理的重要方面。在医疗投诉管理部门中应吸纳医学、法学、管理学、社会学等专门人才,并进行持续性沟通技巧及医学、法学等相关知识培训,使医疗投诉处理队伍扎实稳定。北京积水潭医院医患办工作人员由医学专业、法学专业、护理学专业、法医病理学专业等专业人才组成,并在工作中不断学习,专业化的团队为医疗投诉及医疗纠纷及时化解提供了坚实的基础。

三、医疗投诉专业化管理优势与初步实践的成效

(一)医疗投诉专业化管理的优势

1. 医疗投诉专业化管理可减少投诉处理差异性,畅通投诉渠道 医疗投诉处理需要接待人员正确迅速判断事态并灵活处理。但由于投诉人的性格、表达方式、个人需求的不同,以及接待人员性格及工作方法的不同,导致每一例投诉均具有很大的差异性。而医疗投诉专业化管理着重强调完善的制度和规范的流程,既可减少医疗投诉处理的随意性,又不失灵活性,确保依规依法解决投诉,维护医患双方合法权益。

2. 医疗投诉专业化管理加速工作人员对投诉的反应,大幅提高工作效率,确保投诉问题快速高效化解 医疗投诉管理团队专业化管理和培

训,保证了投诉接待人员的职业化精神和对投诉的快速反应能力,热情的态度和高度的责任意识使得每一例投诉积极妥善解决,避免了部门之间推诿或患者投诉无门的情况,高效率的工作不仅提高患者满意度,还维护了医院的信誉和声誉。

(二)医疗投诉专业化管理初步实践的成效

北京积水潭医院是以骨科和烧伤为主的三级甲等综合医疗机构,骨科由于伤情恢复程度显而易见,患者期望值过高以及社会矛盾极易转嫁给医疗机构等特点,在临床科室中一直都是医疗纠纷的高发科室。尤其是出现严重的并发症或不良后果后,患方往往情绪激动。

北京积水潭医院2004年成立医患关系协调办公室,在工作中运用专业化理念和方法,快速高效化解医疗纠纷。2004—2013年,北京积水潭医院共受理各类投诉7488例,协议解决医疗纠纷432例,医疗事故技术鉴定及医疗损害责任鉴定案件共144例,诉讼及诉前调解案件441例。通过日趋完善的医疗投诉专业化管理模式,医疗投诉及医疗纠纷在医患关系协调办公室的积极协调下妥善解决,北京积水潭医院历年医疗投诉当年解决率保持在98%以上,同时10年无一例恶性医疗纠纷发生。

四、建立医疗投诉专业化管理模式的建议

(一)建立一站式医患关系管理部门

随着医疗纠纷的不断增加,各医疗机构加强了对医疗投诉的管理,都设有患者投诉中心或投诉管理机构。但由于机构设置不统一,职能不明确,处理流程不规范等问题,导致投诉渠道不畅通;或者虽然有处理流程,但患方不愿按照流程依法处理,造成"大闹大得小闹小得"的医疗纠纷处理混乱局面。因此笔者建议在全国所有大中型医疗机构设立"医患关系管理办公室"负责医疗投诉工作,条件有限的小型医疗机构设立"医患关系管理专员"。这一工作机构应当作为医疗机构接待处理医疗投诉的唯一出入口,全面负责医疗机构的投诉管理与安全防范管理。

(二)设立医患关系管理人员专业认证制度

医疗投诉接待及医疗纠纷处理工作强度大、压力大,对工作人员要

求高。但与之不匹配的是,目前这一重要岗位往往由来自医生、护士等不同专业的人员转岗而来,或者来自高校法学院所的毕业生。他们大都缺乏医患关系管理专业领域的培训。因此,建议将医患关系管理所需要的医学、法学、管理学、心理学、伦理学和实践案例教学等内容进行整合,形成"医疗关系管理专业培训教学大纲"。在此基础上安排专业化教学,完成学时的人员可以参加认证考试,通过者可以获得"医患关系管理师"资格认证。通过人员认证制度大幅度提高人员知识素养和能力水平,为专业化管理奠定坚实的人力资源基础。

(三)医患关系全面信息化管理

时至今日,在信息技术全面渗透入医疗领域的时代,医患关系管理也必须刻不容缓地实现信息化。即像电子病历系统一样,各医疗机构必须建立起医疗投诉管理专业化信息系统。积水潭医院就已经开始启动这方面工作并取得良好效果。信息化的进入不仅完善了资料收集、减轻了工作人员负担、增强了信息统计功能,支持了领导的深入管理,更重要的是,它潜移默化地影响着工作人员的工作方式,促成了工作方法的标准化,确保了工作质量。

综上所述,医患关系管理的专业化将有助于大幅度提升医疗界,尤其是基层地区的医疗投诉管理水平,扭转目前医疗纠纷矛盾尖锐、处理不当、局面失控的情形,最终促进医患关系重回和谐轨道。

精神病专科医院信访工作特征与应对策略

陈　妍　梁伟业　北京回龙观医院

随着我国卫生事业的高速发展,信访工作已成为各医疗机构维护正常诊疗秩序,减少医患矛盾乃至维护社会和谐稳定的一项重要工作。本文通过分析精神病专科医院信访工作的特点,结合笔者在一线工作的体会,提出处理精神障碍患者信访工作时应注意做到"及时、合法、合理、合情",切实把信访工作做到以维护精神障碍患者权益为出发点,重在化解矛盾、解决问题，目的是凝聚人心，强化医院投诉管理意识，进而维护医患关系的和谐稳定。

随着我国经济社会的快速发展，人民生活水平日益提高，人民群众对自身健康的要求越来越高。医疗保健服务成为百姓生活消费的重要增长点。与此同时，法制建设随着经济发展突飞猛进，公民的法律观念增强，权利意识强化。怀着朴素直观的观念，患者认为只要来到医院花钱治病，就应当有比较理想的治疗效果。殊不知医学是有局限性的，目前许多疾病在医学上是无法达到完全治愈的，精神科疾病就属于此类顽症。并且，精神障碍患者属于社会弱势群体，其合法权益的保障一直是全社会所关注的焦点。如果说患者对医疗机构进行信访投诉，是基于其对具体医疗服务不满而实施的，那么精神障碍患者所提出的信访事件更是需要医疗机构给予高度重视。若不能在第一时间对此进行有效的解决，那么，鉴于该疾病的特殊性，一件看似简单的信访事件就有可能升级，甚至演化成为一起恶性的医疗纠纷事件。因此，精神病专科医疗机构需要与时俱进，进一步深化对信访工作的认识，把信访工作纳入重要议事日程，切实把信访工作做到维护医患权益，化解矛盾，解决问题，凝聚人心，为医患双方搭建畅通的沟通桥梁，自觉接受精神障碍患者及其家属的监督，从而促进医疗服务工作的改进。

精神障碍是指由各种原因引起的感知觉、情感和思维等精神活动的紊乱或者异常，导致患者明显的心理痛苦或社会适应等功能的损害。精神病性障碍则是具有幻觉、妄想、显著而广泛的精神运动性兴奋或抑制等"精神病性症状"的精神障碍。2013年5月1日正式实施的《中华人民共和国精神卫生法》对"严重精神障碍"的概念给出明确定义，即疾病症状严重，导致患者的社会适应等功能严重损害、对其自身健康状况或客观现实不能完整认识，或不能处理自身事务的精神障碍。在我国主要包括精神分裂症、偏执性精神病、分裂情感障碍、双相情感障碍、癫痫所致精神障碍等。对于这样一群特殊的信访人群，作为工作在精神病专科医院信访第一线的接待人员，在接待此类信访人员时应注意做到"及时、合法、合理、合情"，切实把信访工作做到以维护精神障碍患者权益为出发点，重在化解矛盾、解决问题。

一、精神病专科医疗机构信访工作的特征

(一)精神障碍患者及其家属维权意识显著提高

在《精神卫生法》尚未颁布实施之前，北京市各精神病专科医疗机构收治精神障碍患者所遵循的专项法规仅有 2007 年 3 月 1 日施行的《北京市精神卫生条例》。由于当时法律法规建设尚不完善，社会整体大环境对患有精神类疾病的人群存在严重的歧视，许多精神障碍患者及其家属对此条例都不曾听说，更别提运用其来维护自身合法权益，因此，与信访接待人员谈法之人甚少。但自 2012 年 10 月 26 日，十一届全国人大常委会第 29 次会议审议并通过了《中华人民共和国精神卫生法》，特别是该法律规范自 2013 年 5 月 1 日正式实施以后，精神障碍患者的合法权益成为全社会关注的焦点。精神障碍患者及其家属维权意识显著提高，拿着法规来医院信访的人员显著增加。

(二)信访事件传播速度快、影响范围广

以往，人们简单地认为某人患有精神科疾病，就是一个"疯子"，完全没有自制力，更谈不上什么行为能力。其实不然，许多偏执性精神病患者的智商不逊于甚至超过普通人，他们往往发病较晚并且在发病之前接受到过良好的教育。一旦在诊治过程中对医疗服务工作产生强烈质疑，通常会运用网络技术通过虚拟世界发泄自己的不满情绪。特别是随着网络文化的形成和发展，网上信访、网上反映问题也就成为当今信访工作的一个新特征。当信息出现严重不对称时，如果信访事件被一些不法分子利用，通过网络大肆传播，混淆视听，不但严重干扰医院正常的诊疗秩序，还会影响社会的和谐与稳定。

(三)信访工作是一项避免医患矛盾升级、和谐医患关系的重要工作

近几年来，各地医疗纠纷冲突案件不断增加。不少地方医患矛盾急剧升级，演变成暴力事件。医患之间冲突已经成为一场两败俱伤的对

抗,严重影响社会稳定,并成为新闻媒体关注的焦点和社会议论的热点。实际上,医患关系是在医疗实践过程中,人们相互之间最重要的、最基本的人际关系。随着社会的发展和变迁,医患关系越来越受到人们的重视,不少患者看待医院、医生,缺乏承担风险的意识,对医疗效果的期望值过高,不少医疗纠纷就因此而起。医院信访工作人员若不能在第一时间与患者进行沟通,有效改变患者的这一错误意识,那么医患之间的矛盾就有可能升级,进而演变成为一场恶性伤医事件。

二、精神病专科医疗机构信访工作应对策略

信访工作说到底是一套化解矛盾、解决问题的机制。医院是治病救人的地方,患者到医院来的主要目的是治好自身所患疾病。而精神科疾病因其疾病特殊性,治疗过程相对躯体疾病要漫长,患者病情出现波动与反复的情况时有发生。然而,每一位前来医院就诊的精神障碍患者及其家属对疾病的治愈都抱有较高的期望,一旦在治疗过程中出现令其无法接受的意外情况,患者及家属往往会通过信访投诉的方式来表达自己的不满,以期引起医疗机构相关主管部门的重视。为保障精神障碍患者的合法权益,提高就诊患者的满意度,笔者结合自己的实践工作经验,认为要做好信访工作,需要第一时间内对精神障碍患者信访诉求进行有效性区分,同时解决信访事项应做到"及时、合法、合理、合情",作为工作在精神病专科医院的信访工作者要有高度的政治敏感性与责任感,在事件处理上要始终坚持合法性为首要原则,同时要结合以人为本的理念,尽最大努力力争快速化解信访人员所反映的问题。

(一)信访工作需要注意时效性

国务院《信访条例》、卫计委《卫生信访工作办法》都对信访工作的时效进行了明确的规定:要求各级行政部门的信访工作机构在收到信访事项后,应当予以登记并根据信访事项的内容加以区分情况,并在15日内依信访事项类型进行处理。时效性是信访工作的关键。信访工作是否及时,决定了信访案件的发展势头。处理得好,可以让事件大事化小,小

事化无,反之亦然。因此,工作在第一线的信访接待人员要具备高度的责任感,坚决杜绝办事拖拉的不良作风。

(二)信访工作需要注意合法化

俗话说,"没有规矩,不成方圆"。法律作为约束人们行为的规范,是巩固政权、维护社会秩序的必要手段。而在处理日常信访工作的过程中,接待人员更需要时刻保持法律判断的权威性与公正性。尤其当接待与医院有医疗纠纷问题的患者或家属,更要有针对性地宣传人民调解、信访条例、治安管理等方面的法律、法规常识,引导群众依法、合理、有序地表达自身利益诉求。在调查处理信访案件时更要坚持依法处理,坚持在法律、法规、政策等规定的范围内处置,决不能为了暂时解决一个问题,而做出一些与法律法规相违背的承诺或决定。同时,在处理信访问题时,接待人员应注重引用证据,坚持用证据说话,这也符合法律的本质精神。在信访工作中营造证据文化,是对信访秩序的有力维护,也可避免一些不法人员利用信访混淆视听,甚至故意对他人进行打击报复。

(三)信访工作需要注意合理化

合理引导信访诉求,有利于信访工作的稳步推进,有利于信访环境的友好和谐。立足解决问题是信访工作的根本,对于不同的信访问题,要分门别类,在依法按章的前提下,个别问题个别处理。对信访人合理的、符合政策的诉求,要及时给予解决;对暂时不符合政策法规的问题,应及时说明情况,耐心细致地做好解释工作;对不合理的要求,不敷衍、不回避,有理有据地做好说服教育,在思想上开导他们,避免激化矛盾。

(四)信访工作需要注意合情化

当前医患关系较为紧张,究其根本原因主要在于医疗过程中因各种原因引起的医患之间不信任。信访工作的合情化实为医患双方彼此之间建立一种信任,才不容易激发矛盾,进而减少信访事件。在日常信访工作中,接待来访群众实际上是一个服务过程,更是一个沟通过程。在沟通中工作人员要注意语言的亲和力,善用必要的语言技巧。工作人员要视来访人的反应调整语言情境,对来访人境遇要表示理解和同情,在接访中可以间接指出对方的错误,但要避免就某一细节或局部与来访人产生争辩。争辩本身对帮助来访人没有积极意义,也不利于问题解决,应该搁置争议,待进一步调查。语言沟通要求同存异、因势利导,要注重使用文明用语,多说"请""谢谢"等礼貌用词;语言要亲切温和,贴近来访人,不要让来访人觉得"打官腔";营造轻松气氛,让来访人畅所欲言,同时要善于抓住来访人的语意与重点;沟通的主题要具体、精简;来访人语意不清时要重述与整理对方语意,并与来访人确认。

希波克拉底曾经说过:"了解一个什么样的人得了病,比了解一个人得了什么病更重要。"笔者认为这句话同样适用于处理精神病专科医院的信访工作。对于精神障碍患者而言,其疾病本身已令其苦不堪言,若是在治疗过程中出现让患者无法接受的意外情况,患者病情极易出现波动,情绪更是无法自控,冲动、伤人的可能性骤增。而此时,医院信访工作的应对策略、处置原则,不单单是维护医疗机构正常诊疗秩序,同时也是减少医患矛盾,乃至维护社会和谐稳定的一项重要工作。信访投诉的问题可以说涉及医院管理的方方面面,同时也是患者及其家属反映不满情绪的一种行为方式,是医疗机构倾听患者心声的一种宝贵资源。因此,作为工作在一线的信访接待人员应秉承及时性、合法化、合理化、合情化的应对策略高效快捷地化解医疗投诉,从中吸取经验教训,为医院的管理保驾护航。

医务人员防范应对暴力事件的若干技巧

刘　宇　北京大学大国际医院

近期,暴力伤医事件频发,医务人员被打、被杀、被泼硫酸的新闻不断见诸网络。中国医师协会、中华护理学会联合发布声明谴责暴力伤医。医务人员也时而人心惶惶,时而愤怒无比。一时间,大家又都在问:我们的社会到底怎么了?但是,光提问是没有用的,恳求他人帮忙也非良策。医务人员真正立即需要的,是防范和应对此类事件的具体技巧。

实际上,绝大多数事态是可以提前预警、防范和妥善应对的。下面就是一些防范暴力的实用技巧。

一、察觉和避免怨气的积累

我们的医务人员每天忙于手头工作,往往忽略对病患方(包括患者本人和家属)感情和情绪的判断,因此常常没有意识到患方的怨气正在积累,甚至临近爆发点。而对怨气积累的失察往往导致对即将到来的暴力风险毫无防范,最终导致自己受到伤害。

那患方的怨气从何而来呢?其实在当今的社会和医疗环境下,能够让患方产生怨气的机会很多,而其中绝大部分因素与医疗无关。比如,难治的疾病、拮据的经济、拥挤的环境、长时间的等待,都会导致患者还没有见到大夫就已经积累了许多怨气。当患者进入诊室真正接触大夫后,如果你完全无视他的情绪,再加上诸如语气不当这样的诱发因素,可能一个暴力事件就开始酝酿了。其实,有经验的医生会从与患者的第一次眼神交流中就意识到他的情绪变化,而缓解的办法也非常简单,一个关注的眼神、一句温馨的话语或者一个帮助的动作,都可能将一次暴力风险化解于无形。所以,能够察觉到患方的怨气并有效化解,也是医务人员的一项重要本领。

二、早期识别高风险病患

医务人员在判断患者风险高低时,往往都是从病情角度的技术判断,而能够从社会角度做人文判断的并不多。然而,病患的高风险并不一定是病情的高风险。以下一些社会高风险因素就值得重视。其一、年轻的独生子女患者。这是需要高度关注医疗安全性的一类患者,理由很简单,这位患者在他的家庭中是核心的核心,他的病情牵动着他的父亲、母亲、爷爷奶奶、姥爷姥姥的心。一旦这个患者出了事,他们整个家庭都会崩塌;一旦这个患者手术意外死亡,看着还算年轻(四五十岁)但已经不能再生育的父母可能完全无法接受现实,走入极端。所以,也许从病情角度这个年轻患者不算重，但我们必须识别出他是对医疗安全极度敏感的高风险病患。类似的情形还有：有文化的人得了无希望的病，贫穷的家庭陷入富贵病的无底洞等。最后，还请注意，现代社会的心理疾病和精神疾病患者有增多趋势，医务人员最好能通过简单交流识别这类人群，对他们要加以关爱，也要有所防范。

三、学会期望值管理

医务人员每天管理病患都很忙，但要是有人问每天都在忙啥，大家会回答管诊断和治疗。但我们需要提醒大家的是，在诊治患者，为患者提供医疗技术服务的同时，还要注意管理好患者的期望值。具体而言，就是要随时判断患方（包括患者本人和家属）对病情是怎么理解的，他们期望得到什么样的治疗结果，他们对治疗中风险的认识如何。同时我们也要预估这个患者会有一个什么治疗结果，治疗风险有多大。一旦发现患方的理解和医方的判断之间有较大差异，就意味着患者可能期望过高而我们达不到。这时候要马上启动期望值控制。具体的方法以医患沟通为主，通过沟通让患方理解风险、降低期望。需要注意的是，现在很多医务人员经过法律培训高度重视患方签字。实际上，医患沟通的最主要目标是患方对风险的实际认识到位，而不是把文书签得滴水不漏。管理患者的期望值，与管理患者的疾病诊治一样，都是优秀医务人员不可或缺的基本功。

四、运用辅助方法

还有很多辅助的方法可以规避暴力风险。譬如，对于医疗风险巨大的手术，可以采取术前公证、术前见证的方式，利用公证、见证仪式让患方对风险的发生有一定的心理准备，同时也在法律上留下相应的证据，有助于避免纠纷矛盾。再如，现在很多医院开展手术意外保险取得很好效果。这是一种由患方自己购买，出现医疗意外由保险公司直接赔付患方的保险产品。它有效补充了医院购买的医疗责任保险的不足，在很多医院的试点中对预防医疗纠纷效果显著。

以上是预防医疗纠纷和医院暴力发生的一些技巧。当然,任何预防措施都不可能绝对起效,所以我们也要做好应对的准备,下面就是几个应对措施。

1.当事人:跑为上　"跑为上"是三十六计最后一计,倒是挺适用于突发暴力伤医事件的场景。一般情况下,对医院里知识分子为主的当事人而言,正面冲突可能吃亏,况且我们也不想伤害患者,所以能躲能跑就赶紧跑。当然,医疗机构在诊室设计等医院建设环节,也要适当考虑暴力防范,让通路畅通,医务人员能够跑得出去。

2.周围人:一拥而上　被攻击的当事人可以跑,但绝不能大家都跑掉,周围的医务人员应当迎上去。哪怕你不能与歹徒搏斗,至少也吸引下歹徒的注意力,为当事人脱险创造条件。当然,医院的保卫力量必须有能力,也准备必要工具制服歹徒。

3.抄凳子:如果被歹徒堵住跑不掉,你身边的凳子是最好的防御工具　正确的做法是双方拿起凳子,让凳子的四个腿朝向正前方,平常坐的木质椅面正好护住胸前,还有一个椅背护住一边。这样,凳子腿让你和歹徒保持一定距离。歹徒用刀劈砍时,抬起凳子可以抵挡,歹徒拿刀刺扎时,我们的要害都被椅面护住了。当然,不要与歹徒纠缠。正确做法是拿凳子正面向歹徒冲去,歹徒必然后退,趁此时将凳子用力丢向歹徒怀里,在他做反应的时候,你就可以赶紧跑掉了。

4.裹白衣　如果连凳子都没有,那就只有拿白大褂当我们的武器了。据公安的同志讲,白大褂可以脱掉,将其全部包裹在右前臂。这样至少我们至少可以用裹上白衣的部位侧面推挡一下利刃,再寻找机会摆脱。

上面这些小技巧据说还没有进入医学博士必修课程,但所谓有备无患,我们努力不发生矛盾冲突,但真有人违法攻击我们,拥有必要的防御和反击能力也是非常必要的。

医患办工作人员如何做到"身累心不累"

袁江帆　北京积水潭医院

近年来,随着医疗体制改革的深入和伤医事件层出不穷,医疗纠纷的处理工作面临着巨大的难题,出现了新理念与旧思想相互交织,患者的合理诉求与不合法维权方式相互交织的复杂局面。医患办工作人员常年工作在一线,在成为患者"出气筒"的同时,还承受着维护和稳定医疗秩序的巨大工作压力。医患办工作人员常常疲惫不堪,深感"累人",并时刻担心个别精神失常患者个人极端行为的发生,深感"神累",工作时还会遭受冷嘲热讽,甚至谩骂攻击,忍辱负重,深感"心累"。如何避免心理过劳现象,直接影响到医患矛盾的处理,也直接关系到医患关系的和谐稳定,应该引起高度重视。

一、医患办工作人员的工作压力现状分析

(一)社会责任压力

当前,医患纠纷的处理需要医患办工作人员具有极强的责任心和责任感,才能在第一时间尽力妥善解决和化解医患矛盾。对一些敏感医疗纠纷的处置稍有不慎或不妥,就有可能加深医患矛盾,恶化现阶段紧张的医患关系。医疗纠纷的突发性还决定了医患办工作人员要经常24小时确保通讯畅通,随时准备投入到工作当中。加之医疗纠纷涉及的面非常宽泛,上到法律法规和国家政策,下到生活烦琐小事。如此广的知识面要做到样样精通,对一般工作人员来讲是难以做到的。

(二)工作机制压力

一方面,医患办负责上下左右的协调沟通,对处理意见和程序进度只能起督促作用。另一方面,面对患者的责问只能进行思想疏导。有时纠纷解决不妥当,就会导致领导不满意、临床科室不理解、患者辱骂,"里外不是人"。为此,医患办工作人员承受着来自上下左右的心理歧视,无形的

心理压力滋生蔓延,严重挫伤了医患办工作人员的自尊心和工作积极性。

(三)领导的追责压力

在当今稳定压倒一切的医患关系形势下,医患办工作人员心理压力极大。特别是有些患者长期无理上访、缠访闹访,接待人员政策用尽、好话说绝、没有进一步协调处理空间。此时领导的追责给一线接待人员增加了很大的心理压力。

二、信访工作压力产生的消极影响

压力是一把"双刃剑"。必要的工作压力使人们集中思想,全力以赴,有利于提高工作效率;但过多、过高的压力会对工作者的身心健康造成很大损害,对工作绩效也会产生消极影响,具体表现在以下几点。

1.疲劳焦虑 医患办工作人员始终处于处理社会矛盾的第一线,成天面对的都是烦心事、闹心事,由于长期的精神紧张、反复的心理刺激及复杂的恶劣情绪,极易心理疲劳焦虑,主要表现为厌倦、心情烦躁、注意力涣散、思维迟钝、紧张恐慌等,如果得不到及时疏导化解,长年累月在心理上会造成心理障碍、心理失控甚至心理危机。

2.心理失衡 医患办工作的协调、沟通职能决定了其始终处于服务和保障的辅助地位。许多医患工作人员在岗位上无私奉献、付出艰辛,但地位并不高,对自己的职业生涯规划和成长方向失去信心,产生心理失衡。

3.职业倦怠 职业倦怠是个体在长时期工作压力下而产生的情感、态度和行为的衰竭状态,表现为长期疲劳、情绪暴躁、信息处理能力下降、家庭关系恶化、偏执和自我贬损等。医患办工作人员每天遭受怨气、辱骂、过激行为,久而久之自身也会产生烦躁悲愤等不良情绪,如不及时调节,则会引起连锁反应,往往也会对同事、家人脾气暴躁,发泄不满,从而使工作兴趣和激情减退,对工作处于被动应付状态。

三、医患办工作人员工作压力的疏导与克服

1.医院要营造信访工作的和谐氛围 医院关心爱护医患办工作人

员,首先要高度关注医患办工作人员的心理健康问题。医院领导要多深入医患办指导工作,对工作中遇到的难题,要及时予以协调解决,并要设身处地体会医患办工作人员的辛苦;坚持和完善谈心谈话制度,听取他们的意见和建议,解决他们的实际困难,做好深入细致的思想政治工作。其次是要切实关心医患办工作人员的身体健康,确保医患办工作人员的定期休假制度。三是人尽其才、人尽其用,激发医患办工作人员的积极性和主动性。

2.医患办工作人员要把自己的心理状态调适好　心理健康的关键取决于个人。在承担繁重工作任务的同时,要善于学会自我调适,缓解心理压力,提高心理承受能力。一要制怒。心平气和比疾言厉色更有力,要谨防自己的言行态度激怒来访患者,造成不良后果。二要宣泄。怒气长期累积肯定会产生不良"心结",因此,要适时地宣泄释放,以"疏"解"堵",以"导"引"流"。三要转移。培养健康的生活情趣,让多姿多彩的生活转移和缓解工作压力,比如听音乐、看书、参加体育运动等。四要清空。要随时清空不良情绪,以饱满的工作状态,轻装上阵。医患办工作人员应长期秉承高度的责任感、把职业当成事业,正确对待困难和压力,以解决一个个医疗纠纷为快乐,真正"痛苦并快乐着"。

优质心灵的钥匙归根结底掌握在自己手里。作为医疗纠纷处理的一线工作人员,不仅需要得到外部环境的关心、理解和支持,更要主动学会心理养生,以健康的体魄,阳光的心态,宽广的心胸和热情的微笑对待每一名患者,当好"避震器",做好"减压阀",为构建和谐稳定的医患关系做出应有的贡献。

医务人员应当学会管理患者的期望值

陈　伟　北京积水潭医院

在概率论和统计学中,期望值(或数学期望、或均值,亦简称期望,物理学中称为期待值)是指在一个离散性随机变量试验中每次可能结果的概率乘以其结果的总和。换句话说,期望值是随机试验在同样的机会下重复多次的结果计算出的等同"期望"的平均值。需要注意的是,期望值并不一定等同于常识中的"期望","期望值"也许与每一个结果都不相等。简单理解,期望值是指人们对所实现的目标主观上的一种估计。由于每个人生活经历不同、习惯不同、环境不同、思维方式不同、知识水平不同,因此对于同一事物的理解也不尽相同。所以即使是对于同一件事情,期望值也会大相径庭。比如,同学参加考试,学习好的孩子希望自己能得满分,即使考了99分还是不满意,因为他期望值过高;而学习成绩一直不太好的孩子希望自己能及格就知足了,没想到考了85分,拿到成绩单后感觉简直是喜从天降。因为两人期望值不同,对于取得的成绩也会有不同的要求;所以期望值是可以调整和变化的。因此,人际沟通,要学会期望值管理。

"期望值管理"是一种社交技巧,运用得当,能减少人们相互交往中的误解和摩擦,提高人际交流的互信度。

患者期望值是指患者对其所接受的医疗行为所能达到的治疗效果的主观想象及心理预期。

随着医学技术的飞速发展,患者的期望值也日益增加。患者对医学知识的缺乏和对健康生活的渴求,导致患者前往医院诊治疾病,尤其前往知名大医院找名家诊疗时往往会存在期望值过高的情况。有学者经研究后发现,患者对其所接受的医疗行为的满意程度与患者期望值存在密切关系。

具体来说,一定历史时期内的医疗行为所应当达到的质量标准是一定的。在医疗机构的医疗质量已经达到甚至远远高于该质量标准的要求时,亦即医疗行为完全符合诊疗护理规范的要求甚至比诊疗护理规范做得还好的情况下,患者期望值的高低成为决定患者满意程度的关键因素。

当患者期望值与医疗质量水平持平时,患者对于所接受的医疗行为感到满意;当患者期望值高于医疗质量水平时,患者对所接受的医疗行为感到的却是不满意；当患者期望值低于医疗质量水平时，患者满意程度会达到相当满意的程度。

金主任收治了一位高空坠落致伤的小伙子，胫腓骨骨折伴踝关节粉碎性骨折。患者25岁，风华正茂的年纪受了重伤，心情非常沮丧，甚至几次伤心落泪，认为自己年纪轻轻就受重伤，断送了大好前途不说，肯定连娶妻生子的人生大事也被耽搁了。他几次对金主任说："谁会嫁给个瘸子呢？"在一次聊天的过程中，金主任为了安慰患者，就对患者说："你放心，我们医院骨科水平在全国名列前茅，我一定会竭尽全力为你做好手术，让你术后恢复得跟正常人一样，保证你能娶上媳妇儿！"金主任几句宽慰患者的话让患者破涕为笑，没想到也埋下了纠纷的隐患。尽管在术前签署知情同意书时主管医生反复告知了患者各种风险，患者也签署了知情同意书，尽管金主任认为手术做得很成功，患者也恢复得很好，但术后半年，患者还是一纸诉状将主管医生告上了法庭。究其原因，原来患者认为签署知情同意书只是履行手续，患者只记住了金主任那句："让你做完手术跟正常人一样，保证让你娶上媳妇儿！"结果术后，患者患侧下肢较健侧短了0.5厘米。在法庭上，患者指出，医生向我保证做完手术和正常人一样，现在告诉我穿上增高鞋和正常人一样，那穿增高鞋的钱就应该医院出。法官经过审理，认为医疗机构告知存在缺陷，侵犯了患者的知情同意权，存在轻微责任，因此判决医疗机构承担了部分赔偿责任。

金主任可谓是"吃一堑，长一智"，在这个案例之后充分明白了患者期望值管理的重要性。

无独有偶，没过多久，金主任又收治了一位高空坠落伤，胫腓骨骨折伴踝关节粉碎性骨折的患者，金主任术前与患者进行了推心置腹地谈话。

金主任告诉患者，手术风险性很大，尤其是踝关节骨折是非常复杂的一种骨折，再加上胫腓骨的开放骨折，即使手术很成功，也难免会有一些后遗症，比如下肢短缩、创伤性关节炎等。金主任真诚地询问患者：

"即使我给你做了手术,下肢也有可能落下残疾,按照我们的经验和诊疗常规,下肢术后短缩两厘米之内都是符合常规的。如果短了您能接受呢?"患者马上回答:"主任,能接受,别说短 2 厘米,短 3 厘米我也能接受!"金主任反复交代各种手术风险和并发症后与患者签署了知情同意书。患者手术很成功,术后,患侧下肢较健侧短了近 2 厘米,患者丝毫没有意见,而且对金主任的医术称赞有加,高高兴兴地出院了。

通过这个小案例,我们可以深刻地感受到,通过加强沟通,引导患者期望值维持在一个合理水平,充分考虑患者个体差异,取得患者的理解和配合,从而能够最大限度地预防医疗投诉与纠纷的发生。

管理患者期望值三部曲

(一)充分了解和正确判断患者的自身特点和对疾病的认识,沟通交流患者期望得到的治疗结果,合理定位患者的期望值

患者文化程度、生活环境、身体健康状况等个体因素都会影响患者对于治疗期望值的判断。一般文化程度相对较高的患者,可能在日常生活中能够了解到相对多一些的医学知识,从而更容易理解疾病的复杂与多变;受教育程度相对较高的患者,往往更容易接受医疗行为本身具有不可规避的高风险性这一事实。这样的患者往往会保持较为合理的期望值。长期受病痛折磨的患者的期望值低于身体健康却突然发病的患者的期望值。日常生活中身边有或者目睹过其他同类疾病患者病情自然转归过程的患者的期望值低于未曾有过类似经历的患者。

(二)全面诊疗并正确分析患者病情,充分评估治疗中可能存在的风险

医疗的高风险性有目共睹,任何一次手术治疗都有产生并发症的可能。医务人员在考虑手术适应证的同时,更要充分考虑患者的身体状况,包括高龄、血压、心脏、血糖等可能引发并发症的状况。只有对病情的正确判断和对风险的充分评估才能保证沟通的顺畅,治疗的有效以及风险的共担。

(三)合理降低患者的期望值

医疗技术是向患者提供却可能使患者成为受害者的缺陷技术,当我们充分了解患者的期望值,同时对医疗风险进行合理评估后,一旦发现患方的理解和医方的评估之间存在着较大差异,就意味着患者可能期望过高,如果达不到患者的期望值就会有纠纷隐患,这时就应当启动期望值管理,通过沟通让患方理解风险、降低期望。

管理患者的期望值,与管理患者的疾病诊治一样,都是优秀医务人员不可或缺的基本功。医务人员应当在医患交流中主动关注期望值的范围,包括治疗效果、痛苦程度、预后恢复等,关注患方的个体需求,就诊经历等差异性因素并对期望值进行阶段管理和过程管理,及时甄别出不合理的期望值并及早进行干预,使医患双方能够满意。

医务人员应提高自我情绪觉察能力

陈 伟 北京积水潭医院

不良情绪是指一个人对客观刺激进行反应之后所产生的过度体验。焦虑、紧张、愤怒、沮丧、悲伤、痛苦、难过、不快、忧郁等情绪均属于不良情绪。不良情绪主要包括两种情绪体现形式:

一是持久性的消极情绪体验,它是指在引起悲、忧、恐、惊、怒、躁等消极情绪的因素消失之后,主体仍很长时间沉浸在消极状态中,不能自拔。二是过度性的情绪体验,它是指心理体验过分强烈,超出了一定限度,如狂喜、过分激动等。持久性的消极情绪体验和过度性的情绪体验都有严重的危害,危害的程度因人而异。

医务人员在工作中经常会面临重症患者,不良刺激,生离死别,同时繁重的工作和不规律的作息时间等难免会产生职业倦怠,引发不良情绪,而很多不良事件的发生与当事双方的情绪管理有着密不可分的关系。医务人员在职业活动中要提高自我情绪觉察能力,妥善应用积极情绪的协调作用,避免消极情绪的破坏作用。

一、如何解决不良情绪？觉察自身情绪，避免工作倦怠带来的负面影响是医务人员应当关注的问题

一位患者去医院做 B 超，坐在电脑前的女医生冷冷地说："把你的项链摘掉。"其实患者带的不是项链，就是一个小挂件，摘掉很麻烦，于是就说："我拽到一边行吗？"女医生突然把手里的鼠标一放，冷冷地说："我等你，什么时候摘了，咱们什么时候做。"患者吓了一跳，急忙说："对不起，我以为不摘也可以。"

2012 年，有学者采用多阶段分层抽样方法，用 MBI-HSS 量表对市属三家三甲医院的 256 名医生进行调查。结果有 81.2% 的被试者有一定程度的情感衰竭现象；有 66.4% 的被试者有一定程度的去人性化现象；76.2% 的被试者没有个人成就感；男性医生在去人性化和个人成就感（缺乏）方面要显著高于女医生；低学历被试者的个人成就感要低于高学历的被试者；未婚医生在去人性化方面显著高于已婚医生；低职称者在去人性化方面显著高于高职称者，其个人成就感低于高职称者。

结论表明，医务人员的职业倦怠状况较为普遍，且严重程度令人担忧。由职业倦怠产生的不良情绪有可能会变成医患矛盾的导火索。

工作倦怠主要表现在以下四个方面。

1. 情绪耗竭　产生极度慢性疲劳、厌倦感、无能感、无助感、力不从心感、无奈感。

2. 人际冷漠　表现在工作或一般对人关系中的淡漠、冷漠、退缩、回避或激惹、摩擦、敌意、攻击，失去亲密朋友，脱离亲友、家庭及社会。

3. 成就感缺乏　导致工作动机削弱，以消极、否定、负面、麻木的态度和冷漠的情绪对待工作及周围的人或事。

4. 身体状况堪忧　睡眠障碍、饮食减少及体重下降。严重时可出现抑郁，甚至出现药物滥用和自杀等。

工作倦怠情绪导致医患关系进一步紧张，医务人员应在临床工作及生活中及时发现这种情绪的出现并及时进行调整，进入良性循环而不是恶性循环。出现工作效率下降、患者满意率下降等状况时及时寻找原因，积极调整心态，及时察觉自身身心疲惫的感受，通过休假、倾诉、运动、音乐、阅读等方式发泄积聚的压力，在诊疗过程中加强与患方沟通增加相互理解，取得一致的价值取向，在工作中不断找到乐趣及成就感，避免职业倦怠情绪带来的负面影响。

二、缓解工作压力，避免过度焦虑

2008年某日，24岁的梁某在某省医院被抢救14天后，最终离开了这个世界。14天前的深夜，这名年轻的女孩最后一次运用她所学的肌内注射技术，将剧毒药物注入了自己的身体……从记者采访和她的日记看来，她内心所承受的压力包括：考职称、领导批评、患者时不时地"冷眼"或不理解等。

分析此案例可以看出：在临床的医疗实践工作中，医务人员面对着患病需要照顾、治疗和帮助的患者，压力是非常巨大的。如果这些压力得不到有效的缓解和释放，就会产生种种心理问题，甚至走向极端。

2010年的一项调查数据显示，我国有80%的医务人员有疲劳感，40%以上的医务人员缺乏工作中的成就感，28%的医务人员有焦虑感、烦躁感，还有12%的医护人员已经患有不同程度的抑郁症。

专家表示，长期的心理压力导致了医务人员的"五高"：第一，离婚率高，尤其是护士行业；第二，服用安眠药的比例高；第三，过量抽烟的人多；第四，患慢性病，尤其是消化性疾病的人多；第五，自杀率高。在55种社会职业中，医务人员的自杀率排在第一，护士的自杀率排在第三，男性医务人员的自杀率是普通男性的3.7倍。

消除与职业相关的不良情绪，应从保持和促进自身心理健康开始。心理健康是指生活在一定社会环境中的个体，在高级神经功能和智力正常的情况下，情绪积极稳定、行为适度，具有协调关系和适应环境的能力，以及在本身及环境条件许可的范围内所能达到的心理良好功能状态。

面对紧张的工作环境和医患关系紧张的局面，医务人员应如何缓解压力呢？

　　首先，医务人员应当了解自我，接纳自我，"知己知彼百战不殆"。对于自己的性格、气质、身心状态以及在工作中应当扮演的角色，应当有深入的自我觉察和评价，了解自己在工作中的情绪及状态，做到及时调整。

　　其次，医务人员要学会正视现实，适应环境。成功者总是能与现实保持良好的接触。一方面他们能发挥自己最大的能力去改造环境，以求外界现实符合自己的主观愿望；另一方面，在力不能及的情况下，又能另择目标或重选方法以适应现实环境。当前医患关系紧张是很多因素造成的，这包括社会缺少合理的救济途径、社会矛盾转嫁、患者期望值过高、全社会对医务人员行业要求过于严格、老百姓对医学的风险性和局限性没有科学认识、媒体缺少正面宣传等。医务人员仅凭一己之力，很难迅速改变当前医患关系紧张的现状。因此，正确认识现实，同时通过提高医学人文素养，提高医患沟通能力，增强危机防范意识，适应现实，变得至关重要。

　　人们在工作生活中接受他人，善于与人相处。人是群居动物，在人群中不仅可以得到帮助，获得信息，还可使喜怒哀乐得到宣泄和分享，从而保持心理平衡与健康。医务人员要在工作中学会换位思考，能够设身处地考虑患者的疾苦和需要，从而能够理解和接受患者的要求。同时也要保持与同事、朋友和家人的良好关系，在工作生活中遇到的不快与压力，应适当向家人、朋友倾诉。

　　热爱工作，学会休闲。工作的最大意义并非只有物质报酬，还包括个人价值实现后获得的心理上的满足，以及因自己的社会地位而得到的尊重。医务人员的工作节奏快，经常值夜班、加班，使得生活缺乏规律，而工作压力也比一般行业高，医务人员要学会合理安排工作和休息，变换休闲方式，让休闲日丰富多彩，恢复体力，调整心态，获得身心健康。

三、及时调整家庭生活中的不良情绪，以高水平职业素养做好医患沟通工作

小张是一名刚刚参加工作不久的护士，新婚燕尔，每天沉浸在幸福的甜蜜生活当中，这种幸福的甜蜜也让她在工作中热情而又温柔地对待每一个患者，得到了大家的一致好评。婚后一年，夫妻二人发现生活习惯有诸多不同，分歧越来越大，经常吵架，并开始影响到自己的工作。慢慢地小张的夫妻关系几乎成了她对待患者态度的晴雨表。夫妻关系好时，对患者热情细致；夫妻关系不好时，对患者冷漠粗暴，经常遭到患者投诉。

医务人员也是普通人，除了工作本身的因素之外，个人的情绪还会受到家庭、生活、婚姻、恋爱等多种因素的影响。家庭不和、情感受挫、人际关系紧张等都可能导致烦恼的心情和不良情绪，所以我们要坚决杜绝将这些不良情绪带入工作中。

在工作和生活中遇到挫折和不愉快的事情，一定要通过合理的方式进行自我宣泄，不要让自己成为心灵垃圾的掩埋场，应当保持心理平衡，分散、转移注意力，离开不愉快的地方或做一些愉快的事情给自己减压。我们可以听听音乐、欣赏画册，阅读期刊、下棋钓鱼、浇花除草，或者干脆给自己放个大假出门旅游，当然也可向密友倾诉，写日记。总之我们要把不良情绪宣泄掉，用积极乐观的心态迎接工作中的挑战。

精神病患者死亡后器官捐献合法吗

张良辉　北京大学肿瘤医院

随着医学的不断进步，器官移植在医学领域早已不是新鲜话题，但医疗过程中医生如果面临患者提出有捐献器官或遗体的要求时，往往医生对流程不是很熟悉，特别是遇到特殊情况时更不能给出准确的答复。有这样一则案例：乙因病需要换肾，其兄甲的肾脏刚好配型成功，甲乙父

母和甲均同意由甲捐肾。但甲是精神病患者,某天甲死于一场意外,甲乙父母决定将甲的肾脏捐献给乙。父母向医疗机构提出捐献甲的肾脏,并且移植给乙。

问题是甲乙父母做出的决定是否有效?是否违反法律规定和伦理?

对于上述案例有两派观点。一派持否定意见。理由是《人体器官移植条例》(以下简称《条例》)第8条中有一句话是这么表述的:"捐献人体器官的公民应当具有完全民事行为能力。"甲属于精神病患者,不符合"应当具有完全民事行为能力人"的强制性规定。所以甲乙父母做出的决定无效,医疗机构不得进行器官移植。

首先我们看《条例》第8条分为两款,完整表述为:捐献人体器官的公民应当具有完全民事行为能力。公民捐献其人体器官应当有书面形式的捐献意愿,对已经表示捐献其人体器官的意愿,有权予以撤销。

公民生前表示不同意捐献其人体器官的,任何组织或者个人不得捐献、摘取该公民的人体器官;公民生前未表示不同意捐献其人体器官的,该公民死亡后,其配偶、成年子女、父母可以以书面形式共同表示同意捐献该公民人体器官的意愿。

基于《条例》第8条、《民法通则》以及民法相关理论,笔者认同另一派的观点,认为父母做出的捐献甲的器官行为有效,医疗机构可以在完善手续情况下进行器官移植。理由如下:

1. 每一位公民自出生时就具有完整的人格权利和民事权利,只在特定的情况下不具备民事行为能力,所以有了监护制度。甲生前的民事行为能力因疾病受到限制,相应的权利行使也受到限制,捐献器官的权利就在其中。由其监护人代为做出意思表示就可以使甲的权利得以实现。甲是精神病患者,根据《民法通则》第17条、第18条规定,甲的父母是其监护人。依法履行监护权利,受法律保护。父母将甲的器官捐献给另外一个孩子乙的行为属于正常履行监护职责的行为。

2. 监护权的行使以不损害被监护人的利益、不损害公序良俗、不损害公共利益为限。父母在甲死亡后将其器官捐献给乙的行为不会对甲生前人格利益有贬损,对尸体的处理又没有损害第三人的利益或公共利益。应该肯定监护人行使的这项监护权。

3.笔者个人理解《条例》第8条第一款规定的是活体器官移植过程中,应当遵循公民意愿,且要求主体为具有完全民事行为能力的人。第二款中规定的是尸体的器官捐献问题。其中第二款"以前的规定承接了第一款,有完全民事行为能力的公民生前明确表示不同意捐献器官的,不得捐献"。后半句为公民生前未作意思表示,或生前无法做出意思表示的公民(甲即使生前做出捐献器官的表示也属于无效的意思表示),要求配偶、成年子女、父母共同且书面做出捐献器官的意思表示。这里并不是要求捐献器官的人必须是具有完全民事行为能力的公民,否则第8条中第二款没有规定的必要性。

4.对尸体的认识。尸体本质上已经是物,仅仅是尸体仍然存有相应的"人格",刑法中设有侮辱尸体罪也是有所体现。这个物的处置权交由其近亲属或生前监护人,实际上也是父母作为监护人权利的延伸。甲的父母做出了捐献的意思表示,代表此行为不会对甲父母情感以及精神上造成伤害。在完善捐献手续的前提下父母可以要求进行器官移植,并不违反法律规定和伦理,其意思表示有效。

医疗机构需要做哪些风险防范?

1.医疗机构应当严格按照《条例》规定内容进行规范管理,重要环节保留音视频资料或者寻求公证处进行公证。

2.我国人体器官移植是遵循自愿、无偿的原则,任何组织或者个人不得以任何形式买卖人体器官,不得从事与买卖人体器官有关的活动。

3.《条例》第10条规定:活体器官的接受人限于活体器官捐献人的配偶、直系血亲或者三代以内旁系血亲,或者有证据证明与活体器官捐献人存在因帮扶等形成亲情关系的人员。这里并没有规定案例中尸体的器官捐献是否限于以上"关系人"。笔者认为从公益角度考虑不应当进行限制,但为防止器官买卖,要遵循无偿原则,严格地遵守法律规定。

4.医疗机构应当严格按照《条例》中规定管理以外,还应当符合《人体器官移植技术临床应用管理暂行规定》中关于医疗机构资质、医务人员资质、具备重症监护和免疫排斥反应应急处置的条件、完善的技术规范和管理制度、成立相应的伦理委员会等硬性规定。

5.本文中涉及的是无民事行为能力人死亡后的尸体器官移植法律问题,关于活体器官移植我国有更加明确和严格的法律规定。2009年12月24日卫生部发布的《关于规范活体器官移植的若干规定》,医疗机构可参照规定进行风险防范。

躺在床上的医嘱

刘 宇 北京大学国际医院

一位消化道肿瘤晚期的患者被送进医院,患者已经到了疾病的终末阶段,没有很大的治疗价值,加上这个老患者的情况大家都非常熟悉,也知道这次住院患者家属已经做好了最坏的准备,所以大家对这个患者的治疗没什么压力。

一天晚上11点,值班大夫刚躺到休息室的床上,护士就来敲门。原来是这个肿瘤晚期患者出现了一些心力衰竭症状。值班大夫实在是不愿意起来,加之对这个患者的情况非常熟悉,完全能判断患者当时的问题,于是就在休息床上隔着门告诉护士如何处理,书面医嘱等过会儿再补。护士按照大夫的口头医嘱用了药,心衰果然有缓解。

凌晨2点,值班室又传来了护士的敲门声。还是那个患者,但这回有了新情况。值班医生这回走出休息室,径直去往护士站,因为那里有对所有重症患者的中心监护。查看监护仪显示的患者生命体征后,大夫挥笔写下医嘱,顺便补上了上次的医嘱,然后回休息室睡觉了。

凌晨4时许,休息室再一次响起急促的敲门声,原来那个肿瘤晚期患者出现了消化道出血。医生立即跑到病房投入急救,但最终患者抢救无效死亡。当然这并不令人意外,这是大家都在等待的患者结局。

患者死亡后,大家都觉得这是个普普通通的病例,死亡讨论的价值很有限。但不成想,一个月后医院居然接到了患方的一纸诉状,患方提出高额索赔。更加令人没有想到的是,医院聘请的律师说,这个案子很可能判医疗过错,还很可能是主要责任甚至完全责任。

一个本来就即将死亡,医疗上没什么差错的案例怎么要负全责了呢?律师解释说,问题的关键就在患者死亡那一晚值班医生的表现上。那天晚上患者家属叫了三次大夫,第一次大夫根本没出屋,躺在床上下了医嘱。第二次出了屋却没去看患者,在护士站下了医嘱。两次都没有完成问诊、查体的程序,这是明显违法诊疗规范的。到第三次叫大夫,患者已经大出血不行了。这种情况下,根据侵权责任法第58条第1款的规定,违反诊疗规范的,会造成"过错推定"的后果,也就是推定医方过错成立。这样人家原告方就可以推定:如果那晚医生去了病房,一定能问到更多的病史,一定能查出特殊的体征,一定会给出不同的医嘱,患者那晚就一定不会死亡,请医方拿出确凿无疑的证据推翻这个推定。我们都知道,在法律上,要证明一定不会如何如何是非常困难的,你证明不了,这个推定就成立了。

最终,这个案例确实导致了医疗机构的高额赔偿。有的医务人员可能不理解,当事医生说"我躺在床上下的医嘱也应当是正确的"。但是,你能证实吗?由于你违反了最基本的诊疗规范,触发了最严厉的法律条文,败诉就是必然的了。

其实,在这个案例上,我们还应当不仅仅从法律角度去理解,真正引发这次诉讼案件的是医务人员的人文情怀缺失。虽然这个患者已经进入终末状态,但他也渴望在生命的最后得到关照,他的家人也需要得到慰藉。作为医生,我们走到患者床边去,让患者感受到关注;和家属推心置腹地交流,让家属感受到温暖。在患者生命的最后时刻,我们让患方感受到我们的认真与努力,看到我们为他忙前忙后甚至汗流浃背。很可能最终患者的结局是一样的,但患方会真心地向我们说一声感谢。

所以,这个案例告诉我们,为什么我们被叫作"临床医生",那就是因为我们会随时出现在患者的床边。

本院职工来加号,加还是不加

刘诗卉 北京积水潭医院

上午 8 点,王主任坐在诊台前,习惯性地打开医生工作站的患者列表。像往常一样,上午的 30 个号一大早就全挂完了。患者依次就诊。快 11 点了,刚看到 20 号的就诊患者。"下午还有一个复杂的手术,出完门诊要再确认下手术细节,时间紧张啊"王主任心想。"医生,我最近腿疼得都打不了弯儿了,您帮我看看……",患者正撩开裤腿让医生查体。这时,另一个科室的小张穿着白衣带着一个患者径直走进诊室,在王主任耳边低声说:"主任,有个亲戚想看看片子,麻烦您加个号。"王主任有点犹豫,但最后还是写了一张加号条递给他……

请问,整个加号过程存在什么问题?

首先,内部人员穿白衣加号在很多医院都是禁忌,毫无顾忌地带患者径直走进诊室,影响医生的诊疗思路及与患者的沟通;其次,医生在获得加号的请求后,应从时间和病情上综合评估加号的合理性,在不影响诊疗质量和患者病情的前提下,考虑是否给予加号;最后,在其他人员打断患者描述病情要求加号时,医生没有巧妙制止,影响了正常就诊患者的诊疗。

挂号,是患者与医院产生医疗服务合同关系的前提。医疗资源供求不平衡,"看病难,挂号难,挂专家号更难"的现象是目前我国各大医院的现状。而对于中国这个"熟人社会"而言,面对困难,中国人习惯办事找熟人,熟人好办事。到医院看病,亦是如此。对于熟人,尤其是内部人士的加号请求,医生如何应对?

是否给予加号是医生的自主选择权。

我国《执业医师法》第 21 条第一项规定,医师在执业活动过程中,有权在注册的执业范围内,进行医学诊察、病案调查、医学处置和出具相应的医学证明文件,选择合理的医疗、预防、保健方案。医师的这项权利在法律上称之为医师的独立诊疗权。换言之,医师的执业活动享有独立的选择决定权,不受其他人为因素的干扰,是否加号是医生的自主选择权,医生可以加也可以不加,任何人没有权利要求医生必须加号。

评估加号的合理性应考虑以下几个因素。

1. 患者的病情应在医生注册的诊疗范围之内 我国《执业医师法》第 23 条规定"医师实施医疗、预防、保健措施,签署有关医学证明文件,必须亲自诊察、调查,并按照规定及时填写医学文书,不得隐匿、伪造或者销毁医学文书及有关资料。医师不得出具与自己执业范围无关或者与执业类别不相符的医学证明文件"。决定是否给予加号之前,医生首先要询问患者病情,明确该病情确属自己的执业范围后考虑是否给予加号。不能因为熟人相托,就违反诊疗原则。

2. 从患者就诊时间的分配上进行考量 候诊时间长,就诊时间短,看病如打仗,是大医院就诊患者的普遍感受。事实上,对"看病如打仗"感同身受的,其实绝不仅仅是患者,医生们又何尝不是每日如同上战场。对于正常挂号的患者,如何能在有限的时间内解决患者的疑惑和痛苦,达到患者的诊疗预期对于每个门诊医生都是考验。面对加号,医生要结合当天就诊患者的数量、诊疗难易程度以及自己下一步的日程安排,比如是否有紧急会诊,是否有重大手术等,应在时间允许的范围之内,在不影响其他患者诊疗时间及诊疗质量的情况下,决定是否给予加号。

3. 尊重正常就诊患者的权利,考虑患者的就诊体验 我国宪法第 45 条第一款规定:中华人民共和国公民在年老、疾病或者丧失劳动能力的情况下,有从国家和社会获得物质帮助的权利。国家发展为公民享受这些权利所需要的社会保险、社会救济和医疗卫生事业。这是我国现行宪法对于公民权利的规定,也是患者医疗权的法律基础。我国《执业医师法》第22条规定:医师在执业活动中履行下列义务:①遵守法律、法规,遵守技术操作规范;②树立敬业精神,遵守职业道德,履行医师职责,尽职尽责为患者服务;③关心、爱护、尊重患者,保护患者的隐私;④努力钻研业务,更新知识,提高专业技术水平;⑤宣传卫生保健知识,对患者进行健康教育。因此对患者权利的尊重既是患者的要求,也是我国医疗事业不断发展的要求,更是广大医务人员必须履行的法定义务。

医务人员的义务分为基本注意义务和高度注意义务两个层次。基本注意义务又分为一般义务和特别义务。一般义务根据医患关系发展的不同过程包括:在紧急情况下,不得拒绝对患者进行诊断治疗的义务;同意治疗患者后,对患者进行正确诊断的义务;依据诊断结论对患者加以适当治疗的义务;未经患者同意不得任意终止治疗的义务;治疗过程中为患者提供合格的药品、医护人员以及医疗设备的义务;治疗过程中为取得患者承诺而做的说明义务;指导患者进行康复疗养的义务;医疗过程中转诊或转院的说明义务。

对于正常挂号就诊的患者,医生有义务保证患者的诊疗权利不受影响和侵害。除去流程上的影响,医生做任何行为应考虑患者与其面对面的就诊体验。尤其对于排一晚上队好不容易挂上号,又等了一上午好不容易看到医生的患者,与医生沟通的每一分每一秒患者都会格外珍惜。主诉有没有表达充分,心中的疑问有没有充分解决,都是患者就诊体验的具体呈现。当有其他因素干扰到正常诊疗过程的时候,医生首先应当制止干扰行为。

因此,应当结合患者的诊疗紧急度、沟通难易度、困难程度、加号合理度等综合评估加号的必要性,确定可以加号人群范围;同时一定要掌握不影响正常挂号就诊患者正常就诊的原则。

一、沟通要点

1.接待加号患者的技巧

(1)接待加号同事不能中止诊疗:本院职工前来加号,大多数医生碍于情面不会拒绝,但要掌握合适的方式方法。

沟通方式包括语言沟通和非语言沟通,非语言沟通又包括表情、动作、仪表等。

专家在接诊过程中要灵活使用非语言沟通的技巧。

首先在接诊过程中不能被同事打扰,即便是关系很好的同事前来加号,也不能态度过于热情地中止诊疗,询问事由,应当用眼神、手势等暗示同事稍作等待。但对待前来加号同事态度亦不应过于生硬,应当微笑示意。

(2)给予加号要叮嘱加号人员按章就诊:应当在两位患者的就诊间隙,就诊中患者接诊结束后再询问患者病情、加号原因等,综合考量后决定是否加号。给予加号后,应客观告知患者虽然给予加号,但应在医生看完正常挂号的患者后,加号患者才可按秩序就诊。

(3)学会拒绝加号的技巧:门诊医疗工作紧张,确实很多情况下不能满足所有前来加号患者的要求,但生硬拒绝会遭到同事不满,那应当如何巧妙拒绝呢?即使不能加号,态度亦不能过于生硬,态度冷漠,直接拒绝会影响同事关系及自身声誉。因此要保持好态度,客观讲明不能加号的原因,同时给予合理化建议。

(4)关注正在就诊患者的感受:对于被打断诊疗的患者,医生适当的表示歉意,甚至不用语言,一个歉意的微笑,患者就能感受到对他的尊重和礼貌。

2.找医生加号的沟通技巧　作为医院的工作人员,被周围亲戚朋友以及亲戚朋友的亲戚朋友都要求帮忙挂号看病,是再寻常不过的事了。

(1)尽量提前和医生沟通:事先没有沟通,直接去门诊加号,很多因素不可控。比如当天出诊医生少,患者很多,医生加号确实为难;比如医生身体状况不佳等。

(2)穿白衣是禁忌:在患者们忍着病痛焦急候诊,没准还正在抱怨有多不容易才挂到一个专家号的时候,工作人员带着患者进入诊室,患者首先想到的是你占用了我的就诊时间,影响了大家的就诊秩序。接下来如果在诊疗过程中对医生稍有不满,一句话没有得到医生的回应,自然而然就会"嫁祸"到加塞头上。即使你只是在就诊间隙和医生说了一句话,然后乖乖地排队就诊。

(3)掌握时机:不要打断医生的诊疗思路,最好是在两个患者就诊的间隙找医生沟通。

二、沟通要点拓展

除了内部人员加号,医生每天面对最多的是普通患者的加号请求。毕竟资源有限,完全杜绝加号是不人性化的。如何能够让确实亟须就诊但没挂上号的患者看上病,同时又不影响门诊质量,不被善于伪装的号贩子钻了空子,需要医生依据自己的经验,结合患者具体情况综合评估,确定优先加号人群。例如:到时间复查或换药的患者,如不及时处理将会影响病情反复的;老、弱、孕、残、儿童、外地来京就医等相对弱势群体,确有客观困难的。

面对一般患者的加号请求,医生如何拒绝?

笔者接到过这样两个投诉。

投诉1　一名患者和门诊医生发生争吵,被保卫处工作人员带至医患办。患者捂着胸口,大口喘着粗气,情绪仍然很激动:"不就是大夫么,就这么牛?我妈都七十多了,一早排队没挂上号,想找大夫碰碰运气看能不能加上。结果大夫头也不抬,就说加不了,连句话也不让我说完,就让我出去。也太过分了!"经核实情况,医生因出完门诊还有手术,确实时间紧张,加不了号,当时正在书写病历就没抬头,直接告知加不了。患者还不停地解释原因,医生认为影响了正常的诊疗就说让他出去。结果患者情绪越来越激动，医生认为加不了号也没什么错误，双方态度都很强硬，因此发生了争吵。

投诉 2　患者进诊室问医生能否加号，医生回答："等一下看情况。"患者一直在诊室等待，15 分钟后又问医生是否能加号，医生说："不是让你等着吗，待会看情况。"患者有点着急，追问："那到底能不能加啊？"医生也开始不耐烦了："你怎么这么多话啊。"之后俩人就你一言我一语地争吵起来，还差点发生肢体冲突。

加不了号本没有错，但如果不注意语言语气、方式方法，容易演变为服务态度投诉，甚至更严重的纠纷。拒绝本身就会让人不舒服，如何让人接受你的拒绝并理解，需要技巧和艺术。

笔者建议，不要无情地拒绝。无情地拒绝就是表情冷漠，语气严峻，毫无通融的余地，会令人很难堪，甚至反目成仇。投诉 1 就是典型的例子，直截了当甚至有些冷漠地拒绝，让患者在众人面前很难堪，由此转化为愤怒。不要傲慢地拒绝，盛气凌人、态度傲慢不恭，任谁也无法接受。要婉转地拒绝，将自己的苦衷委婉地说明，以得到对方的理解。要有笑容地拒绝，拒绝的时候，如果面带微笑，让别人感受到你对他的尊重、礼貌，就算被你拒绝了，也能欣然接受。要有代替地拒绝，比如说：今天确实加不了了，我给您约一个下周的门诊号，您看行吗？这样一来，患者不但能接受，反而会对你倍加感激。

中国传统社会关系带有浓厚的人情色彩，这种"圈子社会"的信任是一种非理性的关系。然而当这种假性信任遭遇个人利益的损失，尤其是生命健康的损失，这种本来就不坚固的信任关系就会立刻崩塌。因此对于熟人介绍来就诊的患者，医务人员对于医患之间的关系更应该谨慎觉察。

医患关系是医务人员与患者在医疗过程中产生的特定医治关系，是一种医疗人际关系。著名医史学家西格里斯曾经说过："每一个医学行动始终涉及两类当事人：医师和病员，或者更广泛地说，医学团体和社会，医学无非是这两群人之间多方面的关系"。所以，医生与患者的关系首先是人与人的关系。或亲密或保持距离,需要医生和患者之间的默契,也需要医务人员对二者的关系有足够的觉察能力。对于熟人介绍的患者,医生往往会高估医患之间的信任。有时甚至为了节约时间,省略步骤。在不挂号、不建病历的情况下接诊患者,不详细问诊、了解病情就做出诊断及相应的治疗措施,一旦出现误诊或漏诊的损害后果,熟人就不再是熟人了。应该强调的是,遵守诊疗常规是医务人员的执业底线,不能因为熟人介绍或老患者关系好就省略步骤,掉以轻心。

第二部分　热点评论

 ## "血荒"现象的原因浅析与对策探讨

樊　荣　北京清华长庚医院

2016 年 3 月 16 日,《中国新闻周刊》的一篇名为《"血荒"及其背后的江湖》的文章引起了社会的广泛关注。而一个多月后,4 月 25 日山东卫视《调查》播出的《苏州"血贩子"调查》则进一步将"血荒"和"血贩子"问题推上舆论的风口浪尖。"血贩子"利用互助献血的政策,把国家明令禁止买卖的血液当成商品出售,从中大肆敛财,牟取暴利。但是如果杜绝了"血贩子",就能够解决"血荒"问题吗?如果杜绝了"互助献血"制度,就能够解决"血荒"问题吗?

一、"血荒"现状

"血荒"现象其实由来已久,若干年前便已在个别城市出现。在2016 年的春节期间,我国北京、上海、江苏、安徽、河南等多个地区的医院出现"血荒"。全国 70 多个大中城市,50 多个供血不足。一些医院甚至因为缺血停掉了 80% 的手术,还有的患者一个月内手术被推迟了 6次。在一些医院,互助献血的比例甚至达到了手术用血量的 80%。范围之广,程度之深,呈现出近年来的高峰。

"血荒",其实本质上是"季节性供血紧张"。随着节后涌向大中城市的人口流动,献血量的增加,供血紧张的问题便可以得到相对缓解。据以往的经验来看,"血荒"的情况常见于春节、寒暑假期间。

二、原因浅析

(一)供应相对不足

我国目前献血的主要来源有 3 个:无偿献血,组织下的"无偿献血"和互助献血。

1998 年,我国正式实施了《献血法》,将过去的义务献血制度变革成了无偿献血制度,取消了以往义务献血时单位给予的补贴、营养费、误工费等。但在《献血法》中,第 6 条又为以往义务献血留下了一抹淡淡的遗尾。因此,在如今无偿献血无法满足医疗需求的时候,时常也会通过组织下的"运动式献血"进行补充。但对于总量来说,无疑是杯水车薪。因此,导致原本只是为应急保障公民临床急救用血需要的互助献血制度,现在越来越多地被常态化采用。

对于供应相对不足的原因,有以下几点。

1. 居民献血率不高 全国献血总量已由 1998 年的不足 1000 吨,提高到了 2014 年的近 4400 吨;无偿献血人次由 1998 年的 32.8 万,提高到 2014 年的 1299 万;2014 年居民献血率提升至 0.95%,人均献血量为 3 毫升。2015 年印发的《关于进一步加强血液管理工作的意见》提出:到 2015 年,献血率要达到 1%;到 2020 年,献血率达到 1.5%。但实际上 2015 年献血人次比 2014 年仅增长了 21 万人次,1% 的目标尚未达到。就北京而言,2014 年的常住人口无偿献血率为 1.94%,虽居全国之首。

但即使与往年相比我国居民献血率有了大幅提升,仍然未达到世界卫生组织推荐的 1%~3% 标准。日本每年的国民献血率为 4%,人均献血量为 16 毫升;美国为 5%,人均献血量为 20 毫升;而我国台湾民众献血率高达 8%,人均献血量 249 毫升。这就显露出了我国与其他地区的差异。

2. 群体特征性明显 按照 2003 年至 2007 年的献血者资料信息,北京红十字血液中心曾经对北京地区街头自愿无偿献血人群结构进行过如下分析：从性别来看，男性多于女性；从年龄来看，18岁到30岁的年轻人是无偿献血人群的主力；从文化程度看，初中、高中及专科以上人群较多；从献血者所从事职业分析，学生和商业、服务业人员比例最高。

进入统计的53万余流动献血者中，男性33.8万余人，占比接近63%，是女性献血群体的1.7倍。从年龄方面看，18岁到30岁的青壮年达到44.7万余人次，占无偿献血人群比例的83.18%；31到40岁群体为6.7万人次，占比12.58%，41岁以上的群体比例更少，为4.24%。目前的无偿献血，仍旧是主要依靠年轻人群体在支持。

北京80%以上的采血量来自流动人群，特别是外来务工群体。只有不到7%是团体献血，包括学生和一些其他社会机构。2011年河北省内初次献血者的职业分析中，大中专院校学生占到34.79%。外来务工群体、学生是无偿献血的最主要人群。而正是源于此，当春节、寒暑假，此群体离开城市的时候，就会出现依赖性的"季节性供血紧张"。

而在发达国家，无偿献血是全社会的责任。各个行业、各个群体都应支持。在日本，年轻人无偿献血，就像在银行存钱。当自己老了就可以自己取用，或借给亲人使用。而在我国，很多人对"血荒"充满了抱怨，可自身却对无偿献血避之不及。这就需要观念的转变。

3.信息不透明　近年来，一些慈善捐助的使用被爆出有问题后，许多人开始不愿去献爱心。2011年的郭某某事件更是浇灭了一部分人的献血热情。当年的一项网上调研显示，83.8%的人表示不愿意献血是因为制度不透明，担心献血被牟利。

我国的临床用血主要来源于无偿献血。但当公民临床用血时，却依然要交费。尽管《献血法》中说明该费用只用于血液采集、储存、分离、检验等。但该费用多年来广为诟病。公众希望知道，究竟血液中心的运行需要多少成本，究竟这些钱的流向如何。而且，我国目前对于无偿献血后用血费用的报销流程也极为烦琐，全国各地无偿献血用血者报销政策不一致，进一步加剧了民众对于无偿献血的不满。

另外，公众对于当前的血液调配也充满质疑。有些患者是慢性消耗性疾病需要长期用血,有些患者是急病需要立即手术,但有时候紧急救命的要不到血,而长期用血的却常常能拿到血。其中的分配原则和机制是否做到了公平合理,或者相对的公平合理?

而这些信息的不透明,在某种程度上,影响着公众对无偿献血的意愿和动力。

4.血液调配不力　我国医疗资源分布不均,尤其是优质医疗资源集中在大中城市,因此同样导致用血量的地域性分布不均,大中城市供血紧张。这就给全国范围的血液采集和调配出了难题。

2009年,一组"人血浇花"的照片被各大网站争相转载。图片中,一袋血浆被当作浇灌兰花的"高档化肥",血浆袋上的标签显示采血日期为2009年10月3号,失效日期为2014年10月3号,血浆来自某市血液中心。图片公开后,网友们反应激烈。就此,该市卫生局曾公开回应表示,这袋血浆是报废的血浆。

一方面是用血紧张,另一方面是血液浪费。如何实现血液的调配流转,实现血液资源的充分有效利用,也考验着国家血液管理部门的能力。但对于民众来说,因为调配不力所导致的资源浪费,是无论如何不能接受的,是对无偿献血积极性的沉重打击。

(二)消耗较快增长

近年来,随着国家对于无偿献血的大力宣传,居民献血率在逐年增长,但相比较献血率每年个位数的增长率,我国的用血量却在以每年10位数的增长率持续增长。供需的不平衡显而易见,并且这种供需矛盾正在逐年加深。

《献血法》规定,无偿献血的血液必须用于临床,不得买卖。血站、医疗机构不得将无偿献血者的血液出售给单采血浆站或者血液制品生产单位。因此,医疗机构是用血的唯一出口。

分析其原因,有以下三点。

1.医疗的迅速发展　近年来,国家持续增加对卫生事业的投入,并且进一步放开并鼓励社会资本办医。医疗行业正在快速发展。这种发展不仅体现在医疗机构的扩张，还体现在医疗技术的革新，以及医疗保障水平的提高。

因此，与之相伴随的就是医疗机构规模的迅速扩张、医疗技术能力的飞跃发展、医疗服务质量的持续改善、百姓就医水平的不断提升。过去看不上的病、治不了的病、瞧不起的病，如今都逐步解决了。手术量的增加、手术难度的增加、治疗性用血的增加都导致了临床用血的快速增长。

2. 就医需求的提升　随着经济水平的提高，收入水平的增加，民众就医的需求也随之增长。血液，作为关键时刻救命的武器，越来越多地应用在诸多患者身上。血液，在被越来越多地当作药品或产品使用，而并非当作一种存在风险的治疗手段。

中国人口整体基数偏大，临床用血需求较大。这种需求的增加速度是难以通过无偿献血的增加速度去弥补的。

3. 不合理用血　一方面是医疗的迅速发展，另一方面是民众就医需求的提升，二者共同促使临床用血的增加，与之相伴的就是临床中不合理用血的现象。

输血医学是一个极其复杂的学科，病患身体素质不同、病症不同、手术情况不同都会影响到合理输血的剂量。因此，医师在其中占据主导地位，同时随意性较强。

2009 年，四川省针对 199 家二级医院和 16 家三级医院合理用血情况的调查显示，不合理用血情况达到 20％～30％。在对有关输血知识的调查中，370 位二级医院临床医生只有 67％ 的正确率，160 位三级医院临床医生的正确率为 73％。

患者对用血视同常规用药，抱以积极的态度，忽视了其治疗的风险。加之医务人员对合理用血未建立正确的认识，便使得临床中的不合理用血比例高居不下，亟待解决。

三、对策探讨

针对以上问题以及"血贩子"的恶劣行径，有人提出废除互助献血制度。但是，我们应该看到，互助献血制度作为供血紧张的应急手段，在我国献血事业的发展进程中，为解决无偿献血不足的问题，确实起到了积极作用。如果没有互助献血制度，那么当前不得已而停止的手术恐怕不止80%，而是更高的比例。就像有人面对如今的养老问题就去抨击曾经的计划生育政策一样，任何一个政策均有其历史性和阶段性，没有任何一个政策是永远正确的。评价一个政策是否合理，要看它在当时的历史阶段是否解决了实际问题。现在的问题是不法分子利用这个政策从事非法活动，对此国家《献血法》《刑法》均有明确惩处规定。我们当前需要做的应该是加强监管与执法力度，惩治犯罪，而不是因噎废食。在没有更好的对策出台实施并起效之前，轻易地废除原政策，只会进一步加剧当前的矛盾。

患者面对血荒的两种选择

血荒要命，互助献血成不了"血荒"的救命稻草针对不合理用血的问题,有人提出选择性供血制度。临床用血通常存在 3 种情况:急性失血、手术备血、慢性消耗性失血。但在实际工作中,相比急性失血和手术备血,慢性消耗性失血的用血,往往常见于晚期癌症、肾性贫血等情况,输血治疗仅是维持生命的一种支持手段,临床意义相比较低。同时由于反复输血,一方面风险较大,一方面对于本身就紧张的血液供应消耗了大量的资源。因此,我们建议在血液供应上进行选择。无条件保障急性失血急救用血供应;手术备血靠医疗机构自身血库供应;在供血紧张时,对于慢性消耗性失血的补充输血,可以采用互助献血。甚至有人提出,无偿献血者应有权选择自身血液供应的方向,例如可以选择仅供急性失血或手术备血使用。但是此政策虽然有其资源合理分配的考虑,但无疑对不同疾病的患者生命赋予了不同的价值。根据用血量考量生命的价值,急救用血的患者价值高于慢性消耗性失血患者。这在伦理上和法律上是无法解释的,也是有失公平的,违背了人本位的社会价值观。

另外,还有人提出要建立公务员义务献血制度。因为日本以法律形式规定,公务员每年必须献血一次,超过年龄或因病不能献血的,要到血液中心当一天负责人或组织一次献血活动。日本在 1973 年就实现了无偿献血完全保证全部临床医疗用血。而我国,尽管《献血法》第 7 条明确规定,"国家鼓励国家工作人员、现役军人和高等学校在校学生率先献血,为树立社会新风尚作表率",可实际上,公务员献血的比例非常低。因此,有人诟病说,政府部门仅仅注重宣传、组织,却很少主动带头献血。且公务员对献血认识不到位,缺乏为民意识和大局意识,因而造成公务员献血比例很低,极大地影响了全民献血的积极性和主动性。从政治角度上讲,公务员应起到表率作用,应该积极参与无偿献血。但是保家卫国的军人呢?为人师表的教师呢?救死扶伤的医务人员呢?这些人群无偿献血的比例均很低,是否也要制定义务献血制度呢?我国的献血事业已经从义务献血发展为无偿献血了,若从政治或道德层面去对某些群体施以义务,在某种程度上也是政策的倒退。因此,我认为还是应把进一步推广无偿献血作为工作的核心。

正如前文所说,我国目前仍然存在组织下的"无偿献血"。无偿献血本应是自愿自发的慈善行为,但在实际工作中,部分地区仍然存在行政下的指标摊派。为了激发职工的"自愿无偿献血",有的单位依旧通过补贴、假期等激励手段,使之成为变了味的"无偿献血"。其本质依旧是过去"义务献血"的运作模式。

对于"血荒"的对策建议,无非两点——"开源"和"节流"。

(一)"开源"——扩大血液供给

1. 强化组织宣传 一方面强化国家机关、军队、社会团体、企业事业组织、居民委员会、村民委员会等应尽的宣传教育工作,推广无偿献血的知识普及,消除民众对无偿献血的认识误区,正确认识无偿献血的积极意义,唤醒民众的慈善意识。另一方面加强这些机构团体无偿献血的表率作用。通过自发自愿地无偿献血,以身作则,真正起到示范和榜样作用,以实际行动打消民众的误解,带动民众的积极性。

2. 完善信息透明化 相关部门逐步实现血液管理与调配的信息透明化,定期进行信息公开,消除民众误解;加强自身管理,充分履行社会公益责任,加强内部监管,规范工作制度与流程,让无偿献血者可查询、可监督,充分知晓、信任并支持献血工作。

3. 优化血液调配 在不同地区之间,实现血液库存的实时查询与调配,使血液这一珍贵的资源充分发挥其应有的效用,避免资源浪费。

4. 顺畅服务奖励机制 针对我国人口流动特点,完善无偿献血者用血费用的异地报销机制,顺畅并简化报销流程,保障无偿献血者的应有权利。同时加强针对无偿献血者的表彰奖励机制,通过精神层面的鼓励与宣扬,进一步激励民众的荣誉感与奉献意识。

(二)"节流"——控制血液使用

1. 进一步发展医疗技术 以患者为中心,进一步发展以精准医学为中心的医疗技术,针对具体病患,准确选择并精确应用适宜诊疗方法,实现医源性损害最小化、医疗耗费最低化和病患康复最大化的目标。通过微创、可视化、可量化、可控化的手术治疗手段,减少创伤和出血,促进患者安全。

通过自体血液回输、成分输血等技术,减少血液耗费,发挥有限资源的最大效用,避免异体输血的风险。

2. 完善合理用血 加强针对患者的用血知识普及,树立正确的临床用血意识与风险意识。同时加强针对医务人员合理用血的教育培训,严格掌握输血指征,对于不达标的患者及时采用其他替代方法积极救治。加强内部合理用血的质量控制,促进临床合理用血工作的落实,促进用血量的合理回归,同时也是减少患者的风险与损失。

3. 加强监督执法 强化政府责任。要按照《献血法》的要求,加强对献血工作的监督管理;建立并督促卫生行政部门及行业协会对医疗机构合理用血的监督考核机制;严格执行针对血液管理的法治手段,严厉打击违法犯罪行为,有效遏制有组织的违法犯罪行为滋生与蔓延;甚至可以考虑将献血管理工作纳入政府绩效考核内容,以督促地方人民政府落实领导职责。

打击号贩子与非急诊全面预约挂号政策论证
——非急诊全面预约 VS 号贩子

刘立飞 北京市医院管理局

2016 年 1 月 25 日,多家媒体刊出题为"看病女孩骂黄牛将 300 元挂号炒到 4500 元"的新闻报道,部分媒体特别是网络媒体转发后在社会上引起了强烈反响。

1. 选题缘由,要解决的问题 2016 年 1 月 25 日,多家媒体刊出题为"看病女孩骂黄牛将 300 元挂号炒到 4500 元"的新闻报道,部分媒体特别是网络媒体转发后在社会上引起了强烈反响。多年来,一直有"号贩子"活跃在专科特色较强的三级医院门口。优质医疗资源的稀缺、医患知识不对等、分级诊疗体系没有建立等各种因素,造成了三级医院专家门诊供不应求的状况。"号贩子"在医疗专家与患者之间,抓住医疗专家资源供不应求的特点,赚取高额利润。对于号贩子侵占患者利益的行为,批评教育和行政处罚不能起到威慑作用。

号贩子不仅反映了医疗外部秩序的混乱,也反映了医疗内部流程的无序。发达国家的患者,预约看病已经成为一种习惯,但是我国基本上还在沿袭多年以来的窗口挂号方式。在飞机、火车、出租车、宾馆、饭店都可预约的当下,医院的预约挂号却没有成为常态。医院挂号目前存在的主要问题有:挂号窗口高峰时段排队长,缴费环节多且排队长,诊疗秩序混乱,就医体验差;现场临时加号管理失控,机构资源变为个人资源,一方面医生工作负荷大,一方面个人随意性大;院内就诊卡尚未统一,跨院使用、院际间患者就诊信息共享尚未广泛实现;预约渠道多,发挥了较好作用,但院内号源管理分散,号源依据不同挂号渠道分"池"使用,各"池"号源不能即时共享;移动互联网应用更是各自为战,多数是自行开发,仅个别医院实现预约缴费,爽约率高。

这些问题的存在,有很多原因。一是经费方面,据测算,日门诊量在5000人次以上的医院的预约挂号平台建设,包括基础设施和后期运营,每年需要500万元左右的投入。医院动用自有资金建设预约挂号平台的积极性不高。二是管理方面,在北京市属医院开展非急诊全面预约挂号之前,北京市建设了统一挂号平台,但只有部分号源可在平台上挂号,现场仍可挂号。没有全市统一的预约流程,预约挂号和窗口挂号的放号比例、初诊患者与复诊患者、普通患者与疑难患者、普通号与专家号的比例问题等,都没有明确具体的规定。个别医院、部分医生甚至与第三方商业公司合作,医院挂不到号,患者却能在第三方平台上高价购号,医生超出政府定价数倍,获得商业公司的挂号款。

2.文献综述 托马斯·戴伊认为公共政策就是政府选择做的或选择不做的事情。政策分析就是回答以下几个问题:政府做了什么?为什么要这么做?做与不做有何不同,即政策行为会产生什么样的结果?威廉·N.邓恩认为政策分析是多学科的研究方法,是发现解决实际问题的方案的过程。跨学科的政策分析有助于解决公共政策制定所面临的复杂多变的问题。政策分析是描述性的、规范性的,伦理在政策分析过程中也发挥着非常重要的作用。政策分析讲述五个问题:①要解决的问题是什么?②应该采取什么行动方案?③行动方案的结果是什么?④结果是否有助于解决问题?⑤如果选择其他的行动方案,会出现什么样的结果?

有研究表明,缺乏足够可以利用的卫生资源的人比拥有较多可以利用的卫生资源的人,健康状况较差。卫生资源的分配与使用是决定健康状况的一个重要因素,影响卫生资源分配公平性的因素非常复杂。卫生经济学的研究对市场在卫生领域的作用分成了两个派别:"市场派"相信卫生服务的市场可以实现优化,而研究卫生经济的目的就在于使卫生服务市场更加趋向完美;"规制派"认为政府必须在很大程度上干预卫生系统,提供监管。约翰·罗尔斯认为正义是社会制度中的首要价值,所有的社会改革都必须使社会中最不幸的人受益。公平正义也是医疗卫生领域分配的基本原则。

3. 实施"实名制"挂号和非急诊全面预约挂号　国务院和国家卫计委曾提出全面实施健康医疗信息惠民行动计划,方便居民预约诊疗、分时段就诊、共享检查检验结果、诊间付费以及医保费用的即时结算,也要求推进预约诊疗服务,有效分流就诊患者。

在"女子怒斥医院'号贩子'"视频曝光后,北京市卫生计生委、市医管局认真反思并分析了近年来出台的诸如预约挂号、专家团队服务和层级转诊措施实施的情况,结合公安部门多次打击号贩子专项行动的效果,查找目前存在的工作薄弱点和缺陷,组织有关医院对此专题研究后,提出了实行非急诊全面预约挂号,建立医疗机构间层级转诊网络,坚持并推广知名专家团队服务模式,普通号在市属医院内统筹调剂,严格加号管理,落实"实名制"挂号,加强宣传引导和秩序维护,完善监督举报制度避免内外勾结倒号8项进一步深化改革、改进服务的综合措施,拟通过改善优质资源的有效分配方式,提高医疗服务效率,缓解疑难病患者专家挂号的不便,形成稳定长效的机制。以市属医院为试点单位,2016年底前,22家市属医院实行非急诊全面预约挂号;扩大网络预约、移动互联网预约、自助机具预约等非人工预约方式;扩大导医服务,原有窗口人员服务前移,并组织志愿者在自助机具和移动预约服务站开展工作,主动提供咨询、引导、指导和帮助,年底前关闭全部市属医院挂号窗口。

这"8项措施"的推出,表面上看是应对如何打击"号贩子",但实质上,是对现有医疗秩序的一次重建,对医疗服务体系的一次重构,对医药卫生的一次深入改革。

"非急诊全面预约挂号"是指除急诊患者外,其余患者均可通过多种方式或渠道实名制预约挂号。其中的全面有四个含义:一是预约挂号的方式和渠道是全面的,包括电话、网站、手机等移动终端、自助机具、医生电脑工作站、社区医生等;二是预约挂号服务的人群是全面的,包括医保患者和非医保患者、本市患者和外地患者、老中青及儿童等各年龄段患者;三是提供预约号源信息是全面的,通过信息技术的应用和数据信息的共享,患者预约挂号时不仅能看到医生出诊信息和号源剩余信息,还能得到信息系统推送的其余市属医院相同专科医生的出诊信息和号源信息,为方便患者及时就医提供帮助;四是患者的良好体验感受是全面的,挂号窗口不再排长队、挂号不再拥挤带来的是就医环境改善的感受,从提供专家信息、号源信息,到预约、缴纳挂号费、现场取号、分时段就诊等整个流程广泛使用信息技术带来的是预约挂号便捷、公平、有序的感受,服务人员走出窗口来到患者身边为患者提供更全面的信息、更方便的服务带来的是更贴近、更亲切的人文服务感受。北京市力争在2016年底关闭全部挂号窗口,并实现市属医院2016年总体预约挂号率达到75%的目标。

4.结果是什么　邓恩认为预测能够回答可能出现什么,但不能回答应该做什么。建议提供可能性方面的信息,即未来的行动对一些个人、团体或整个社会产生有价值的结果的可能性。政策分析的建议程序是规范的,它和伦理道德问题密切相关。

非急诊全面预约挂号有利于构建公平有序的就诊环境,通过"供给侧"优化模式,在时间空间上有计划、有序地引导就医需求;通过信息化支撑,利用移动互联网应用、自助机具等技术,在统一平台下提供多渠道预约服务,在时间、空间上疏解挂号需求,逐步减少窗口挂号比例,改善挂号排队长现象,改善患者就医体验;加强号源规范、统一管理,将各渠道的号源统一纳入管理范畴,实现院内、集团内号源共享,为患者提供集团内多种就医选择;改变各医院分别接入各种平台(微信、支付宝、APP、网站)挂号缴费 HIS 自行改造、分别对账模式,统一入口,减少 HIS 改造工作量,提高 HIS 稳定性和财务安全性;通过对号源的规范管理,为分级诊疗、社区预约转诊优先、集团内转诊优先奠定实现基础;为开启包括预约检查、预约治疗、预约手术等全预约诊疗模式提供经验、探索路径;利用构建公平有序就诊环境的氛围,改革号源管理、建立有序秩序、推进便民服务、引导就医习惯。

非急诊全面预约挂号不仅方便了患者预约挂号,还理顺了市属三级医院的门诊就医流程,进一步压缩了"号贩子"的生存空间;通过层级转诊预约专家号,专家接诊疑难重症患者比重增加,常见病、多发病患者减少,有利于医院优质医疗资源的高效、充分利用,三级医院逐渐回归救治疑难重症的功能定位;门诊大厅高峰时间段人流量明显减少,拥挤程度、聚集风险明显降低,患者就诊环境和医疗秩序明显好转,有利于提升患者的就医体验。

如北京某三级医院全号段分时预约实行后,早高峰比之前的平均减少 40 分钟左右,就诊区域的拥挤程度有所缓解,号贩子倒号现象有所抑制,69%受访患者认为减少了在医院的等候时间。上海市某医联预约服务平台将 2012－2013 年的 200 627 诊次,根据就诊者是否预约分为预约组和非预约组,比较两组就诊人群的平均候诊时间,以此评价上海市某医联预约服务平台的实际效果。结果显示,预约组就诊者平均候诊时间显著低于非预约组,2013 年预约组就诊者的比例显著增高。我国台湾地区通过多年的努力,目前大医院预约挂号比例超过 90%,极大地方便了患者。台湾地区长庚医院预约挂号工作成效明显,日门诊量高达12 000人次,看起来仅相当于4000人次的人流量;划价取药不超过7分钟,候诊不超过15分钟,创造了医疗流程奇迹。

欧美国家多数家庭有自己的家庭医生,患者就诊都会先与家庭医生预约,没有预约医院不会接诊。日本实行分级诊疗,患者非紧急情况看病时必须选择专科诊所,必须持诊所医生开具的介绍信,否则大医院会拒收,日本的大医院很少人满为患。在澳大利亚社区与医院间建立了完善的双向转诊体系,实施卫生"守门人"制度,改善卫生服务的可及性和协调性,降低卫生服务成本,合理使用医疗资源,对卫生资源配置进行干预。

5.有助于解决问题么 邓恩认为政策评估主要关注价值,政策主要关注事实。价值关注应该是什么,事实的获取是实证的。政策论证的结论是知识主张,指示型、评估型和倡议型是知识主张的3种类型。指示型主张,关注事实问题,与经验主义和政策因果关系的调查相关;评估型主张,关注价值问题,与伦理密切相关;倡议性主张,关注正确行动问题,具有明显的规范性。

一、对非急诊全面预约的质疑

市属医院借助信息技术,优化医疗服务流程,开展非急诊全面预约、取消现场窗口挂号,是推进预约诊疗的一次大胆尝试。但是,也有人对医院是否全面关闭人工窗口持保留意见。一方面,医疗资源有限,医生尤其是专家人数不够;基层医疗机构能力不足,医生能力欠缺,设备落后等。另一方面,非急诊全面预约新模式在市属医院全部实现,还需要一定的适应时间,鉴于医疗机构人、财、物等管理权限的差异,要在全行业、全国医疗机构推广难上加难。

更多人关注非急诊全面预约挂号对老年人的影响。老年人本身就是就医主体,他们适应全预约的挂号模式、新时代的信息技术较为困难。他们需要借助更多的社会辅助服务,如挂号、导医、陪诊服务等。

实行非急诊全面预约挂号,不会因为挂号方式的改变让任何一名老百姓不会挂号。首先可通过子女手机为老人挂号,这是通常提供的方式;第二,现场自助机挂号;第三,对少数不愿在京医通卡内存钱的老年人和残疾人,医院将保留1～2个挂号缴费窗口专门为他们服务。

二、"技术号贩子"的问题

上海市医联预约服务平台在为患者提供便利的同时,被一些恶意抢号者(即"号贩子")钻了空子,而这些号贩也慢慢转型为"技术号贩",在网上秒杀窃取各医院专家资源号源,严重影响患者的正常就医秩序。所以,北京市属医院如何防范"技术号贩",确保正常有序就医的问题已经出现在了我们面前。针对技术号贩的运作规律和技术手段,上海申康中心决定加强和优化医联预约服务的平台管理。医联预约服务平台采取防控措施,优化预约流程,建立防范技术与监控体系,引导患者正确合理就诊。此后,可疑账号和恶意访问快速减少。申康中心在防控技术号贩方面取得了一定的成效。

三、预约挂号与资源分配

预约挂号作为医疗流程中的第一环,长期被号贩子占据。移动互联网发展以来,很多互联网公司投入其中。预约挂号、电子支付、电子病历等的发展,虽然能解决患者就医过程中的排队问题,却不能解决我国医疗资源分布不均衡的问题。三甲医院门庭若市,基层医疗机构依旧门可罗雀。分级诊疗的真正推进,才能使我国基层医疗体系的建设迎来高峰,回归30年前的作用,医改才能真正触动中国医疗体系的根本。非急诊全面预约挂号、专家团队、分级诊疗等制度建设,通过互联网、信息技术手段实现,将会推动三级医院医疗流程、医院管理、医院发展理念的再造,将会是基层医疗服务体系和三级医疗服务网络的再造。只是在这个过程当中,作为政府举办的三级医院,应当有所担当。政府也应该出台医保、物价等激励政策,引导三级医院多看疑难杂病、少看常见病、慢性病;多关注难度系数较高的手术、病种,为下级医院发展预留空间。打击号贩子,推动非急诊患者全面预约挂号,正是这样一种背景下的一项重要举措。完善分级诊疗体系,让首诊到社区,可以有效减少对专家号的需求,是未来必须选择的道路。基层医院医生做好守门员,他们来认定谁应该去三甲医院就诊。卫生"守门人"双向转诊制度是合理卫生资源配置的必要补充。澳大利亚完善的双向转诊制度基于 GP 的"守门人"作用和费用控制机制。医院的费用控制机制需要建立,如控制住院床日或采取疾病诊断相关分组(DRG)方法来控制费用,迫使医院及时将患者向社区转诊。

四、非急诊全面预约是一记组合拳

卫生经济是高级商品,其需求会随着经济的发展而增加,卫生改革是永远做不完的课题。有人提出 3 条卫生保健领域普遍适用的法则:①各国人民对医疗制度的抱怨都是一样的;②大家都希望开展卫生改革;③上一次改革总是失败的。重庆市 2014 年医疗价格调整,"价格平移"的思路只从供方角度考虑,没有从特殊困难患者的健康权益考虑,对需要长期治疗、经济负担沉重的尿毒症患者,血液透析费用自付金额数倍增长,千余名血透患者集中上访,引起社会舆论广泛关注。

进行深化供给侧综合配套改革,需要打出一记组合拳。第一,推广市属医院非急诊全面预约挂号有效做法,完善医院内部管理,严格执行挂号实名制,进一步改善门诊医疗秩序。第二,利用信息化手段,开展预约诊疗服务,实现门诊挂号、检查、治疗以及住院服务全流程预约。第三,加强区域联动,将医院号源管理作为重点工作,以医疗联合体为平台,通过远程会诊和对口支援等方式,提高基层医疗服务能力,扩大优质医疗服务供给。第四,持续深化医改,不断完善分级诊疗模式,实现优质医疗资源纵向流动,扩大优质资源整体供给比例,提高基层医疗服务能力,建立科学、公平、合理的就医秩序。

五、健康权保障与公平

世界各国都面临着有限的卫生资源与无限的卫生需求之间的矛盾。注重卫生保健的公平性，才能使资源优化使用，提高卫生工作效率。Culyer 将医疗保健公平性归纳为四种主要形式：平等就医；同病同治；按需施治；病情相同，预后应相仿。我国不设置任何经济和政策门槛，所有人可自由就医。人们为了让自己的健康权得到最充分的保障，不管什么病，都到最好的医疗机构、找最好的专家看病，看似个人的健康权得到了保障，但是由于侵占了紧缺资源，实际上一部分挂不上号的重患者的权利可能被侵犯了。公共健康伦理中首要考虑的不是个人的权利，而是整个社会的健康状况。功利主义认为最佳的公共健康选择就是能产生最大多数人的最大健康的选择，但是公共的最大利益不能保证对每个个体的正义。目的论要与社会正义原则结合起来才能保证公共健康结果的道德正确性。1996 年，世界卫生组织和瑞典国际发展合作机构发表了基于"差异公平观"的《健康与卫生服务公平性》，指出医疗卫生领域中的公平性意味着生存机会的分配应以需求为导向，而不是取决于社会特权或收入差异，医疗卫生公平性就是要努力降低社会各类人群在健康和医疗卫生服务利用上的不公正和不应有的社会差距。

哈贝马斯认为，公共性本身表现为公共领域，和私人领域是相对立的。在公共医疗卫生资源领域内，应体现政府的社会公平性和社会责任感，即公共管理者被视作以公众的利益而不是自我利益去创造高效率且平等的服务。这就要求在预约挂号政策制定过程中，充分考虑低收入群体的就医问题。同一种疾病在同一级别医院中受到同样治疗，根据分级诊疗不同层级医疗机构的分工，做到按需分配号源、医疗服务机构和各种医疗资源。

"魏则西事件"的拷问与启示

刘炫麟 首都医科大学

魏则西,一名曾经以 600 多分考入全国重点大学计算机系的本科生,在其年仅 22 岁的青春年华之际不幸离世。这一噩耗在令世人深感悲恸与惋惜的同时,亦激起了人们对涉事公立医院、莆田系民营医院、百度公司以及监管部门等多个主体的痛恨,并曾一度刷爆各大论坛、网站和微信朋友圈,其社会影响力已经远远超出了医疗界。尽管该事件因为随后发生的"陈仲伟事件"与"雷洋事件"而导致关注度有所下降,但民间热议与行业讨论却始终没有停息。在我看来,"魏则西事件"深刻地拷问了我们医药卫生改革之成效与医患信任之成色,亦在事件之外引发我们关注健康、见解生死。

一、事件恰似中国"医改"进程中的一段缩略影像

1978 年末,党的"十一届三中全会"在北京胜利召开,会上明确提出要实行改革开放,把党和国家之工作重心转移到经济建设上来。一时间,改革的春风吹遍了九州大地,亦浸染了包括医药卫生等多个行业领域。时至 1979 年,中国在顶层设计上开始酝酿改革,强调"要运用经济手段管理卫生事业",随后发生的医院实行"定额补助、经济核算、考核奖惩"以及允许个体医生开业行医等事件成为具体行动之有力注脚。1985 年,中国医药卫生改革从初露端倪过渡到全面启动,其基本意旨是国家"只给政策不给钱",于是医疗卫生行业摒弃先前之福利性与公益性,在商业大潮和经济思维之综合包裹下,道德风气虽不能说是每况愈下,但渐进衰落甚至衰败已是不争之事实。1992 年,党的十四大提出了"建立社会主义市场经济体制"作为中国经济体制之改革目标,医药卫生行业之不良风气亦随之愈演愈烈,大处方、过度检查、药品回扣、医生红包、虚假广告等流弊纷至沓来,并频现于广播与报端,广为社会公众所不满。

2000年,部分省份的公立医院开始产权变卖,尤以江苏省宿迁市为甚。在医药卫生改革之讨论声中,"政府主导"和"市场化"两大派别争执不下,但长期的商事浸染与先行的经济思维,使得许多人更为侧重对效率之追求,而对公平性之考量则明显不足。因此,"市场化"派别的声音似乎在对抗中略占上风,导致在实践中鼓励各类医疗机构合作,强调医疗服务价格放开。2004年,国家又开始考虑医院进行产权改革,即政府只举办一部分公立医院,并逐步退资,这一举措无疑给民营资本、外国资本进入医药卫生行业提供了前所未有之契机与空间。2005年,国家和社会公众开始反思之前的医药卫生改革之成效,尽管各方主体对"医改是否成功"之结论各抒己见,甚至互不相让,但其缺乏整体上的设计,却得到了大多数人的认可。这主要表现在以下两个方面:一是医药卫生行业是(准)公共产品还是私人消费品之定位混沌不清,二是政府监管越位、错位和缺位之问题,仍然十分严重。2006年至2009年元月,卫生部与原劳动和社会保障部围绕"补供方"还是"补需方"的问题前后进行了四轮博弈,终于在2009年3月17日和3月18日连续发布了《中共中央国务院关于深化医药卫生体制改革的意见》与《医药卫生体制改革近期重点实施方案(2009—2011年)》两个文件,才使得这场争论得以阶段性平息。新医改明确提出医疗卫生事业应当回归公益性,并把基本医疗卫生制度作为公共产品向全民提供,实现人人享有基本医疗卫生服务。

"魏则西事件"涉事主体之一是中国人民解放军武装警察部队北京市总队第二医院(以下简称"武警二院")。其与患者魏则西之间的矛盾纠纷,充分反映出中国医药卫生改革进程中的一段缩略影像。一方面,武警二院作为一所部队医院,其原本主要面向健康人群(即军人)提供烧伤、骨伤等战伤服务,显然无法满足各病种的地方患者。这就促使其设置更多、更全的科室,进而提供更多、更全的服务。唯有此,这所部队属性的公立医院才能在国家投入不足的情况下,维持正常运营。而且,医院收治更多的疾病案例,亦在很大程度上迅速提高了医院整体技术水平与服务能力,这对更好地服务军人患者而言,同样大有裨益。另一方面,中国的民营资本虽然充裕,却无适当的投资渠道加以妥适消解。进军医疗卫生领域又因为民营医院优质卫生人力资源短缺以及社会公众的固有偏见,而不被患者青睐,可以说是进退维谷。于是,"借壳"大型公立医院,尤其是三甲医院,无疑成为上上之选。在双方各有需求的情况下,二者一拍即合。武警二院将部分科室违规外包莆田系民营医院,同时凭借其多样化医疗服务吸引更多患者前来诊治,从而创造更多收益。在当下,这一"悲剧"绝不是个案。它集中反映出部分公立医院资源闲置及管理不善的事实,亦从侧面反映出卫生行政部门监管不力的现状。因此,在公立医院公益性不足而民营医院营利性凸显的联合作用下,出现"魏则西事件"也就不足为奇了。百度作为世界著名的搜索引擎,其处于医疗商业化链条中的重要一环,不仅无法做到独善其身,反而助推了整个"河流"的污染。利益链条基本形成闭合状态,必将这一不良医疗现象置于恶性循环之轨道。首当其冲的就是患者,但最终为此买单的则是整个社会。

二、法制型信任的脆弱

美国女学者祖克尔(Zucker)认为,人们的信任形成机制主要有三种:一是声誉,即根据他人的声誉决定是否信任,声誉好的人更容易获得信任;二是社会背景相似性,即根据自己与他人在背景、文化、价值或者种族等方面是否相似度高而决定是否信任;三是法律制度,即通过非人性的法律制度,如专业资格方面的法律法规来保证并给予信任。学者怀特利(Whitley)在这三种机制的基础上又提出一个新的见解,即关系运作亦能产生信任。不过需要指出的是,这种关系运作的方式与社会背景相似有所不同,前者强调的是通过关系运作产生一种新的人际关系,然后通过形成关系中的义务关联而产生信任,而后者强调的相似性则来源于之前已经建立的、既存的人际关系。

魏则西身患滑膜肉瘤,一种恶性软组织肿瘤,5年之内的生存率最高不过半数,最低仅有五分之一。除最新研发和正在进行临床实验的技术以外,尚无有效的治疗手段。人们常言道,"病急乱投医"。患者,尤其是罹患重大或不治之症之患者,实难像一个健康人一样做出冷静的理性判断。但我认为,这并不足以导致魏则西及其家人对某一医院产生足够的信任,毕竟在魏则西正式与武警二院缔结法律上的医疗服务合同之前,他们已经辗转北京、上海、天津、广州数地求医问药,可以说已经遍览了形形色色、大大小小的各种医院,不太可能让一所缺乏法制型信任的医院,轻易进入他们的视野,并托付生命,毕竟治疗的背后是昂贵的医药费用。

综观而论,魏则西及其家人对武警二院产生法制型信任至少来源于以下 3 个方面。一是根据公开资料显示,武警二院是一所集医疗、预防、保健、科研及教学于一体的三级甲等综合性医院,是北京市首批基本医疗保险定点医院、北京大学人民医院医疗集团成员和国际紧急救援中心网络医院。众所周知,无论是医院的等级评定,还是其他(荣誉)资格的授予,其均需按照一定的法律法规、制度规则以及相应的程序进行,这让魏则西及其家人有理由相信武警二院就是一所实力较强的医疗机构。此外,在中国特殊的人文环境中,人们对军队一直保有一份天然的情感,虽然它不能直接构成法制型信任,却在相当大的程度上加速了法制型信任的形成。二是中央电视台作为我国最高级别的电视台,百度公司作为世界著名的搜索引擎,其对武警二院所做的相关报道,甚至百度还将其作为"滑膜肉瘤"关键词搜索后的头条显示,均让魏则西及其家人有理由相信中央电视台、百度公司会积极履行社会责任,对宣介事项的真实性、合法性按照有关法律法规严格履行审查义务,因而值得信赖。三是魏则西的主治医师李某是主任医师,处于医务人员职称之塔尖的地位。曾参与编写《肿瘤生物技术病例集》一书,且排名第一;中央电视台亦曾对李某本人做过不止一次的宣传报道。因此无论是临床医师职称的评定,还是著作的编写,抑或电视台的宣介,实际上都已经暗含着一种法制型信任的存在。然而,令世人始料未及的是,这种法制型信任竟会脆弱得如此不堪一击。究其原委,主要是其自身隐含着诸多影响甚至决定法制型信任是否成立的变量。最为典型的事例便是,百度搜索并非按照信誉度之高低而是按照客户付费之多寡进行推广排序,在毫无醒目标识或者加以风险提示的情形下,误导包括魏则西在内的广大网民,出现问题在所难免。

三、"带病运行"的国人"健康观"与"生死观"

我国自 1978 年实行改革开放以来,迄今已近 40 年。经济建设成就举世瞩目,人民生活水平显著提高。但是,我们用不到 40 年的时间,却走完发达国家需要上百年的历程。社会转型一定是急剧的,价值观念、文化认同难免会经常变动不居。若从这个意义上说,产生一些不和谐的社会因素既是必然的,也是正常的,当前的医患关系即为适例。与之相关的就是我们的"健康观"与"生死观"出了问题。

暂时抛开"魏则西事件"不谈,我国自 1950 年 8 月新中国成立以来举办的第一届全国卫生工作会议之后,就始终将"预防为主"作为重要的价值理念。时至今日已经过去六十余年,但收效甚微,尤其是当下,反而呈现出更为严重之势。我们似乎已经习惯了"病了才去医院找医生""胖了才想到锻炼减肥""劳累猝死了了才知道生命之可贵",而且总能找出工作太忙、压力过大、条件不允许等各种理由加以开脱。而实际上,这些均非主要原因,我们缺乏的是一种对付诸行动的果敢和魄力,缺少的是一种对严重后果的思考与体验。因此,我们看到许多人(也包括本人)常败于一个"等"字上,因为"等"就是一种没有任何指向的懒惰,就是一种温和,甚至还略加惬意后的慢性自杀。

中国医生在现行管理体制和运行机制下遭遇了诸多考验,一部分医生的医德医风的确有所下滑。但我们更应看到,其主流仍然是好的,并非部分舆论所言的"完全变坏",谁敢说当下其他职业群体的道德风气就一定比医生群体强。在我看来,大部分医生依然是可爱的、可敬的。他们"救死扶伤、大医精诚"的道德要求并未泯灭,甚至成为当前为数不多的还能保有几分理想的职业群体之一。问题的症结在于,中国自 20 世纪80年代初实行计划生育政策之后,家庭单位迅速变小(魏则西就是独生子),家庭抵御成员死亡的风险能力大为降低,复加城镇与农村的医保不统一、不完善,又容易陷入"因病致贫、因病返贫"的沼泽泥潭。作为托底的医疗救助又常常难以做到精准覆盖,因而导致我们一旦罹患疑难复杂的大病或绝症,一方面会毫不犹豫地倾其所有遍访名医,这或许是源自血缘亲情的力量,或许是出于家事伦理的要求,然而却在另一方面显著增加了患者及其家庭对医学、医生原本有限性的苛求。一旦这种期望遭遇了"人财两空"的局面,实在很难对患者及家庭成员进行精神安抚。另外,我们制定的一些法律规则以及法院宣判的一些案例,亦在相当程度上助推了患者及其家庭对医学、医生的不解。与其说患者是在主张自己的合法权益,倒不如说是一个家庭对失去亲人之后的莫名恐惧和不知所措。

我无意为医生群体做任何辩解,但我想说的是,如果我们不能秉持正确的健康观、生死观,而是选择防御甚至挑战医生群体,医生必将失去其职业吸引力,其结局一定是社会的精英不会选择这一职业。那么请问,届时谁来保障我们每一位公民的生命健康权?是否着实有些作茧自缚的意味呢?记得《人民日报》曾有评论文章指出,"大自然有春夏秋冬,人有生老病死。医生无法阻止生老病死,就像无法阻止春夏秋冬一样。医生是生命花园里的园丁,只能让花朵开得更好看一点,仅此而已"。此言倒是"一针见血",道出了我们多年秉持且亟须修正的生死观。我想,这或许是魏则西这起不幸事件留给我们较大甚至最大的一份思考遗产。

2016年5月2日,中央军委后勤保障部卫生局、武警部队后勤部卫生局、国家工商管理总局、国家卫生和计划生育委员会、北京市有关部门等单位成立了联合调查组,对百度公司、武警二院等涉事主体依法进行了处理。虽然"魏则西事件"注定会随着时间的流逝而渐渐淡出人们的视野,但其留给我们每一个人的思考与启示却弥足珍贵。医药卫生行业环境的净化与医患关系的信任不是单一主体的责任,她仰赖于各主体的集体努力以及和谐联动。但愿魏则西的死亡不是稍纵即逝的一个历史片段,而是吹响我国医药卫生改革尤其是民营医院改革的又一次有力的号角！

黑龙江省鸡西市人民医院劫持医务人员
暴徒被公安民警当场击毙

陈 伟 北京积水潭医院

据悉，7 月 11 日凌晨，在黑龙江省鸡西市人民医院发生一起劫持人质案件。犯罪嫌疑人因对医院为其亲属治疗不满，在砍伤两名医护人员后又持刀劫持了值班护士。属地公安机关第一时间赶到现场，依法对犯罪嫌疑人予以警告。但犯罪嫌疑人情绪激动，被劫持医务人员随时面临生命危险。为确保医务人员的生命安全，在多次警告无效后，在场公安民警果断将犯罪嫌疑人当场击毙，救出被劫持人质。医务人员虽然被犯罪嫌疑人砍伤，所幸多为皮外伤，无生命危险。

得知这一消息后，我瞬间对公安民警的果断处置肃然起敬。犯罪嫌疑人劫持人质，人质的生命安全危在旦夕，出警的警官本着对暴力伤医"零容忍"的态度果断拔枪，准确无误将犯罪嫌疑人击毙。这保障的不仅是当事医务人员的生命安全，也是在场所有医务人员和患者的安全；更是对暴力伤医犯罪强有力的威慑和打击。

属地公安机关民警沉着冷静，果敢英勇，处置果断。按照《中华人民共和国人民警察使用警械和武器条例》，人民警察使用武器必须具备四个要素：一是现场的人民警察必须判明情况；二是犯罪分子正在实施暴力犯罪行为；三是情况紧急；四是先行警告。警察作为高危职业，经常会在突发事件之前面临抉择，如何使用枪支来维护社会秩序，来维护人民群众的安全。这需要对法律法规的全面掌握，对现场形势的准确判断，需要良好的战术素养，更需要领导者勇于担当的魄力。

在黑龙江省鸡西市人民医院的劫持现场，属地公安机关的民警面临危机做出正确判断。《中华人民共和国人民警察使用警械和武器条例》第 9 条第六款明确规定，对实施凶杀、劫持人质、危及公民安全的罪犯可以使用武器。

　　如果警官没有及时拔枪，后果不堪设想。我不敢想象如果没有当事警官果断出击，被劫持的护士如何躺在血泊中；我不敢想象如果没有当事警官果断拔枪，会不会有更多在场的医务人员和患者受到伤害；我不敢想象一起又一起暴力伤医案发生后，本来就不乐观的医患关系会不会雪上加霜。

　　令我们感到欣慰的是这一枪打出了对于暴力伤医"零容忍"的气势。医学不是万能的，在疾病治疗过程当中难免会有意外和风险发生，即使医务人员有过错，也不是患方拔刀相向的理由。部分患者家属因对医疗机构不满选择用粗暴的方式而非正常途径维权，不但对医务人员人身安全造成威胁，而且扰乱正常的医疗秩序，最终伤害的是医患双方的合法权益。因此对暴力伤医零容忍是全社会必须坚持的态度。更重要的是全社会应共同努力，一方面加大打击暴力伤医犯罪的力度，另一方面加强医患沟通，融洽医患关系，让暴力伤医成为历史。

第三部分　举案说法

产妇死亡,谁之过

聂　学　北京市华卫律师事务所

一、案情简介

王某,26岁,既往体健,确诊怀孕后即在某妇幼保健院(即本案被告,以下简称保健院)建档产检,产检期间除发现双子宫外未见其他异常。足月后,王某到保健院住院分娩。保健院行检查并术前谈话后行剖腹产手术。王某于上午11时经剖宫产分娩一男婴,手术顺利。王某术中、术毕出血共计650毫升。王某回到病房后仍然出血,家属按照医生要求持续按摩子宫。王某后诉发冷,渐至意识模糊,直至昏迷。保健院告知病危,准备行子宫切除。殊不知手术尚未开始,王某呼吸心跳停止。经紧急抢救,王某心跳恢复,并于当天17:15行子宫切除。当天21:40,保健院把王某转入某三甲医院。次日上午,王某不幸去世。三甲医院死亡诊断:产后出血,DIC,出血性休克,多器官功能障碍综合征,心肺复苏术后,全子宫切除术后。保健院制作王某血液涂片送外院病理检查,回报为:镜下血液中见到有形成分,可能为毳毛。保健院同时把王某子宫送外院行病理检查,结果为:子宫壁平滑肌增生肥大,子宫颈水肿,局部有出血,符合妊娠子宫改变;在大子宫肌壁一个血管中见到有形成分,考虑是毳毛。

二、案件关键

本案的患者初为人母,风华正茂,孰料刚刚生下孩子,就撒手西去,对家人的打击可以想象。任何人见到此种情况,都难免不为之掬一捧同情之泪。但同情代替不了法律,就案情而言,本案的关键是患者的死因,即患者究竟是什么原因导致死亡。是羊水栓塞?还是失血性休克救治不力?如果死因是羊水栓塞,由于羊水栓塞本身危重凶险,死亡率高,故即便是保健院有责任,保健院的责任也很可能不大;如果死因是失血性休克救治不力,由于在现有医学技术条件下,对失血性休克有有效的包括止血、及时输血、大量补液等综合抢救措施,尤其是发生在医院里的失血性休克,医院及时诊断,正规治疗,完全有抢救机会。故发生在保健院里的失血性休克致死,保健院很可能存在诊断延误或者未按照规范抢救治疗的过错,责任显而易见。

三、代理过程

(一)接案——初步判断

笔者第一次见到患者家属,离患者去世不到一周,而家属已经是身心俱疲,心力交瘁。突然遭此意外,短短几天之内,家属已经尝试了一切可以采取的手段:聚集亲友,在保健院打横幅;拒绝安葬尸体;拒绝把孩子从保健院带走;在网上发帖,控诉保健院等。在此期间,在当地公安部门的协调下,家属已经和保健院数次沟通,保健院坚决认为患者死亡是羊水栓塞,保健院无责,最多只能出于人道主义给予家属适当抚慰。家属虽然不认可、不接受保健院的抚慰,但也不愿意实施尸检查明死因。如此几次三番,反复拉锯,眼看亲人停留在冰冷的太平间,难以入土为安;孩子在保健院嗷嗷待哺;双方长辈悲痛欲绝,此外还要面对亲友的关心询问和网上的各种舆论,患者家属承担的压力巨大。笔者不得不指出的是,近年以来,发生医疗争议后,患者家属往往会采取网络发帖的方式给医院施加压力。但从本案患者家属的经历来看,网络发帖徒增烦恼,效用有限。本案家属在网络发帖后,引起了比较大的关注,跟帖众多。众多回帖中,有为孩子捐款捐物的,有为孩子捐献乳汁的,有安慰同情的,也有指责家属的……但网上尖锐的指责言论,让家属悲痛的心情雪上加霜,平添烦恼。家属不想看跟帖,可是又忍不住不看,看了心情更差,无时无刻不在煎熬中,深感度日如年,濒临崩溃。

　　鉴于家属已经和保健院反复协商,并采取了一切法律之外的途径,双方仍然存在巨大差距,故律师介入后,首先要解决的问题就是怎么办?是建议家属接受保健院的补偿方案还是采取法律途径以得到应得的赔偿?对本案而言,怎么办的关键是对死因的判断。要解决怎么办,必须首先解决死因是什么。在没有尸检的情况下,这是最考验医疗律师的环节。如果患者确实死于羊水栓塞,家属同意保健院的条件,可以短时间内拿到一笔补偿;家属不同意保健院的条件,可能花费时间和精力后最终拿不到赔偿或者得不偿失。如果患者死于失血性休克,家属接受保健院的条件,损失无法弥补且保健院难以吸取教训;家属不接受保健院的条件,经过诉讼鉴定,可能得到更多的赔偿,可以给死者一个交代,可以给生者更多保障。目前死因扑朔迷离,家属不接受尸检,律师应当如何判断?律师应当采取何种方式才能够最大限度地维护当事人的利益?律师应当提出什么建议?鉴于医疗纠纷的案件分析和案情判断只能建立在分析病历的基础上,故笔者仔细阅读了患者家属复印的全部客观病历,包括分娩的保健院和后续抢救的三甲医院,并查阅了大量的医学资料。

　　由于家属在没有任何医学知识支持的情况下和院方有过多次沟通,且外院出具的病理报告也倾向于支持羊水栓塞,故家属见到笔者时,已经基本上接受了保健院提出来的羊水栓塞致死的观点,在网络发帖中也陈述患者的死因是羊水栓塞,这也是网络跟帖中有人指责家属借羊水栓塞要钱的原因。笔者在认真分析病情后,却得出了患者死因是失血性休克的结论。因为从病历记载和家属陈述的病情演变经过,包括最后抢救的三甲医院的病情分析,都符合失血性休克抢救治疗不及时致休克发展到呼吸心搏骤停,呼吸心搏骤停经抢救恢复后多器官功能衰竭,多器官功能衰竭最终导致患者死亡的病变过程。

(二)协商——尊重家属意愿

鉴于笔者认为患者的死因是失血性休克抢救治疗不及时导致,而不是羊水栓塞导致,故笔者认为患者家属不应当接受保健院适当补偿的和解条件,除非保健院同意按照失血性休克抢救治疗不及时致死的责任给予赔偿。因患者家属期望协商解决,故双方签署代理合同后,笔者首先陪同家属去与保健院协商。不出所料,保健院坚持认为死因是羊水栓塞,同意给予补偿,坚决不同意按照失血性休克救治不及时给予赔偿。经过包括公安局警官在内的协商谈判,保健院同意先行支付5万元人民币作为安葬费用,保健院同意双方共同委托司法鉴定机构对本例医疗纠纷是否存在责任进行鉴定,保健院同意承担鉴定费用,患者家属同意带孩子回家并办理后事,此后根据鉴定意见进行协商或者通过法律途径解决。至此,双方都撑得筋疲力尽的僵局被打破了,案件进入了法律轨道。

(三)证据准备——否定羊水栓塞

虽然根据病历记载和笔者的临床经验,笔者坚信本案患者的死因是失血性休克,但本案毕竟存在支持羊水栓塞的病理报告。外院血液涂片的病理回报为:镜下血液中见到有形成分,可能为绒毛。外院子宫病理检查的回报为:子宫壁平滑肌增生肥大,子宫颈水肿,局部有出血,符合妊娠子宫改变;在大子宫肌壁一个血管中见到有形成分考虑是绒毛。虽然两份病理报告模棱两可,并非确定,且出具该病理报告的并非权威的妇产专科医院,存在因经验不足而误判的可能性。但对于此病理报告,如果没有相反证据予以否定的话,注重证据的法医仍然可能认定本案患者为羊水栓塞致死,而对我方当事人不利。为最大限度查清事实,维护当事人的合法权益,笔者建议患者家属找保健院借出病理切片,自行再找妇产科方面比较权威的三甲医院病理科进行会诊。在等待大约2周后,妇产科比较权威的三甲医院的病理切片会诊报告出来了,不出笔者所料,权威保健院的病理报告未见到羊水栓塞的标志性绒毛,即病理报告被更权威的专业妇产医院的病理报告所否定,鉴定专家更容易认定本案患者死因是失血性休克。

(四)鉴定——争取合理定责

经过病理会诊否定模棱两可的病理报告后,鉴定专家会如何判断本案中保健院的责任程度成为本案的关键。为此,笔者查阅了大量的资料,搜集了大量的产妇出血导致失血性休克的抢救报道。在鉴定听证会上,律师陈述如下:王某,女,26岁,体重60公斤,于某日因"宫内妊娠39+6周,双子宫畸形,骨盆出口临界狭窄"在某保健院剖宫产一男婴。手术于11:25结束,术中出血350毫升,术毕阴道内流出血液300毫升,术中补液1500毫升。产妇回病房后阴道仍持续出血,在家属坚持按摩子宫的情况下,产妇情况越来越差,四肢渐冷,神智从清醒到模糊、谵妄直至昏迷,血压进行性下降,血色素直线下降,在约3.5小时的时间内在保健院内一步步出血至失血性休克至心跳停止:14:30血压58/35毫升汞柱,心率123次/分,血管内抽不出血。此时保健院始交代病情,搬动产妇到手术室抢救;14:56,产妇在手术室内发生心搏骤停(低血容量的情况下搬动患者因体位变化直接诱发心跳停止),50分钟后自主心率始恢复。至心跳停止时出血在5000毫升以上,医生未输入任何血液或者血液制品。17:20始入手术室行子宫切除,见子宫少许点状紫褐色斑点,术毕于18:30。当晚21:40转入三甲医院ICU治疗,三甲医院会诊考虑产后出血,继发DIC,失血性休克,心肺复苏术后,多器官功能衰竭,经积极治疗仍然病情持续恶化,于次日上午10:50不幸去世。死亡诊断:产后出血,DIC,出血性休克,多器官功能障碍综合征,心肺复苏术后,全子宫切除术后。直接导致死亡的原因:产后出血。

刚刚出生的孩子痛失母亲,父母痛失爱女,丈夫痛失爱人,本来完全可以避免的悲剧偏偏发生了,这完全是保健院的不作为导致的。在术后至心跳停止足有三个多小时的时间,在此三个多小时内,如果保健院及时采取输血、大量输液的对症措施,及时采取子宫动脉结扎,子宫动脉栓塞甚至切除子宫的对因措施,产后出血不可能发展至失血性休克,更不可能发展至心跳停止,根本不可能发生死亡的严重后果。院方的系列不作为直接导致在保健院内发生的产后出血一步步发展至休克、死亡,应当承担完全责任!

在首都北京,居然发生产妇产后出血致死,实在是难以理解,难以接受。人死不能复生,家属的伤害永远无法弥补,家属只能在此衷心希望专家客观公正地指出保健院的所有错误,促使保健院和家属一样痛定思痛,促使保健院认真反思,认真吸取经验教训以避免类似悲剧再次上演!

考虑到法医毕竟对临床不太熟悉,可能对失血性休克的抢救成功率等并不是很清楚,在提交鉴定意见的同时,笔者提交了多篇医学文献。其中除多篇产后出血导致失血性休克的抢救成功率报道外,还有一篇医疗事故鉴定办公室工作人员发表的文章。医鉴办的文章统计了该医学会历年鉴定的产后出血导致失血性休克死亡的鉴定意见。从该文可知,就发生在医院的产后出血致死案例,该医学会的鉴定意见均认定医院承担主要责任。此后不出笔者所料,鉴定意见认为患者死于失血性休克,保健院存在诊断抢救延误的过错,应当对患者的死亡承担主要责任。

(五)庭审——起诉和答辩

在等待鉴定期间,律师和患者家属准备了起诉所需材料和证据并顺利立案。鉴定意见出来后,正式开庭。此时离患者去世不到4个月。原告认为,保健院存在诸多过错,导致原告家属从健康产妇发展至出血休克致死,导致本来可以避免的老年丧女、青年丧偶、新生儿丧母的巨大悲剧发生,给原告造成巨大的经济损失和精神损害。因保健院拒不承认自己的过错,原告不得已根据《中华人民共和国侵权法》及相关法律法规、司法解释等规定,依法向人民法院提起诉讼,请求判令被告赔偿医疗费:68 233.64元,误工费(丧葬发生)7517.65元;住院伙食补助费150元,护理费1288.74元,死亡赔偿金658 060元,被抚养人生活费637 536元,交通费(就医、丧葬)3785元,丧葬费51 942元,精神损害抚慰金40万元,上述费用共计:182 851 3.03元。

被告答辩认为:原告家属是由于自身发生羊水栓塞,导致呼吸心跳停止。羊水栓塞属于危急重症,死亡率非常高,保健院积极抢救,已经充分履行了注意义务,不存在任何过错,且医疗行为也与损害后果之间不存在任何因果关系,故不同意承担赔偿责任。

(六)庭审——鉴定人出庭

保健院不服鉴定意见,申请了鉴定人出庭。看得出来,保健院对此进行了充分的准备,问了很多问题,包括产后出血的标准,应当输血的标准,止血措施有何延误,保健院承担主要责任的依据何在等。作为患方律师,因鉴定意见基本采纳了我方观点,笔者此前并未准备申请鉴定人出庭接受询问。开庭时见到鉴定人,始得知对方申请鉴定人出庭接受询问,笔者也临时准备了 7 个问题:①患者的死因是什么? ②患者的情况是否符合羊水栓塞? ③失血性休克的治疗原则是什么? ④保健院是否及时采取足够补充血容量的措施? 如输入液体量是否符合出血情况下的补液原则? ⑤保健院是否及时采取足够止血措施? ⑥保健院及时采取足够止血、输血、补液措施,是否可能避免死亡后果? ⑦患者是否存在其他影响失血性休克抢救成功率的疾病? 相比保健院的开放性问题,笔者的问题全部只能用"是"或者"否"来回答,鉴定人乐意回答,法官也很容易听明白。至此,质证结果不难想象。

(七)庭审——代理意见

笔者当庭发表代理意见如下:

1. 保健院密切观察及时治疗完全可以避免不幸后果　产后出血并非不治之症,更非疑难杂症,只要医疗机构按照诊疗常规,密切观察,及时处理,在采取止血措施的同时根据失血情况及时给予输液输血处理,根本不可能发生死亡后果。从提供给法庭的文献资料可知,房山区妇幼保健院在 2009 年治疗 124 起产后出血,全部成功;安徽太和县人民保健院在 2010 年 1 月到 2011 年 6 月治疗产后出血 109 例,全部成功;贵州罗甸县人民保健院在 2009 年到 2010 年治疗产后出血 120 例,全部成功。这些保健院包括落后地区的保健院均抢救成功了全部产后出血患者。本案患者王某自身不存在血液病等任何可能导致出血难以救治的因素,却在保健院剖宫产后发生产后出血致死,其根本原因就是保健院观察治疗不及时,止血措施不力,输液输血不及时。如果保健院像上述保健院一样按照诊疗常规密切观察,及时止血,及时输液输血,王某根本不可能离开人世。

保健院应当就王某的死亡承担全部责任。

完全可以治愈的疾病由于保健院的过错导致了患者死亡的不幸后果:如果保健院及时采取止血措施或在保守措施无效的情况下,及时进行子宫切除;如果保健院及时给王某输入足够的液体和血液;如果保健院在王某生命垂危的时候就地抢救不搬动患者;……太多的如果,如果这些如果发生,都不会发生王某在保健院内出血至心跳停止的不幸后果。只有一次的生命就这样被保健院的不作为和错误作为导致死亡。就患者的不幸身亡,保健院应当承担全部责任。

2. 保健院的过错造成了巨大的损害后果 年仅26岁的王某不幸离开人世,甚至没有来得及抱抱自己十月怀胎的孩子,也没有来得及回报父母的养育之恩,更来不及陪伴自己的爱人共度美好生活……王某的身后,只留下嗷嗷待哺的孩子,只留下悲痛欲绝的父母,只留下痛不欲生的丈夫……一个本来幸福的家庭,刚刚迎来新生儿出生,转眼间就经历了天人永隔,老来丧女,青年丧偶,幼年丧母的巨大悲剧。保健院的过错,把喜剧变成了巨大的悲剧,给原告造成了巨大的损害。

3. 保健院应当对其给四原告造成的巨大精神损害承担全部赔偿责任 王某生前孝敬父母,友爱亲朋,勤俭持家,是当之无愧的好女儿,好妻子,如果能够活下去的话,肯定是好母亲……而保健院的过错,直接导致王某的父母被迫经受白发人送黑发人的痛苦,王某的爱人痛失佳偶,王某的孩子甚至连一口母乳都没有吃上。四原告终身都将承受永失亲人的巨大痛苦,而这些痛苦,是他们本来完全可以不经历的,是他们本来完全可以避免承受的。逝者已矣,生者终身都将活在痛苦之中,保健院应当就自己的过错给四原告造成的巨大精神损害承担全部责任。

人死不能复生,作为原告的代理人,衷心希望法庭为原告主持公道的同时,也能够通过让保健院承担法律责任的方式促进保健院认真吸取教训,避免类似悲剧重演。综上,请法庭充分采纳我们的意见以在维护正义的同时促进保健院改进以维护所有患者的生命权和健康权!

(八)案件结果

本案最终在一审法院主持下,保健院和患者家属达成调解协议,保健院赔偿患者家属各项损失共计人民币105万元,加上之前保健院支付的5万元,家属共计拿到赔偿110万元。患者家属拿到赔偿时,距离患者去世不足半年。

四、律师感悟

本案患者家属拿到的赔偿共计110万,按照2012年的标准来说不低。尤其是本案鉴定诉讼同时进行,得以在短时间内结束,避免了案件久拖不决对家属的二次伤害。对此结果,律师在同情患者家属之余,也深感欣慰。

从本案可知,对于医疗损害责任类专业案件,首先,律师应当具有专业知识,因为只有具有专业知识的律师才能够相对准确地分析案情,相对准确地预判鉴定和审判结果,才能够为当事人选择正确的解决路径,最大限度地维护当事人的利益。其次,律师确定代理案件以后,不能被表面现象所迷惑,应当多问几个为什么,对疾病性质应当有自己的独立判断。医疗损害责任案件的重要乃至唯一关键证据就是病历,病历记载了案件全部事实,包括病情和治疗经过。医疗律师应当依靠病历,但是不能迷信病历。病历值得律师反复看、对比看,并和家属提供的信息进行验证。律师只有仔细分析经过验证的客观病历,才能够得出正确或者接近正确的独立判断。再次,虽然病理报告号称诊断的金标准,病理医生号称医生的医生,但病理报告也并非不能推翻。医疗律师应当在独立判断的基础上,小心假设,大胆求证,必要时可以借出病理切片进行病理会诊,甚至重新切片进行病理诊断,以推翻不利证据,寻找对自己当事人有利的证据,也验证自己判断的正确与否。最后,医疗律师应当多多检索文献,律师可以借医学文献表达自己的观点,以最大程度地帮助鉴定人正确认定事实,分清责任。

综上所述,只有穷尽一切方法,全面综合分析,才能够拨开重重迷雾,直达案件本质,才能够恢复事实的本来面目,才能够最大程度维护当事人的利益,并实现法律的公平和正义。

患者住院期间自杀,医院是否应当承担责任

纪　磊　北京华卫律师事务所

一、事情经过

2009 年 3 月 20 日,患者 W 因"右肺腺癌、胸膜转移"到某医院住院治疗。2009 年 4 月 3 日 19 时许,患者身着病号裤子在医院门口天桥跳桥自杀,后经抢救无效死亡。经公安局刑侦支队调查,认为患者死亡不属于刑事案件,患者配偶在事发当日公安机关对其所做的询问笔录中称:"今天 19 时 45 分,我接到我妻子给我发来的短信,内容是:TZ,我实在是忍受不了以后漫长的痛苦,我以后不陪你了,对不起。J,记住妈妈永远爱你。TZ 是我的小名,J 是我女儿的小名。"另,事发当日,患者嫂子 G 对其进行护理,患者离院时,医院门卫未在门口值班,而是在值班室内,值班室开着灯,医院门口有"住院患者,请勿外出"的警示标语。

患者去世后,其家属认为,在医院告知患者病情后,患者就一直表现出严重的抵触治疗的情绪和行为。2009 年 4 月 3 日晚 19 时 30 分左右,在无医护人员询问的情况下,患者独自一人穿着病号服走出医院,并在医院门前的过街天桥上坠落身亡。虽然患者死亡的主观原因是其自身造成的,但在客观上,该医院作为具备三甲资质的专业医院,没有尽到其应尽的护理义务,疏于管理,任由患者自由出入医院。在发现患者失踪后,医院也没有采取任何有效的措施寻找或及时告知患者家属,进而延误了阻止患者死亡的最佳时机。医院根本没有尽到作为专业医院的合

理看护和日常注意义务,否则患者不具备能够自己走出医院并从天桥上坠落身亡的客观条件。因此,患者死亡在客观上与医院的重大过失具有直接因果关系,特诉至法院,索赔各项损失合计人民币185 419元。

二、医院答辩

(一)患者死亡系自杀,是行为人主观自由意志自主选择的结果,应当由行为人自行承担责任

原告本人及公安机关的尸检结论都确定患者的死亡系自杀行为,患者作为具有完全民事行为能力的自然人,选择自杀结束生命是其主观自由意志自主选择的结果,应当由行为人自行承担责任。

需要强调的是,通过案件证据完全可以看出,患者结束自己生命的意图非常明确、态度非常坚决。首先,患者在整个治疗期间,包括自杀当日都没有任何异常表现。患者配偶在向公安机关的陈述中提及,事发当日其前往医院,直至下午才离开,整个过程中其配偶都没有发现患者有任何异常表现。而从患者发给家人的短信内容可以看出,其行为应当是深思熟虑的后果,绝非一朝一夕形成。这充分说明患者决定结束生命的意愿非常坚决,不希望这个过程中因为异常表现而受到他人影响。其次,患者选择在晚饭后住院患者自由活动时间离开医院,当时天色已晚,且患者有意掩盖自己身份,身着及膝黑色大衣,说明其不想被人发现。最后,通过医院视频截图可以看出,患者19:41离开医院,19:45给家人发短信告别,19:48路人向公安机关报案。报案当时患者已经跳桥一段时间(路人是听孩子陈述后到现场报案)。整个过程非常紧凑,没有任何犹豫和耽搁,说明患者结束生命的意愿非常坚决。

原告称如果医院及时发现或者阻止患者离院,患者就不会从天桥坠落身亡,因此医院应当承担患者死亡后果的责任事实上是偷换概念。如果患者已经决定要结束生命,即便患者没有离院,其仍然会选择其他方法结束生命。也就是说,目的是唯一的,手段可以是多样的。所以,案件事实的重点在于行为人本人结束生命的目的非常明确,医院的行为与其主观自由意志选择结果之间没有事实和法律上的因果关系,不能因为行为人选择的方式可能存在与其他因素的交叉而忽视其自身的真实目的,本末倒置。

至于原告方称患者自知道病情后就表现出抵触情绪和行为,显然与客观事实及其本人向公安机关的陈述不符。原告虽然在笔录中陈述患者在化疗期间很痛苦,但此属于肿瘤患者化疗后正常的生理反应。患者并无情绪异常、悲观厌世等精神异常表现,否则作为患者最亲近的原告也不会在其自杀前几个小时仍没有任何发现,放心离开医院。事实上,患者对医院的治疗是非常配合的,且一度表现出战胜疾病的勇气,故原告的说法是不正确的。

(二)医院已经尽到了必要合理的注意义务和管理职责,不存在原告所述的未尽到护理义务及疏于管理的情况

1. 医疗机构的根本职责在于对疾病的治疗,其他附随义务及职责都围绕此产生　本例中,患者入院后,医院根据其实际病情确定护理等级为Ⅲ级,并按照Ⅲ级护理的要求进行了医疗护理;患者入院伊始,医院就已经明确告知住院患者不能随意离院,且医院门口也有相同的警示标志。需要说明的是,医疗机构只有告知、劝诫住院患者在住院期间不要离院,其目的也是因为如果患者随意离开,期间可能因为病情变化而影响治疗,根本目的仍然是配合医疗机构的诊疗行为,并非限制患者的人身自由。医疗机构也没有资格、没有能力阻止住院患者外出。如果住院患者执意外出,医院没有能力也没有权利限制或阻止,只能劝诫。患者到医院就诊住院,双方建立医疗服务合同关系,患者遵守医院的规章制度是合同的附随义务,患者不遵守医院的规章制度产生的后果责任应当由其自行承担,医院已经尽到了对住院患者的管理职责。

更为重要的是,如果患者本人结束生命的目的非常明确、态度非常坚决,医院即使不同意其外出,也不能阻止自杀后果的发生。两者只是在行为方式可能存在交叉,但对于后果的发生没有任何事实和法律上的影响,特别是在患者之前没有任何异常表现的情况下。

2.原告称医院没有尽到护理义务,疏于管理,任由患者出入医院,发现患者失踪后没有查找与客观事实不符

(1)患者护理等级为Ⅲ级。按照卫生局发布的护理规范规定,Ⅲ级护理适用于:一般慢性病、轻症、术前检查准备阶段的患者,正常孕妇等;各种疾病或术后恢复期的患者;能下床活动,生活自理者。该规定要求医院:每3个小时巡视一次,掌握患者病情及思想情况,注意患者饮食及休息;每日测体温、脉搏2次。本案中医院完全按照诊疗护理规范履行义务。

(2)医院本身是公共场所,进出人员较多,且鉴于医疗机构本身的特殊性,夜间也常有医护人员进出医院。2009年4月3日晚19:40分患者离院当时,天色昏暗,视线不佳,且室外温度较低,患者身着黑色及膝大衣,坐在值班室的工作人员在当时的灯光条件及视野所及范围根本无法确认其身份。而且,如前所述,其着装与自杀之间根本没有任何事实和法律上的因果关系,与值班室工作人员是否发现也没有事实和法律上的因果关系。

(3)患者自杀时间选择在晚饭及饭后活动期间,此时患者不在病房属于正常现象,不仅患者本人,其他很多住院患者都不在病房。当天夜班护士在接班时已经按规定巡视病房,当时发现患者不在病房并非异常情况;而且患者在我院住院期间一直有家属陪伴。据医院事后了解,当晚患者亲属一直陪伴患者。如果当时亲属都没有发现患者情绪波动或有其他异常行为,没有履行对亲人关爱的道德义务,而是一味指责医院显然是不客观、不公正的。

(三)根据民法关于民事侵权责任构成要件及举证责任分配原则,医院不应当承担患者自杀身亡的后果赔偿责任

患者死亡系自杀行为,此前患者亲属一直陪伴亦未发现任何异常行为,故完全属于不能预见也不能避免的意外事件。医院已经尽到了诊疗护理注意义务和管理职责,患者死亡与医院行为之间没有事实和法律上的因果关系。原告没有举证证明医院存在足以避免患者自杀后果的过

错行为,应当承担举证不能的不利后果。

(四)原告诉讼请求缺乏事实和法律依据

原告诉请的基础在于侵权事实、后果及因果关系要件并存。本案显然不属于此类情况,故原告要求医院承担患者自杀的后果责任没有事实和法律依据,且精神抚慰金数额明显过高,被告不同意赔偿。

我们理解原告失去亲人的痛苦,但是,在出现问题的时候,如果我们每个人都能首先反省自己的过失,是不是应当对身边处于困难的亲人再更多一些关注、更多一些交流,帮助他们走出困境,可能这样的悲剧就不会发生。被告作为一家为广大人民群众提供医疗诊疗服务的公立医疗机构,如果我们对医务人员的工作也能更多一些理解、更多一些支持,不要认为进了医院就进了保险箱,在医院发生的一切都是医院的责任的话,对构建和谐医患关系、对整个社会的和谐稳定都是非常重要的。我们要在经历中成长,这种成长需要社会各方面,包括审判机构的支持。在出现问题的时候,提出现实、合理、有效的建议远比泛泛地指责更使人受益。恳请人民法院能综合案件情况,依法做出公正认定,维护双方当事人的合法权益!

三、判决结果

一审法院以医院未尽到合理范围安全保障义务为由按照 20% 责任判定医院承担患者死亡后果赔偿责任。医院不服提起上诉,二审法院认为如下。

患者 W 作为一个年仅 41 岁的肺癌晚期患者,在面对癌症带来的巨大痛苦和绝望时,选择用结束自己生命的方式来避免忍受漫长的痛苦。对此,本院在表示理解的同时,也感到深深的遗憾,对家属痛失亲人的悲痛,本院也感同身受。

就本案而言,从患者 W 离开医院之前支开陪护自己的嫂子,着深色长款大衣,自杀前给丈夫发诀别短信的情节来看,患者 W 的自杀行为是经过深思熟虑后有计划的行为,患者 W 在从离开病房到跳下天桥的过程中本人状态是沉着、理性的。本院认为在此种情形下,医院看护人员以及其嫂子难以预见并采取措施防止患者自杀。

医院作为患者 W 的治疗医院,具有对患者进行疾病诊断和治疗以及合理限度内的安全保障义务。医院是否在合理限度内尽到了对患者的安全保障义务是本案的核查重点。根据本案证据显示,医院的门口标识有"住院患者请勿外出"的字样;在医院住院患者须知上第二条写明:"不随便出医院大门,若有特殊情况需外出,须向病房主管医师及护士长请假,并办理相关手续,未经同意私自外出,或请假逾期不归,医院将按患者主动出院办理,且一切后果由患者自负",且该须知患者家属签字确认;根据公安机关询问当事人的笔录可以看出,医院履行了病房管理和查房职责。患者 W 自杀的时间段属于晚饭后患者自由活动时间,患者不在病房内并不属于异常情况。因为天桥离医院很近,患者 W 离开病房到自杀的时间很短;患者 W 身着病号裤装,上身穿有深色长款大衣覆盖,加上当时患者 W 走出医院大门时已是北京晚春时节的傍晚 19:40分,天色较为昏暗。在此种情况下,要求医院的门卫发现 W 是患者并加以劝阻,对医院来说过于苛刻。另外,患者 W 并不是传染科患者或精神病患者,医院即使发现患者 W 私自出院并加以劝阻无效的情况下,也无权对患者 W 的人身自由加以强行限制。再者,患者 W 选择自杀的场所是医院外,医院对于医院外地域的控制力极弱。

结合以上情形,医院尽到了一个善良管理人的合理限度内的安全保障义务,对于患者 W 的死亡没有责任。

虽然本案没有判定医院负有赔偿责任,但医院今后要加强对癌症患者的特别管理;要特别注意对癌症患者进行病理治疗的同时,也对他们进行心理治疗和关怀,鼓励他们能够鼓起勇气去面对不可避免的痛苦并用乐观积极的心态配合治疗与癌症作斗争,享受生命以及和亲人在一起的时间。

法院最终判决:撤销一审判决,驳回被上诉人全部诉讼请求。

女婴先天手掌缺失　父母诉医院赔偿被驳回

徐立伟　中国医学科学院肿瘤医院

自2009年9月23日起,李某先后5次到某县妇幼保健院进行孕产期常规体检和保健检查。2010年1月30日,李某在该妇幼保健院产下一名左手掌先天性缺失女婴,取名陈某某。之后,李某及其丈夫向法院提起诉讼,认为县妇幼保健院的《医疗机构执业许可证》未按规定进行效验,其从事医疗服务行为本身就具有违法性。另外,在对李某行产前检查服务过程中,违反诊疗护理操作规范的规定,当发现李某所怀胎儿存在缺陷后,未能按规定向李某及其丈夫提出医学意见,未尽到法定告知义务,才最终导致李某产下一左手掌缺失女婴。县妇幼保健院的行为侵犯李某及其丈夫的知情权和优生优育权,故要求被告某县妇幼保健院赔偿其误工费、交通费、惩罚性赔偿金、残疾赔偿金、精神抚慰金共计267 369.00元,并要求被告在本地主要媒体上公开赔礼道歉。

法院审理认为,根据《医疗机构管理条例》第45条规定,逾期不效验《医疗机构执业许可证》的仍从事医疗活动的行为,不能简单地等同为非法行医,只有在"拒绝效验,而被吊销《医疗机构执业许可证》"的前提下,才是真正的非法行医。本案被告的《医疗机构执业许可证》虽未按期效验,但并未吊销,其从事医疗活动尚不构成非法行医。该案是因产前检查引发的侵权损害赔偿诉讼,被告对原告李某行产前检查过程中是否存在过错,应以其在客观上是否尽到注意义务为标准。被告只具有产前常规检查资质,受现有医疗水平、技术手段和医疗设备的限制,决定了产前常规检查内容的有限性。同时根据《临床技术操作规范》的规定,胎儿手掌并未纳入产前常规超声检查。被告在为原告李某提供医疗服务的过程中尽到了现有医疗条件下的通常注意义务和告知义务,主观上并无过错。原告李某所产胎儿左手掌缺失,系妊娠过程中形成的畸形。此结果并非被告的医疗服务行为所致,本案胎儿左手掌缺失与被告的医疗服务行为之间没有因果关系。据此,法院一审判决驳回原告的诉讼请求。

结合上述案件事实及判决,可以从以下几个方面进行分析。

一、对非法行医的认识问题

按照目前的法律法规及司法解释的规定,非法行医存在着刑法和行政法上的区别。其中前者的范围比较窄,主要局限于《最高人民法院关于审理非法行医刑事案件具体应用法律若干问题的解释》中第一条的有关规定。行政法意义上的非法行医的范围则比较宽,两者最为主要的区别就是有执业医师资格证书而未注册就从事医疗执业活动的行为不构成刑法上的非法行医,但却构成行政法意义上的非法行医。本案中,李某夫妇认为县妇幼保健院逾期不校验《医疗机构执业许可证》仍从事医疗活动的行为构成非法行医,但正如法院所认定的,这种行为是违反《医疗机构管理条例》的违法行为,医疗机构需要承担的是行政法上的责任,如限期补办校验手续或被吊销《医疗机构执业许可证》。但这种违法行为与原告所称的侵权行为之间并无关系,亦不能据此认定县妇幼保健院需要承担赔偿责任。

二、对医务人员注意义务的分析

医务人员作为掌握专业知识为患者提供专业性医疗服务的人员,在医疗执业活动中应当尽到充分的注意义务。这种注意义务包括最佳注意义务和危害结果回避义务两方面。医务人员对患者实施以诊治疾病为目的的诊疗行为,这些诊疗行为往往也同时会损害患者的健康,因此需要医务人员对患者的病情做出自己能力范围内的充分评价,并根据医学理论和诊疗水平提出切实可行的诊断和治疗方案。医生对所实施的诊疗方案存在的风险应当有清楚的认识,对可能给患者造成的损害后果应当尽己所能极力避免。如果医务人员没有能够对患者的病情和诊疗措施的风险进行预见,就属于没有尽到最佳注意义务;如果医务人员已经注意到了相关的风险,但是在具体医疗行为实施过程中没有能够采取合理措施避免对患者造成的损害,就属于没有尽到危害结果回避义务。

在本案中,李某夫妇认为县妇幼保健院违反诊疗护理操作规范的规定,当发现李某所怀胎儿存在缺陷后,未能按规定向李某及其丈夫提出医学意见,未尽到法定告知义务。但是就本案的事实分析,李某夫妇没有证据证明县妇幼保健院发现了胎儿先天性手掌缺失的情况,当然也就无法苛求县妇幼保健院就该事实进行告知。而且如一审判决所确认的,按照目前的法律法规及诊疗规范,中晚期妊娠常规超声检查内容包括:胎位;胎儿径线测量双顶径(BPD),股骨长度(FL);是否为多胎;检查胎儿有无明显性脊柱裂、无脑儿、腹裂、心脏外翻;测量胎心率,及观察胎动;确定胎盘位置;测量羊水深度。也就是说孕产期检查项目中没有针对手掌是否缺失的内容,当然也就无法强求医务人员就此进行判断。因此,本案中李某夫妇提出县妇幼保健院诊疗中存在过错,进而导致损害结果发生的观点是无法成立的。

三、对医疗损害赔偿案件中因果关系的分析

因果关系是判断医疗损害责任是否成立的必不可少的因素之一,其所反映的是医疗违法行为与损害后果之间的引起与被引起的关系,也就是要求医疗机构及其医护人员的违法行为和患者的损害后果之间客观上存在联系。其中,医疗机构及其医护人员的违法行为发生在前,患者的损害后果发生在后,前者是后者发生的原因,后者是前者引起的结果。这种因果关系是客观存在的而非虚幻的,是从医学知识出发分析必然发生的而不是可能发生的。实践中对医疗损害责任案件中因果关系的判定是专业性极强的问题,很多情况下必须借助专业鉴定机构的鉴定才能确定。医疗损害责任案件中往往存在多因一果的情形,也就是说患者的损害后果既有其自身疾病进展、营养状况、合并症的因素,又有不当医疗

行为的因素,因此要具体厘清医疗行为与损害后果之间是否存在因果关系以及作用力的大小,就常常需要通过鉴定来进行。在本案中,女婴出生后手掌缺失是其自身在妊娠发育过程中的畸形,与县妇幼保健院的孕产期检查行为之间明显不存在因果关系,因此法院就能够判决不存在因果关系,县妇幼保健院无须承担赔偿责任。实践中因果关系如此容易判断的情形并不多见,很多情况下都是非常复杂和专业的问题,需要通过鉴定才能得出结论。

术后风险评估不能掉以轻心

冯立华 北京市中盾律师事务所

一、基本案情

2009 年 8 月 6 日,某患者以结石性胆囊炎住院,诊断结果为:结石性胆囊炎;脂肪肝;乙肝表面抗原阳性。2009 年 8 月 11 日,医院对该患者行腹腔镜胆囊切除术,转开腹胆肠吻合术。手术记录记载"胆囊管及胆囊动脉分离过程中发现近肝门处有胆汁漏出,考虑胆囊和肝门组织粘连,胆道有撕裂……中转开腹……发现胆囊壶腹和肝管粘连严重……撕裂处位于右肝管及肝管汇合处,约 2 毫米,有胆汁溢出。将胆囊切除,6-0 Polling 线修补撕裂处后,发现修整后肝管汇合处有狭窄……决定行胆肠吻合术,以防术后胆道狭窄。文氏孔置腹腔引流管一根……"

2010 年 3 月 9 日,该患者第二次到某医院治疗,诊断为急性胆管炎。3 月 10 日超声显示:脂肪肝;肝内钙化灶;胰、脾未见异常;乙肝:+~++。

2011 年 6 月 27 日,该患者第三次到医院治疗。初诊结果:急性胆管炎;胆囊切除术、胆肠吻合术后。医院最后诊断:急性胆管炎;胆囊切除术、胆肠吻合术后;乙型病毒性肝炎;骨质疏松症。超声显示:肝内胆管轻度扩张;核磁共振胆道水成像(MRCP)肝内胆管增宽,符合吻合口狭窄。

2011年9月29日,该患者第4次到医院就诊。初诊结果:急性胆管炎;胆囊切除术、胆肠吻合术后;乙型病毒性肝炎。9月30日超声显示:胆总管低回声病变伴肝内胆管扩张。最后诊断:急性胆管炎;胆囊切除术、胆肠吻合术后;乙型病毒性肝炎。

2012年1月4日,该患者第5次到医院就诊。1月9日,血检:梅毒,阳性。诊断:急性胆管炎;PTCD术后。

2011年11月2日,该患者到另外某三甲医院就诊。门诊诊断:胆肠吻合口狭窄。住院诊断:复发性胆管炎;胆囊切除,胆肠吻合术后。11月16日超声引导下肝左叶胆管穿刺置管引流术(PTBD)。

2012年2月2日,该患者第2次到上次的三甲医院就诊。门诊诊断为:胆肠吻合术后发热。初诊:胆肠吻合术后胆肠吻合口狭窄;复发性胆管炎;PTBD术后。2月14日影像:胆肠吻合术后改变,胆系扩张;脾脏、肾脏多发钙化,随访。2月17日行粘连松解、右半肝切除、胆肠吻合术。出院诊断:胆肠吻合口狭窄;复发性胆管炎;PTBD引流术后;慢性乙肝。

二、诉讼经过

患者右半肝切除后,精神极度焦虑,担忧病情再恶化后只能肝移植,费用自不必说是天文数字,生存率等想想就很崩溃。于是,患者以就诊的第一家医院存在医疗过错为由起诉至法院。

法院受理后依据患者申请,委托某司法鉴定机构进行了司法鉴定。司法鉴定机构出具鉴定意见认为,被告医院对某患者的诊疗过程存在过错,表现在几个方面:①未尽到高度谨慎的注意义务,术前检查措施不完善;术中操作不当导致胆管损伤中转开腹手术;术中检查措施不严谨、不细致。②实施胆囊切除术及胆肠吻合术技术要点掌握不充分,操作过程不完善,导致术后吻合口狭窄。③胆肠吻合术后,患者多次以急性胆管炎发作,医方缺乏对该病情发生发展缜密的分析和风险评估讨论,治疗措施不力,是导致患者最后被迫行右半肝切除的重要原因。结论:被告医院的医疗行为与患者的右半肝切除的损害后果存在因果关系。

在法庭审理阶段,双方对此鉴定意见表示基本认可。被告医院主动表示可以与患者和解。后来在法院的主持下,双方达成调解协议,由被告医院支付原告损失近30万元,法院同时出具了调解书。现双方已履行完毕。

三、律师评析

本案中,患者目前最严重的后果是右半肝切除(当然以后会不会有更严重的后果出现,谁也不敢说)。而该后果出现的原因与医方缺乏对该患者病情发展的分析和风险评估有很大关系。胆肠吻合术后,患者多次以急性胆管炎发作入院,入院检查发现引流左胆管无胆汁引出,实验室检查胆红素升高等异常。但是,这些术后检查结果的异常并未引起医方的高度重视及认真分析,对患者急性胆管炎反复发作也未讨论原因及评估预后风险,导致措施应对不力,使患者发展到胆肠吻合口极度狭窄,肝内胆管扩张,最终由该领域的数位权威专家会诊决定切除右半肝。

综合分析可见,对患者术后反复出现急性胆管炎缺乏缜密的原因分析和风险评估讨论,治疗措施不力,是导致患者病情发展,最后被迫行右半肝切除的重要原因。

四、医疗机构的教训

患者的一些"小事"可能酝酿成"大事"。医务人员头脑中要时刻绷紧安全弦,不可小视患者出现的任何蛛丝马迹般的异常。从小处着手,做好风险评估,灭风险于萌芽之中。在医患紧张的今天,这些是必不可少的。

关于外带输液的现状、问题浅析与对策建议

樊　荣　北京清华长庚医院

匡莉萍　中国医院协会

丁欣刚　北京市丰台区卫生计生委

一、案例

2015 年 3 月，北京某二级中医医院一名患者在当日门诊时间即将结束时才就诊完毕，医嘱建议其输注 7 天的鹿瓜多肽。患者取药后看到门诊输液室工作时间已到，便要求医生开具外带输液证明，将注射用鹿瓜多肽和氯化钠注射液一同取走，希望回家就近至社区卫生服务站进行输注。但其携带药物到社区卫生服务站要求输注时，对方拒绝为其提供此项服务。理由是，患者并未在原医院输注过，他们无法保证其用药的安全性，因此为了患者安全，无法进行输注。

患者无奈第二天持原医院开具的处方、外带输液证明、药品，再次返回原医院进行输注。结果，原医院同样拒绝了患者的要求。理由是，患者将已药品带离了医院，尽管持有本院的处方及外带输液证明，可对于此次返回医院要求输注而言，因无法保证患者所携带药品是否为当初带离药品以及离院后是否妥善放置药物，而依旧视同外带输液。原医院规定不接受外带输液，因此患者在原医院依旧不能进行输注。

患者表示极为不解，外带输液证明本身就是为了证明药物的真实有效性而开具的资料，供接收单位核对和认可。结果患者拿着医院自己开的外带输液证明，医院却对自己开具的证明不予认可。

二、现状

在实际工作中，案例中患者所遇到的情况在北京市众多医疗机构均事实存在。笔者针对北京市各级医院进行了随机调查。

绝大部分三级医院拒绝外带输液。本身医院内部开具的输液就已超出其工作承受能力，更不可能去接待外带输液。二级医院中，部分医院拒绝外带输液，部分医院允许有限定条件的外带输液。而在一级医院中，大部分允许外带输液，少部分医院拒绝外带输液或仅开放上级所属医院的外带输液。

　　调查同时发现，近几年随着间断有外带输液出现输液反应的事件发生，允许外带输液的医院数量也随之逐年减少。越来越多的社区卫生服务中心也都在缩紧外带输液的范围，甚至拒绝外带输液。

三、相关法规

　　《中华人民共和国药品管理法实施条例》第27条规定：医疗机构向患者提供的药品应当与诊疗范围相适应，并凭执业医师或者执业助理医师的处方调配。

　　《医疗机构药事管理规定》第25条规定：医疗机构临床使用的药品应当由药学部门统一采购供应。经药事管理与药物治疗学委员会（组）审核同意，核医学科可以购用、调剂本专业所需的放射性药品。其他科室或者部门不得从事药品的采购、调剂活动，不得在临床使用非药学部门采购供应的药品。

四、存在问题及分析

（一）政策法规问题

　　从政策上来说，根据《药品管理法实施条例》《医疗机构药事管理规定》，医疗机构向患者提供的药品应当与诊疗范围相适应，医疗机构仅应使用本院药学部分统一采购供应的药品。除核医学科以外，非药学部分采购供应的药品，不得在临床使用，这其中就包括外带输液。此项政策也是医疗机构拒绝外带输液的重要法规依据。同样，依据此项政策，目前大部分社区卫生服务中心以及部分二级医院、专科医院接受外带输液的行为属于违规行为。而且，部分住院患者在院期间将日常口服的药品,尤其是院内没有的药品自备服用。甚至因为急需某种供应量较少的药物(如注射用人血白蛋白等),医院往往让患者通过从外院或药店购买的形式获得药品在院内为患者使用。若按照此项政策而言,则此类行为同样是违规的。但是,若所有住院患者需要而医院不具备的药品,都需要医院统一采购,则会为医院药剂部门的采购、储存、调剂均带来挑战。这就给实际诊疗活动带来了极大的障碍。

从《医疗机构药事管理规定》的立法思路来看,第25条隶属第四章药剂管理。第23、24条分别规定了采购范围和采购制度流程。第24条的立法思路是明确采购的权限,明确由药学部门统一采购供应,而不能由科室自行采购。重点是对采购部门的限定,并未考虑到患者需要外带输液的实际情况。因此,在依据此条款考量外带输液行为时,就形成了政策的束缚。

(二)医保报销问题

在医保管理中,检查检验、药品等项目均和医院等级相关联。部分药品限制在相应级别的医疗机构内使用。以北京市为例,根据《北京市基本医疗保险用药范围管理暂行办法》第11条"'甲类目录'由国家统一制定,本市不做调整,列入本市《药品目录》。'乙类目录'由国家制定,本市根据经济发展水平、医疗需求和用药习惯,按照国家有关规定和要求适当进行调整。本市对'乙类目录'中易滥用、毒副作用较大的药品,按临床适应证、医疗机构等级、医生专业技术职务、科别等予以限定"。这其中既存在对医保费用控制的因素,也有对药品使用风险防控的因素。在《北京市基本医疗保险、工伤保险和生育保险药品目录》中,案例中的药品"鹿瓜多肽"在医保报销限制中就明确注明"限二级以上医院使用"。结合《医疗机构药事管理规定》,则患者使用"鹿瓜多肽"必须在二级以上医院使用。一级医院既不允许采购,也不允许使用患者外带输液药品。这就意味着,若住院患者需要使用某种限制医院等级的药品,就必须进行转院治疗,否则所产生的费用将无法报销。

(三)资质权限问题

针对某些特殊管理要求的药品,国家对于使用的条件有明确的规定。符合条件的医疗机构才能使用该药品,不得将药品带离医院至不符合条件的场所使用。此类规定有《麻醉药品和精神药品管理条例》《医疗机构麻醉药品、第一类精神药品管理规定》《放射性药品管理办法》《危险化学品安全管理条例》《医疗用毒性药品管理办法》等。

(四)用药安全问题

世界卫生组织多年来倡导"能口服就不注射,能肌内注射就不静脉注射"的用药原则。静脉注射药物的不良反应率相对较高。常见的有热原反应、热原样反应、过敏反应、急性细菌性感染反应等。原因有药物本身、输液器材质量、输液速度、输液环境、患者因素等多种因素。习惯上,上级医院通常会为患者进行一次静脉输注后,再为患者办理外带输液证明,以保障接收医疗机构大幅减少出现输液反应的概率,尤其是一些需要皮试的药品。但对于迟发型过敏反应而言,即使在原单位进行过一次输注也不能保证杜绝过敏反应。而且,目前有部分三级医院已经取消了门诊输液。这就意味着接收单位所面临的输液反应率会相对上升。为规范医疗行为,提高治疗效果,减少不良反应,使患者得到更加安全、有效的治疗,安徽省卫生计生委在2014年曾发布了《关于加强医疗机构静脉输液管理的通知》,明确了输液指征,规定了53种无须输液治疗的常见病、多发病。

此外,有些药品需要特殊保存。外带药物因患者自行保管,其保存环境、温度对药物的影响不可明确,易发生危险。此类药物通常会被接收单位拒绝输注。

(五)救治能力问题

不同等级的医疗机构对突发输液反应的救治能力不同。因此,基层医疗机构在面对外带输液时,往往考虑到一旦出现输液反应,将超出医疗机构的救治能力,从而危及患者的生命。尤其是在面对一些非常见药物时,基层医疗机构从医疗安全的角度出发,通常会拒绝外带输液。

(六)责任承担问题

正是因为输液不良反应率相对较高,其中就包含了输液器材、输液速度、输液环境等相关因素，同时还存在着一旦发生输液反应，基层医疗机构救治能力不足，耽误患者紧急救治，造成不良后果的风险。一旦出现损害结果，因果关系往往无法清晰界定。根据《侵权责任法》第54条，若由于以上因素导致患者损害的，医疗机构及其医务人员应当承担相应的赔偿责任。因此，考虑到存在着较大的责任风险，基层医疗机构往往也会选择拒绝外带输液。

(七)工作负荷问题

目前的医疗机构中，三级医院工作负荷过大，对于静脉输液的接收已达饱和。我们经常看到手持输液架在院区走廊进行输液的患者。因此，大量患者在三级医院就诊结束后，选择将输液带至居住地附近的基层医疗机构进行输注。而目前二级医疗机构的输液量也不容乐观，经常是人满为患。反观社区卫生服务站等一级医疗机构，输液室的工作量相对较小。但卫生服务站属于全额拨款事业单位，工作负荷的增减对于其经济收入影响甚微。因此，一级医疗机构并没有接待外带输液的主观动力。

(八)价格收入问题

对于接待外带输液的部分二级医院和多数一级医院而言，现有统一医疗服务收费标准(北京)中，静脉输液的2元/人次对于医疗机构的人力、空间、消耗成本相比，是严重入不敷出的。更何况，接收医院同时还要面临较大的医疗风险。收入远远不能和成本、风险、责任成正比。

(九)院感防控问题

对于有疾病传播风险的患者，因受基层医院条件限制，没有传染病患者治疗区。为避免其他患者交叉感染，基层医疗机构不能接收此类患者的外带输液。

五、对策建议

1. 严格控制不合理输液。不合理使用静脉输液会带来医药费用上涨、就医时间延长、医疗风险增加等一系列问题。相关部门应从医疗安全、输液指征、诊疗规范的角度去加强管理力度,出台相关管理制度;加强健康宣教和政策宣传,让民众充分了解相关诊疗风险,客观面对静脉输液,主动配合政策落实。

2.实施药品分级管理。在药品分类管理的基础上,进一步实施药品分级管理制度。不仅在分类上,有处方药与非处方药、麻醉药品、精神药品、医疗用毒性药品、放射性药品等。还要在分类中,依据药品的安全性、有效性、经济性、耐药性等因素,对药品实施医疗机构等级、专科、医师专业技术职务等方面的分级管理。医院对于使用级别内的药品,在不违反其他政策要求的情况下,可接收外带输液。对于超出使用级别的药品不得接收外带输液。

3.鼓励基层医疗机构分解接收压力。优化基层医疗机构绩效考核模式,鼓励其提高工作量,并使工作量与绩效收入成为正比;适当提高医疗服务收费标准;通过多种途径鼓励基层医疗机构接收符合其诊疗范围、救治能力的外带输液,方便患者的同时,也缓解大医院的工作压力,实现患者的有效分流。

4.打通医联体医疗机构之间的外带输液下转通道。在医联体内部加强医疗机构间的协作,完善双向转诊;尤其是区域性医联体,根据医院等级、诊疗特色、服务内容,共同为患者提供服务,合理引导患者分级诊疗;针对外带输液,根据药品分级,就近选择相应等级的合作医院;确保医疗机构的接收,避免患者的奔波折返。

5.开具外带输液,原单位必须为患者提供完整的药品发票、处方、外带输液证明、相关病历材料等。其中须详细注明药品的名称、剂型、用法用量、滴速、其他注意事项等。

6.接收单位接收外带输液,首先应通过医疗机构药剂部门审核通过。审核内容包括药品的数量、完整性、名称、剂型、性状、有效、与发票的一致性等,保障药品的质量。对于审核发现问题、患者自购药品、外院配制药品、药品标签不完整清晰、需特殊方法运输、保存和使用的药品等,医疗机构应拒绝其外带输液。

7. 通过药剂部门审核通过后,需挂号就诊,由接收单位的医生审核处方并开具输液治疗单。医生有义务根据药品说明书、诊疗常规、行业规范等标准对原医院的病历、处方进行用药合理性、用药配伍、用法用量、滴速等方面的审核,并评估患者目前的病情是否适合在该医疗机构进行静脉输液。需做皮试的药物,若病历资料中未注明,一律应重新做好皮试方能输注。对于不符合相关标准的处方,接收医院医生须进行修改。患者不同意修改的,医疗机构可拒绝接收其外带输液。对于病情不适合在该医疗机构进行静脉输液的,如病情较重、传染期内的传染病患者等,医疗机构可拒绝接收其外带输液。

8. 医患双方共同签署患者自带药品输液知情同意书。医生充分告知其静脉输液治疗相对口服药和肌内注射而言具有较大的风险性,以及自带药品由于个人携带、保存等因素会进一步增加药品输注的风险。患者或其法定代理人理解并签字同意后方可进行输注。

9. 护士执行输注过程严格按照本院医生处方或输液治疗单进行;做好"三查八对"工作,并再次检查药品质量;核对无误后方可执行输注;输注过程中严密观察患者病情变化,发现异常表现,及时对症处理。

10. 一旦发生输液反应,医院在及时救治处理的同时,详细记录救治处置流程,注意相关药品以及输液器具的妥善留存;注意区分药品不良反应事件与医疗损害事件,详细告知患方处理流程与注意事项;对于存在医疗争议的,应告知患方对药品和输液器具检验鉴定的权利与方法,并进行相应的后续处理工作。

庭审启示录之 16 年后的索赔

陈 妍 北京回龙观医院

相传在上古时期,因为没有医药,先民经常因病而早亡,寿命很短。炎帝神农氏为"宣药疗疾",救夭伤人命,使百姓益寿延年,故跋山涉水,行遍三湘大地,尝遍百草,甚至"一日遇七十毒",以求了解百草之平毒寒温之药性。神农在尝百草的过程中,识别百草,发现具有攻毒祛病、养生保健作用的中药,并用文字记下药性用来治疗百姓的疾病,令先民有所"就",不复为"疾病",故先民封他为"药神"。

从此,我国药医事业诞生了。而今,精神科疾病的治疗在临床上以药物治疗为主。一旦确诊患有精神疾病,那么抗精神病药物治疗是必需的,也是最重要的。在用药过程中,精神科医生必须要根据每一名患者的病情(包括自身躯体疾病)谨慎用药。

一、事件过程

患者窦某,1994 年 5 月 19 日至 1995 年 10 月 16 日在医院接受精神疾病治疗,入院诊断为:恐怖性神经症和脑外伤性癫痫。1994 年 10 月 22 日早晨,患者癫痫大发作,连续发作 3 次后摔倒在地上,头部磕破。X 线片检查显示:右股骨颈骨折,请外院会诊,考虑手术使用空芯钉固定。1994 年 11 月 2 日,在医护人员的陪同下,患者窦某在解放军某医院进行右股骨颈内固定手术。1995 年 6 月 13 日的 X 线片示:股骨颈固定位置尚可,目前无骨性愈合,轻度髋外翻。医生建议:予步行器协助功能锻炼,骨科无特殊处理。此后,患者精神疾病症状已明显好转,骨科也无须做进一步特殊处理。1995 年 10 月 16 日,患者被家属接回天津老家。

二、诉讼过程

2011 年 12 月,患者窦某法定监护人窦某财以医疗服务合同纠纷为由将医院起诉至北京市昌平区人民法院,认为医院未尽到护理责任致使原告受到侵害造成右股骨颈骨折,要求医院承担赔偿责任。北京市昌平区人民法院委托北京某司法鉴定中心对患者窦某所受伤情是否构成伤残以及残疾等级予以法医学鉴定。鉴定意见认为:被鉴定人窦某所受损伤构成九级伤残。同时,原告法定监护人窦某财,根据此鉴定结论提出,原告窦某是癫痫病患者,根据其住院病历记录显示,被告在原告住院至摔伤期间一直给其服用氯米帕明和氯丙嗪。而这二种药物说明书的注意事项中都明确提到癫痫患者慎用,不良反应中也提到偶见癫痫发作。

据此,一审法院认为:原告因癫痫等精神疾病在被告处接受住院治疗,与被告之间形成医疗服务合同关系,被告有义务保证原告在住院治疗期间的人身安全,但被告在明知原告服用了易于诱发癫痫发作的药物后,未尽到看护职责导致原告因癫痫发作造成右腿股骨颈骨折,对此被告应承担赔偿责任。一审法院判决医院赔偿原告窦某各项费用共计:142 573.4 元。

医院对此判决不服,向北京市第一中级人民法院提起上诉,提出原审法院认定事实不清,证据不足。患者窦某因恐怖性神经症等多种病症在医院接受住院治疗,在对其用药的问题上应以医疗行为发生时的水平决定,根据患者当时病情,医院对其使用的药物系对症治疗,当事人对自己主张的诉讼请求有责任提供证据加以说明,没有证据或证据不足以证明当事人主张的,由负有举证责任的当事人承担不利后果。而在一审过程中,原告并未提交相应证据材料,证明患者癫痫大发作是由其所服药物导致。

二审法院认为:患者窦某与医院之间形成医疗服务合同关系,医院应对其住院期间的医疗服务行为承担相应责任。根据患者窦某病情对其使用的药物属于癫痫患者慎用,禁忌证:癫痫等药物,故医院在对患者使用上述药物后,应加强和严格对患者的护理,而医院未能提供有效证据证明自己尽到了相应的护理责任,故应对患者窦某在服用药物后引起癫痫大发作,导致右股骨颈骨折这一损害后果承担责任。因此,驳回医院的上诉请求。

三、启示录

(一)诉讼时效的概念与理解

诉讼时效是指民事权利受到侵害的权利人在法定时效期间内不行使权利,当时效期间届满时,人民法院对权利人的权利不再进行保护的制度。依据《民法通则》中关于人身损害诉讼时效的相关司法解释,人身损害赔偿的诉讼时效期间起算点,伤情明显的,从受伤害之日起算;伤害当时未曾出现,在经检查确认并能证明是由侵害引起的,从伤势确诊之日起算。

本案中,患者法定监护人窦某财向法院出示了一份 2011 年 10 月 11 日患者在某附属医院所做的 CT 诊断报告单,在检查印象中提到:"双侧股骨颈骨折,右侧股骨颈骨内固定术后改变(性质陈旧)。"据此,本案主审法官认为,虽然患者意外摔伤事件发生在 1994 年,距离患者法定监护人向医院提起诉讼的时间已达 16 年之久,但依据《民法通则》中的相关司法解释却并未超过诉讼时效。

(二)药物禁忌证及副作用

禁忌证是指药物不适宜应用于某些疾病、情况或特定的人群(儿童、老年人、孕妇及哺乳期妇女、肝肾功能不全者),或应用后会引起不良后果,在具体给药上应予禁止或顾忌。对禁止的指征,应绝对禁止使用;对顾忌的指征应适当地顾忌,尽量不用或改换药物替代;对慎用的指征应谨慎小心使用,并在用药后密切观察药物的不良反应和身体情况。

药物正作用(或称治疗作用)及副作用是相对的。一种药物常有多方面的作用,既有治疗目的的作用也并存非治疗目的的作用。如抗胆碱药阿托品,其作用涉及许多器官和系统,当应用于解除消化道痉挛时,除了可缓解胃肠疼痛外,常可抑制腺体分泌,出现口干、视物模糊、心悸、尿潴留等反应。后面这些作用是属于治疗目的以外的,且可引起一定的不适或痛苦,因此称为副作用。副作用和治疗作用在一定条件下是可以转化的,治疗目的的不同,也导致副作用的概念上的转变。如西地那非,是一种研发治疗心血管疾病药物时意外发明出的治疗男性勃起功能障碍药物。

本案中,医院工作人员在认真查阅《药典》以及氯米帕明、氯丙嗪这两种药物的使用说明书后发现,在上述资料中都明确规定这二种药物对癫痫患者慎用或禁用,而在当时却并未引起患者主管医生的足够重视。在给患者服用上述药物后,其主管医生也并未提升对患者的护理级别,间接造成患者癫痫发作频繁,导致意外摔伤的损害后果。当然,患者癫痫发作是具有不可预知性、突发性等特点,患者因自身癫痫发作进而倒地的情况亦是不可避免的,每一名患者对药物的耐受性更是不尽相同。

但如果时光倒流 16 年,患者的主管医生能够根据患者病情并结合其自身所患躯体疾病的实际情况,合理控制对患者的用药剂量,加强对患者服药后的监护(比如脑电图监测、提升护理级别),并对患者予以相应的抗癫痫病治疗,可能这场 16 年后的索赔官司就不会发生了。

 ## 剖腹探查后中止手术导致天价索赔的纠纷分析

樊　荣　北京清华长庚医院

一、案例实情

近日,一则名为"明明术前签了字,术后患者凭啥索赔 500 万？值得所有医生思考的纠纷!"的网帖(来源于微信公众号"医护之家"2016 年 7 月 18 日推送内容,标题为《明明术前签了字　术后患者凭啥索赔 500 万？值得所有医生思考的纠纷!》)在医务人员的微信群中传播。

其内容大致如下。

山西省某医院一位 55 岁的患者内镜发现患有胃癌,决定进行癌症肿瘤切除手术。但不幸的是,术中主刀医师发现,腹腔内的肿瘤已经扩散,向周围侵犯腹腔大血管,无法切除。于是医师只好遗憾地中止手术,重新缝合关闭腹腔,结束了手术。

主治医师向患方告知:肿瘤切除不了,肿瘤已经侵犯了血管,把血管包住了。

可让医院和医生没有想到的是,患者及家属不愿意了。患者没想到医院居然给自己开了刀,又给缝上了,而肿瘤根本没有切除,并且不知道会有开了刀,肿瘤还有切不掉的可能,所以要求医院必须赔偿。

该院的一名副院长透露,患者说医院拿他做实验,要求赔偿 500 万元。但是主治医生拿出了一份手术知情同意书,第 5 条明明白白写着:

腹腔粘连,无法分离或者分离困难有可能损伤腹腔脏器时,将放弃手术直接关腹。主治医生认为,手术中的实际问题也只有在开刀之后才能发现,如果患者没有签手术知情同意书的话是不会开刀手术的。但是患者不认可这份同意书,表示无法接受,并且明确否认手术同意书下方是自己的签名和手印。

患者找到当地的司法鉴定中心对签名和手印进行鉴定,经鉴定手术知情同意书下方落款患者签名字迹处红色手指印不是患者本人手指按印,但未透露签字是否是本人签字。

医院也对这个签名和手印进行了鉴定。鉴定结果认为,手术同意书中的签名与患者鉴定时的签名是同一人书写形成,也就是说同意书中的签字应是患者本人书写,但对指纹未进行说明。

二、案例分析

通过以上案例描述可见,此案情节的确较为离奇。对于网帖题目所提出的"术后患者凭啥索赔 500 万"的问题,笔者主要从术前准备、诊疗规范、知情同意、手术分级四个方面进行分析。

(一)术前准备

医学是一把"双刃剑",在为患者带来益处的同时,也伴随着损害。手术尤其如此。

因此,为患者进行手术,应以医师做好术前准备工作为前提条件。即使在紧急抢救患者生命的急诊手术之前,做好术前准备工作也应是必要的前提。只有做好术前准备,才可尽可能地保障医疗安全,也就是保障患者安全。尽可能地保障安全,应是诊疗活动的前提,也是医师注意义务的要求,符合"不伤害"的医学根本原则。

规范的术前准备工作应包括具备完善的术前检查、符合手术指征的术前诊断、合理的手术方案、齐备的手术物品、充分的手术风险评估与应对措施、完整的术前讨论总结。

1. 完善的术前检查是正确术前诊断的前提,同时有助于充分评估手术风险,是体现医师结果预见注意义务的重要步骤。虽然当前的科学技术飞速发展,术前检查仍旧是有局限性的,并不是万能的。很多疾病无法通过术前检查进行确诊,再先进的检查手段也无法对所有的疾病进行确诊。对于部分疾病来说,必须通过手术探查,在术中明确诊断。

以本案例中的胃癌为例,腹部 CT、增强 CT、MRI、腹部超声、内镜、超声内镜等影像学检查均有助于明确诊断和肿瘤分期,需要根据患者病情、医疗机构设备配置和业务开展情况进行检查。在此案例的介绍中,患者是在内镜检查中发现胃癌,但对于术前是否完善其他相关检查,文中未予说明。即使进行了 CT、MRI 等检查,也存在无法明确诊断的可能。但若由于未完善相关检查而导致诊断评估不足、盲目开展手术,造成手术失败,则存在过失。

2.术前诊断是制定手术方案的前提,也是采取手术治疗的重要依据。术前诊断包括疾病名称、部位、严重程度等。只有术前诊断符合手术指征,才可以进行手术治疗。如果术前诊断出现误诊,则会直接影响手术方案的准备。因此,对于一些术前诊断不明的疾病,在手术方案的制定上,通常会采用手术探查,同时针对不同的疾病准备几种可能的手术方案以备采用。

本案例中,根据所描述情节,医师根据患者胃癌的诊断进行了手术决定。因为手术是目前能够治愈胃癌的唯一方法。但对于胃癌的分类分期未作说明,需要在术中进行明确。

3.手术方案的制定应以符合诊疗规范、临床指南等为标准,即应具备其合理性。在具备明确术前诊断的前提下,通常医务人员的手术方案也相对明确。不同医务人员针对相同术前诊断的手术方案可能存在差异,但均应在符合诊疗规范的合理范围之内。而在术前诊断不明确的情况下,手术方案的制定则相对灵活,随机应变。

对于术前诊断尚未对胃癌进行分类分期的手术而言,其手术方案实为探查,而非明确切除治疗方案。通常会为"剖腹探查:胃癌根治术+淋巴结清扫术"等,不可能诊断尚未明确就直接确定要进行根治术。那么既然是探查,就存在过程中的不定性。要根据探查发现的情况来确定最终的手术方案,其中就包括中止手术。

4.齐备的手术物品是医务人员根据手术方案所准备的。术中必然需要和可能需要的、完好待用的所有器械耗材、相关设备设施、药品、血液等,是顺利开展手术的必要条件,也是医务人员履行注意义务的必需步骤。如果由于手术物品准备不足或无法使用的原因,影响患者手术,导致出现医疗损害的,则可以认为医务人员没有尽到合理的注意义务。如果手术物品本身的质量缺陷导致患者损害的,则应按照《侵权责任法》第59条进行处理。

5.充分的手术风险评估与应对措施是体现医务人员合理注意义务的核心内容。医务人员根据术前检查、术前诊断以及患者病情查体,充分评估手术风险,这是注意义务中的结果预见义务。而医务人员针对手术风险,决定是否手术以及制定适宜的手术方案,并采取相应的措施避免手术风险,这是注意义务中的结果避免义务。为减少手术失误,世界卫生组织(WHO)在2008年患者安全行动中提出"安全手术 拯救生命",在全球推行严格规范外科手术各阶段的标准,并推出了一份外科手术安全指南(手术安全核查表),希望以此推动各国提高手术安全,避免每年成千上万人因手术后的并发症而死亡。2009年2月,中国医院协会发布《关于发布和实施〈手术安全核查表与手术风险评估表〉的通知》,推行了《手术安全核查表》和《手术风险评估表》,作为医疗机构管理中手术安全管理的必需内容。

6.完整的术前讨论总结是医务人员充分手术风险评估与应对措施在医疗文书中的具体体现。根据卫计委《病历书写基本规范》,术前小结是指在患者手术前,由经治医师对患者病情所做的总结,内容包括简要病情、术前诊断、手术指征、拟施手术名称和方式、拟施麻醉方式、注意事项,并记录手术者术前查看患者相关情况等。术前讨论记录是指因患者病情较重或手术难度较大,手术前在上级医师主持下,对拟实施手术方式和术中可能出现的问题及应对措施所做的讨论。讨论内容包括术前准备情况、手术指征、手术方案、可能出现的意外及防范措施等。但无论术前小结还是术前讨论,均是医务人员合理注意义务的体现。

以上6个方面,为术前准备相关工作的必要组成部分。医务人员做好术前准备工作,是自身注意义务的必然要求。因术前准备工作不足,造成患者损害的,医疗机构及其医务人员应承担相应的赔偿责任。

(二)诊疗规范

在术前准备工作完成后,医务人员应按照诊疗规范开展手术等诊疗活动。根据《医疗机构管理条例》第25条:"医疗机构执业,必须遵守有关法律、法规和医疗技术规范。"

在本案例中,患者患有胃癌。2013年4月,国家卫计委办公厅颁布了《关于印发胃癌等5种恶性肿瘤规范化诊疗指南的通知》,其中包括《胃癌规范化诊疗指南(试行)》。在《胃癌规范化诊疗指南(试行)》中,对无法手术治愈的标准进行了明确说明,包括:①影像学证实或高度怀疑或活检证实N3以上淋巴结转移;②肿瘤侵犯或包绕大血管;③远处转移或腹膜种植;④腹水细胞学检查阳性。因此,根据案例情节描述,主治医师术中发现肿瘤已经侵犯了血管,把血管包住了,符合无法手术治愈的标准。所以,放弃手术是符合诊疗规范的选择,这也是医师结果避免的注意义务体现,明知结果为无法手术治愈,则应避免手术继续进行。

(三)知情同意

医学是一把"双刃剑",在治疗疾病的同时通常都伴随着损害。正如用药会存在副作用,手术会存在疼痛、破坏和瘢痕等。诊疗行为就是在利弊之间进行的一种抉择。而知情同意,正是体现权利主体对于身体权、健康权进行抉择的一种形式。结合本案例谈知情同意书,主要从其性质、意义、内容、签字四个方面进行分析。

关于知情同意书的性质,在学界存在一定的争议。有的学者认为,知情同意书属于合同。医方提供手术为要约,患方签字同意手术为承诺,手术同意书成为一纸合同。但问题在于,即使签署了手术同意书,医患双方均可以在手术之前根据实际情况选择更换手术方式或停止手术,却无须承担违约责任。另有学者认为,知情同意书属于患方对医方的授权委托书。患方授权医方为其进行手术,为了达到治疗目的,合法损害其身体。但问题在于医方既是代理人,又是手术的相对人,其双重身份存在冲突。还有的学者认为知情同意书是医务人员随附义务的一种体现。医务人员在履行医疗服务合同中,有义务向患方进行必要的说明。但这种解释并不全面。究其本质,知情同意书应为患者对自身身体权、健康权的一种支配形式,是患者人身权利在医疗文书中的一种体现。其中包括了医方履行告知说明义务、患方行使知情同意权、患方承担医疗风险3个方面。

由此可见,知情同意书的意义有两方面:阻却违法和风险共担。

关于知情同意的内容,依据《医疗机构管理条例实施细则》《执业医师法》《医疗事故处理条例》《侵权责任法》,医疗机构需向患者解释告知病情、诊断、医疗措施、医疗风险、临床试验、收费较高的检查治疗、替代医疗方案等情况。

关于知情同意的形式,分为公示、口头、书面3种。其中关于书面知情同意,依据相关法律法规,医疗机构及其医务人员在为患者实施手术、特殊检查、特殊治疗时要取得患者书面同意。一般而言,书面同意指的是患者签字或盖章。对于摁手印,根据《最高人民法院关于适用〈中华人民共和国合同法〉若干问题的解释(二)》第5条规定,当事人采用合同书形式订立合同的,应当签字或者盖章。当事人在合同书上摁手印的,人民法院应当认定其具有与签字或者盖章同等的法律效力。虽然知情同意书的合同属性尚存争议,但就书面同意而言,摁手印与签字或盖章具有同等法律效力是毋庸置疑的。如果同时具备多种书面形式的,则其中任何一种合法书面形式均可证明此意见的有效性。如果多种书面形式指向不同意见的,则应以最近时刻的合法意见为最终意见。根据本案中所鉴定的情况,知情同意书中的签字为患者本人所签,但指纹却并非患者。但无论签字或指纹,均表达了同意的意见。此种情况下至少签字能代表患方的最终意见,因此仍然应认可患方的同意意见。至于摁手印,本无必要,由于涉嫌伪造手印,造假方的行为显得无知且幼稚。

本案例中,虽然双方签署了手术知情同意书,那仅代表患方同意主治医师对其进行手术,但并不代表患方有权要求医师必须完成某项手术。诊疗权是医师所具备的权利。医师有权根据情况选择是否手术。更何况,手术方案仅为探查,而并非根治术,且在告知条款中明确注明了相关风险。尽管最终的指纹未能认定为患者本人,但患方不可以不真实的指纹为由,来否认真实签字的意思表示。因此,医务人员不应承担责任。

(四)手术分级

手术分级管理是医政管理工作的一部分,是医疗机构依法依规执业的基本组成部分。根据《医疗机构手术分级管理办法(试行)》,主要从手术分级与医师授权两方面进行分析。在医疗纠纷中的行政管理分析,应衡量其与损害结果之间的因果关系。如最终诊疗处置正确,符合诊疗规范,即使存在行政违规,也无须承担民事责任,仅可依据管理法规去追究行政责任。

根据风险性和难易程度不同,手术分为四级。遇有急危重症患者确需行急诊手术以挽救生命时,医疗机构可以越级开展手术。胃癌并非急诊手术,而是择期手术,应按照手术分级严格管理。我国卫生行政部门以及北京市卫生行政部门至今并未颁布明确的手术分级目录,仅在2011年卫生部曾发布过一版《手术分级目录(征求意见稿)》。其中,剖腹探查术为二级手术,胃癌根治术为三级手术。

根据《医疗机构手术分级管理办法(试行)》第16条,医疗机构应当根据手术级别、专业特点、医师实际被聘任的专业技术岗位和手术技能,组织本机构专家组对医师进行临床应用能力技术审核,审核合格后授予相应的手术权限。对于授权的具体标准,国家并无明确规定。在多数医院中,低年资主治医师可主持二级手术,在上级医师临场指导下,可逐步开展三级手术。高年资主治医师可主持三级手术。

本案例中,主刀医师为主治医师,从手术分级和医师授权方面,均不存在明显违规之处。

综上认为,在此案例中,该主治医师在诊疗过程中并无明显过错,医疗机构不应承担赔偿责任。患方其实应该感谢主治医师没有贸然将其置于更大的危险境地,从而危及生命。

对于改善诊疗和管理工作而言,提出几点建议。

1.尽可能完善适宜有效的术前检查,必要时请相关科室部门参与会诊诊断评估或术前讨论,以明确术前诊断,充分评估手术风险,拟定手术方案。

2.对于重大手术,避免术前仅向患者一人进行沟通告知,应同时告知其近亲属或授权委托人;应全面沟通手术方案、手术风险及各种应对可能,不可将沟通告知形式化;规范知情同意书的书写与签字。

3.患者在麻醉过程中,术中出现改变术式或终止手术应第一时间向患者近亲属或授权委托人进行沟通,说明原因,避免出现医师私自决定、缺乏沟通告知的情况,术后再向患者说明原因。

4.完善医师授权管理。不仅针对手术,诊疗操作等均应通过信息化进行明确授权。同时管理部门将分级、评估、授权资料规范管理归档,随时备查。

综合性医院处理精神病患者非精神类疾病引发的医疗纠纷

曾德荣 北京市顺义区人民法院

综合性医院治疗各种身体疾病可以说有各种得天独厚的优势,它有齐全的设备和科室,有技术高超的医生。但是当患者不是身体疾病,而是精神疾病时,医院处理起来可就有点棘手了。

笔者所在的医院曾经发生过这样一个案例。

有一位来自偏远山区的患者,叫任某某。该患者因在家中砍柴,不慎摔伤,遂来医院就诊。陪同任某某的还有他的妻子吴某某。经过仔细和全面的检查,医生最后诊断为左小腿胫腓骨骨折。主管刘医生有着多年的临床经验,对这种常见病、多发病,处理起来自然是游刃有余。刘医生综合患者的临床表现和身体状况,认为应当立即手术,最大限度地恢复患者左小腿的功能和外观。患者欣然接受了这一治疗方案,至此,医患关系非常和谐。

接下来的就是常规的术前交代,以及各种术前医疗文书的签署。一切都顺顺利利地完成了,患者安安静静地回到了病房,等待着手术的到来。

可是就在术前的前一天,离奇的事情发生了。护士查房时发现任某某说话方式有异于常人,时而破口大骂时而不发一言,情绪波动较大。值班护士于是将任某某的情况汇报给了刘医生,刘医生认为这有可能是术前焦虑,于是便将手术日期往后推了几天。可接下来的日子并不太平,患者居然在病房里匍匐前进,甚至冲击护士站,有好几个新来的医护人员吓得不敢进病房。这时,刘医生才觉得患者不正常,于是便悄悄地来到了病房,观察了一下任某某。任某某此时正在病房大声唱歌,一副陶醉其中的样子。刘医生眉头一锁,把吴某某叫到一旁说:"吴女士,请您将您丈夫的实际情况告诉我们。"吴女士瞒不住了,便将实情一五一十地告诉了医生。原来任某某是一个间歇性精神病患者,本来现在不是发病期,谁知道他这次会提前发病呢,也许是疾病刺激的吧。

刘医生听完以后,首先想到的是这个手术没法做了,必须首先控制住患者的基础疾病,否则,患者以后的治疗和护理都会是很大的问题,甚至有可能是无用功。刘医生把吴某某叫到了办公室,直截了当地说:"根据《精神卫生法》第25条的规定:'精神病诊治的条件,只有具有相应资质的医疗机构才能诊治精神病患者,没有精神科的普通综合性医院不能诊治精神疾病。'我们医院不是精神病院,不会治疗精神病,你们去精神病院治疗吧"。吴某某听完以后,顿时火冒三丈,她说:"我丈夫的脚如果你们不治,就会烂掉,你们分明是歧视精神病患者,不想给我们看吧,就想着把我们支走。我们就在你这治,我们不会走的。"医生一听急了,说:

"再强调一遍,我们这不是精神病院,我们没有治疗精神类疾病的药物和经验,这病我治不了。"吴某某毫不示弱,厉声喝道:"那行,别的话我也不用多说了,我相信你也是有文化的人,你也知道精神病患者杀人是不用偿命的,你就等着吧。"听完这话,刘医生顿时慌了神,知道自己惹上麻烦了,一旁的同事见状觉得这事性质严重,都涉及人的生命了,便迅速报了警。

警察同志来了,这问题就能解决吗?

警察同志很快就到了,了解完双方的情况后,警察同志思考了下这事,觉得虽然根据《治安管理处罚法》第 42 条第一款的规定"写恐吓信或者以其他方法威胁他人人身安全的",可以处 5 日以下拘留或者 500 元以下罚款;情节较重的,处 5 日以上 10 日以下拘留,可以并处 500 百元以下罚款。法律虽然如此规定,但自己每天都在固定的地方上班,自己也有妻儿,自己也不愿冒这个风险;再说这事也并非没有回旋的余地,如果能够通过协商解决,大家心平气和地坐下来谈,是皆大欢喜的事情。

于是警察同志跟吴某某说:"你们的行为触犯了我国的法律,如果严格依照法律的规定,你们将被拘留。但是考虑到你们从外地跑来看病也不容易,而且这也不是什么你死我活的斗争,我建议你们与医患办协商解决。这样的话,也许你们还能在这看好病。吴某某可经不起这吓,再说又能看病,顿时乐开了花,连忙说:"我愿意和医患办协商。"

医患办赵主任听说了精神病患者大闹医院的事后,随即派了医患办干部李某前往处理。见李某来了,刘医生像看见救星般地迎了上来,接着就把事情的前前后后跟李某说了一遍。李某听完之后,心里有了大概。他琢磨着,首先患者本质淳朴,并非存心闹事,其首要目的是治病,且需是在本院治病;其次,便是由于医院专业的限制,对治疗精神类疾病并无经验和条件。矛盾就在这里,患者不愿去别的医院看病,患者只想在本院治疗骨折,但医生现在既不想治疗精神疾病,也不想治疗骨折了。发现了问题的关键后,李某觉得这事的处理难度超过了他的能力范围。因为,如果不同意患者的要求,患者可能就会有过激行为,影响社会和谐稳定；如果同意患者的要求，一方面没有治疗条件，另一方面，也可能会引发纠纷。李某认为应该请示主任才是。

困局如何破冰？且看医患办赵主任的妙招。

赵主任毕竟见多识广，学贯医法。接到汇报后，她马上赶到了现场，听完李某的汇报后，赵主任心里就大致有了解决办法。

赵主任脑海里迅速地回忆了一下《精神卫生法》的相关规定，她知道当医务人员在诊疗过程中遇到疑似精神疾病的患者时，医务人员应该采取必要的临时性的处置措施，然后应当告知患者或其近亲属到精神病专科医院就医。我们的医务人员在这方面做得不错，建议患者转诊是正确的。如果医务人员没有将有明显精神异常的患者及时转诊，耽误患者治疗，或者患者因精神障碍出现其他危及自身或者社会的不良后果，医疗机构应当承担相应的责任。

虽然我们的医务人员在建议患者转诊方面并无过错，但是医生对患者的骨折也不治疗，就有欠考虑了。因为根据《精神卫生法》第48条规定，医疗机构不得因就诊者是精神障碍患者，就推诿或者拒绝为其治疗属于本医疗机构诊疗范围的其他疾病。可以肯定的是，骨折的治疗肯定是本院的强项，刘医生在这一点上应该是欠妥的。虽然本次《精神卫生法》没有做出处罚规定，但是，如果医院拒绝收治精神病患者而耽误患者病情，造成不良后果的，将会依据《刑法》《侵权责任法》等相关法律来追究医院的法律责任。

赵主任把握了事情的大致方向后，没想到患者夫妻俩又有了新动作。他们在病房里高声叫骂，声称要带丈夫去行政楼静坐，并扬言跳楼、剖腹、报复当事医生、通过媒体曝光……赵主任立即给最近的精神病医院安鼎医院领导拨打了电话，安鼎医院的两位精神科医生也来到了现场。这时患者病房里挤满了人，有医患办赵主任和干部李某，有当事刘医生，警察同志以及刚刚赶到的安鼎医院医生。

赵主任走到吴某某的身边，态度诚恳地说："吴女士，您好，您丈夫不幸摔伤，我们感到非常的遗憾和痛心。此次您选择我们医院进行救治，是我们医院的荣幸。我们了解到您丈夫的疾病可能不只是骨折,还有其他方面的,今天我们请来了附近医院的专家进行会诊,一起为您丈夫把脉,您看怎么样?"吴某某听说是会诊,就在会诊单上签下了自己的名字。安鼎医院的大夫做完检查后,对吴某某说:"你丈夫患有间歇性精神病吧,现在正是发作期,我们建议对精神疾病进行治疗。"吴某某听完后,说:"我知道他这个病要治,但是他的左腿病更急啊,你们医院会治腿吗?"安鼎医院的大夫回答说:"我们医院治疗精神类疾病方面比较擅长。"这时赵主任走了上来,说:"要不这样,您带您丈夫先去治好精神疾病。"吴某某说:"我丈夫的腿怎么办呢?"安鼎医院的大夫接了话茬,说:"考虑到您丈夫是间歇性精神病,而且又是情绪激动引发的,我们认为您的丈夫的病情应该会很快平息下来,"赵主任接着说:"如果这样的话,我们可以先为他的骨折做保守治疗,让骨折病情稳定下来。等到精神疾病稳定后,我们再为他的腿做手术。但是您一开始隐瞒了您丈夫的病情,所以我们在实施手术、检查和治疗时,我们需要取得患者的书面同意,同时取得其监护人也就是您的书面同意。"

吴某某一听,觉得这既能使自己丈夫的精神疾病稳定,也能在这个医院做腿部手术,就是到时候再签个书面文件而已,还是满足了自己的需求,因此,便同意去安鼎医院了。

没过几天,患者任某某的精神症状得到了控制,任某某带着她丈夫回到了医院,赵主任便安排了另外的医生为任某某手术,同时又让任某某和吴某某签署了各种医疗文件,手术即期进行。由于手术较为简单,手术进行得很顺利,没过几天,任某某便和吴某某回家去了。

结语

精神病患者在患有其他非精神疾病时,需要到综合性医院或者其他非精神病专科医疗诊疗。然而,由于精神病患者系无民事行为能力人,有时会出现自伤、自杀或者伤害其他患者的行为。因此,常常发生综合性医院拒绝收治因非精神疾病来就诊的精神病患者的情况。为此,《精神卫生法》第48条规定,医疗机构不得因就诊者是精神障碍患者,推诿或者拒绝为其治疗属于本医疗机构诊疗范围的其他疾病。虽然本次《精神卫生法》没有做出处罚规定,但是,如果综合性医院拒绝收治精神病患者而耽误患者病情,造成不良后果的,将会依据《刑法》《侵权责任法》等相关法律来追究医疗机构的法律责任。

所以,综合性医院遇到此类患者时,对于与精神疾病无关的疾病,还是应对其尽力救治。

死胎应该如何处理

陈　伟　北京积水潭医院

案例:王某怀孕 7 个月,意外终止妊娠。看着引产下来的宝宝,王某痛不欲生,还没有尝到当母亲的快乐,就先体会了失去宝贝的痛苦。王某实在不忍将与自己血脉相连整整 210 天的宝宝丢弃在医院,她向医院提出,是否可以将自己的宝宝抱走。但医院告知,引产的死胎属于医疗废物,应当由医疗机构按照《医疗废物管理条例》进行处理。王某不解,我心爱的宝贝怎么成了废物,这简直令人发指,不可理喻,因此更加坚定了王某要把自己宝宝遗体抱走的决心。那么医疗机构到底能否将胎儿遗体交由患方自行处理呢?

首先让我们先来明确一下死胎和死婴的范围。

1. *死胎定义*　妊娠 20 周后的胎儿在子宫内死亡称为死胎。胎儿在分娩过程中死亡,称为死产,是死胎的一种。

2. *死婴定义*　胎儿在娩出并能独立呼吸后死亡的,此时称为死婴。从法律意义上来讲,此时婴儿已经具有民事权利能力。

死婴是已经具有民事权利的自然人,因此应当按照《殡葬管理法》等相关规定,正常进行火化处理。但有一部分患儿家属愿意将死婴交由医疗机构处理。大多数情况下,医疗机构会尊重患方的选择。因此人们对于死婴的处理没有太大争议,今天我们着重讨论一下死胎处理的相关问题。

那么,关于死胎、死婴处理到底有没有明确的规定呢? 2010年以前关于死胎、死婴的处理,确实没有明确规定。根据《医疗废物管理条例》,卫生部和国家环境保护总局制定了《医疗废物分类目录》,其中明确指出病理性废物,是诊疗过程中产生的人体废弃物和医学实验动物尸体等,包括:手术及其他诊疗过程中产生的废弃的人体组织、器官等;医学实验动物的组织、尸体;病理切片后废弃的人体组织、病理蜡块等。

根据相关规定,有一些地方政府制定了相关办法。如西安市卫生局制定的《关于加强对医疗保健机构死胎死婴处置管理的通知》明确要求,各级医疗保健机构对于临床实施引产术分娩的死胎和正常分娩发生的死婴,应按照医疗废物交西安市医疗废物集中处理中心处置,任何医疗保健机构不得将死胎、死婴随意处置。

确实在当时,大家普遍认为胎儿的遗体与母体分离后不具有自然人的属性,归类于废弃人体组织,属于病理性废物,应当由医疗机构按照《医疗废物管理规定》统一进行焚烧处理,虽然从伦理角度来讲似乎不合乎情理。

但是,2010年3月31日,山东省济宁市发现21具婴儿遗体遭弃事件引起了社会的广泛关注,这一事件相关医院工作人员目前已受到责任追究。因此卫生部下发(卫办医政发〔2010〕60号文件)明确指出:医疗机构必须将胎儿遗体、婴儿遗体纳入遗体管理,依照《殡葬管理条例》的规定,进行妥善处置;严禁将胎儿遗体、婴儿遗体按医疗废物实施处置。

国家卫生计生委办公厅于2014年3月14日下发了《医疗机构新生儿安全管理制度(试行)》规定。该规定第12条再次强调:对于死胎和死婴,医疗机构应当与产妇或其他监护人沟通确认,并加强管理;严禁按医疗废物处理死胎、死婴。

对于有传染性疾病的死胎、死婴,经医疗机构征得产妇或其他监护人等同意后,产妇或其他监护人等应当在医疗文书上签字并配合办理相关手续。医疗机构应当按照《传染病防治法》《殡葬管理条例》等妥善处理,不得交由产妇或其他监护人等自行处理。

违反《传染病防治法》《殡葬管理条例》等有关规定的单位和个人,依法承担相应法律责任。

该规定下发后,各家医疗机构纷纷进行了整改,死婴死胎不再按照《医疗废物管理规定》进行处理,但究竟如何处理是正确的呢?

经笔者调查了解,目前虽然国家卫生计生委规定了严禁按医疗废物处理死胎、死婴,但并未规范该如何处理,大多数医疗机构按照如下方法进行处理。

医疗机构与患方签署一份处理胎儿遗体的知情同意书,告知患方相关权利义务,然后由医疗机构将死胎、死婴送至太平间。各医疗机构太平间在一定时间内,经医疗机构出具相关证明后,统一将死胎和死婴进行火化。有部分太平间会收取适当的费用,大多数医疗机构的太平间是免费提供此项服务的。

如果患方不愿将胎儿遗体交由医疗机构处理,医疗机构按照规定也应同意患方将胎儿遗体抱走。

死胎的本质属性是物,死胎的所有权人应归属于产出死胎的产妇。分娩死胎的产妇对死胎所享有的所有权并不是完全的所有权,这种所有权更多的是对死胎的身份关系的承继和对死胎感情的保留,并且不能用以收益、抛弃、长期占有死胎而不处置等为其内容。这种所有权的内容是:第一,对死胎享有管理和殡葬的权利;第二,对死胎享有部分处分权,但仅限于不违背善良风俗的死胎捐献与合法利用;第三,对于捐献死胎给予补偿的收取权;第四,当死胎受到侵害时,享有防止侵害、损害除去的请求权以及损害赔偿的请求权。因此医疗机构不得拒绝患方将胎儿遗体抱走的权利。

但是将胎儿遗体交由患方,存在以下问题。

按照《殡葬管理条例》第 4 条规定:人口稠密、耕地较少、交通方便的地区,应当实行火葬;同时第 13 条第二款规定:火化遗体必须凭公安机关或者国务院卫生行政部门规定的医疗机构出具的死亡证明。由于死胎不具备自然人属性,医疗机构无法为胎儿遗体出具死亡证明,因此,患方将胎儿遗体抱走后自行处理的方法令人担忧。

医疗机构在将死胎交由患方时,必须履行相应的告知义务,向患方告知相关内容:①死胎是生物组织,常温下可以保存的时间不长,死胎会随着时间逐渐发生腐败;②死胎由于已经初步具有人形,随意丢弃会引起公众恐慌而发生治安问题,因此,患者不可随便遗弃,尤其不能以生活垃圾一起丢弃于生活垃圾箱;③随便丢弃死胎要负法律责任,如果患者丢弃死胎造成社会恐慌,违反相关法律,可能会受到相关部门的法律追究。

目前,虽然各家医疗机构按照相关规定对死胎死婴进行了处理,但由于相关规定不明确,导致处理过程依旧存在很大漏洞。我们希望相关部门进一步出台详细处理规定,明确处理渠道,避免医患争议及不良事件的发生。

封存病历的重要性

陈　伟　北京积水潭医院

北京市某医疗机构因封存病历不规范,导致无法进行鉴定,最后法院认定民事诉讼中,没有证据或者证据不足以证明当事人的事实主张的,由负有举证责任的当事人承担不利后果,判决医疗机构赔偿患方各项经济损失共计70余万元!因此,各家医疗机构一定要提高证据保全意识,尤其重视病历的书写和保存,同时依法正确封存病历,以免造成不必要的损失。

一、案件回放

原告张某诉北京某医院医疗损害责任纠纷。

张某于2009年12月3日至北京某医院检查待产,并于2009年12月5日8:53分娩出一活男婴,2009年12月6日8:10分左右原告之子转至儿科ICU治疗,并于2009年12月6日15:28分抢救无效死亡。

死亡诊断为：败血症、先天性感染、代谢性酸中毒。经尸检确认，原告之子羊水吸入性肺炎和先天性左肺不张，导致全身缺氧性损害，引起DIC、广泛蛛网膜下腔出血和左肝汇管区大片出血，最终多脏器功能衰竭死亡，未见典型败血症病变。

原告诉北京某医院在助产过程中疏于观察，未能及时发现胎儿宫内缺氧、胎便早泄、羊水浑浊等情况，未能及时采取相应措施，导致胎儿羊水胎便吸入。同时原告之子出生后直到死亡，北京某医院未能做出正确诊断，延误了抢救，最终导致原告之子死亡。故要求北京某医院按照2011年北京市城镇居民人均可支配性收入 32 903 元计算 20 年，赔偿原告死亡赔偿金 658 060 元；同时赔偿医疗费、误工费、交通费、精神损害抚慰金等共计 120 余万元。

北京某医院辩称：张某之子死亡诊断为枫糖尿病、酸中毒。我院为张某及其子的诊疗过程符合诊疗规范，不存在过错行为。原告之子死亡系自身严重遗传代谢病所致，与我院诊疗行为无关，故不同意原告的诉讼请求。

经审理查明：原告张某于 2009 年 12 月 3 日至北京某医院检查待产，并于 2009 年 12 月 5 日 8:53 分娩出一活男婴，原告之子出生后因发热 4 小时伴间断呻吟入住北京某医院儿科治疗，后经治疗抢救无效死亡。根据北京某医院出具的死亡医学证明书，原告之子死亡原因为败血症、先天性感染、代谢性酸中毒。根据北京市尸检中心尸体解剖报告书，原告之子系出生 1 天新生儿，因羊水吸入性肺炎和先天性左肺不张，导致全身缺氧性损害，引起 DIC、广泛蛛网膜下腔出血和左肝汇管区大片出血，最终多脏器功能衰竭死亡。

2009 年 12 月 6 日，原告之子死亡后，原告要求封存病历。当晚，原告家属与北京某医院工作人员共同封存了 41 张病历，包括 7 张儿科病历、34 张产科病历，封存口袋上有原告方家属的签名及北京某医院工作人员李某书写的"儿科病历 7 张、产科病历 34 张"。经询问，工作人员李某称当时封存的病历是其取到的全部病历。当晚封存病历后，原告想取走封存口袋自行保管,北京某医院工作人员告知其封存的病历应由医方保管,可以给原告复印封存的病历材料,但因当时复印室工作人员已下班,双方约定次日上午再行复印。2009 年 12 月 7 日上午,双方同意并共同拆封了 2009 年 12 月 6 日晚已封存的病历。北京某医院为原告方复印了包括 2009 年 12 月 6 日晚封存的病历及后续形成的病历。原告称,北京某医院给其复印的病历与 2009 年 12 月 6 日晚封存的病历数量不一致,经清点,北京某医院给其复印了 111 张病历,包括 33 张儿科病历、68 张产科病历。

2009 年 12 月 7 日下午,原告方再次要求封存全部病历,北京某医院告知原告方主观病历不能复印,提出可将主观病历复印件予以封存,双方遂共同封存了原告之子的主观病历复印件,包括 6 页儿科病历、14 页产科病历。经询问,北京某医院称 2009 年 12 月 7 日为原告方复印了当时现有的病历,客观病历复印件交给了原告方,主观病历复印件双方共同封存了。

庭审中,北京某医院提交了原告之子在该院的住院病历原件各一册及复印件。原告经清点,认为北京某医院向本院提交的病历材料复印件比 2009 年 12 月 7 日给其复印的病历材料数量亦存差异,此次病历复印件包括儿科病历 48 页、产科病历 96 页。

原告认为,2009 年 12 月 6 日下午,原告之子已经死亡,死亡之后不可能再产生病历,即使产生了新的病历材料也无意义。故原告对张某及原告之子的病历材料真实性、完整性持有异议,并表示其仅认可 2009 年 12 月 6 日晚双方共同封存的 7 张儿科病历、34 张产科病历材料的真实性。

本案经北京某医院申请,委托北京市某某区医学会进行医疗事故鉴定。医学会于 2010 年 4 月 1 日函复法院,内容为"贵院委托的张某病例医疗事故技术鉴定,因患方不认可病历的真实性,故我会无法组织此例医疗事故技术鉴定"。

此案经原告申请,经双方当事人同意,法院委托北京某司法鉴定中心进行司法鉴定,鉴定事项为:①北京某医院提交的全部病历与2009年12月6日双方共同封存的病历(现双方无法区分)、2009年12月7日双方共同封存的主观病历、2009年12月7日北京某医院为原告提供的病历复印件,是否对医疗过错及因果关系鉴定产生实质性影响;②北京某医院的医疗行为有无过错,如有过错,与原告主张的原告之子死亡的损害后果之间有无因果关系及责任程度。

北京某司法鉴定中心于2010年6月17日函复法院,内容为"现患方提出'用于鉴定的材料应该是2009年12月6日封存的病历,对2009年12月7日及以后提供的病历均不认可。而目前双方均不能确定2009年12月6日封存病历的内容。鉴于上述情况,贵院委托我中心的鉴定事项无法继续进行,故中止本鉴定"。

后法院又先后委托两家不同的司法鉴定机构对病历真实性及医疗行为是否存在过错与不足进行鉴定,但均因患方对病历真实性不认可,无法区分哪些病历是2009年12月6日之前封存的病历,导致鉴定无法正常进行。

由于鉴定无法正常进行,法院最终做出了判决。

法院判决称:民事诉讼中,没有证据或者证据不足以证明当事人的事实主张的,由负有举证责任的当事人承担不利后果。本案中,原告主张的损害后果为原告之子死亡,原告之子死亡时间为2009年12月6日,发生在《中华人民共和国侵权责任法》实施前,依据《最高人民法院关于适用〈中华人民共和国侵权责任法〉若干问题的通知》,《中华人民共和国侵权责任法》施行前发生的侵权行为引起的民事纠纷案件,适用当时的法律规定。故本案不应适用《中华人民共和国侵权责任法》,而应适用《中华人民共和国民事诉讼法》、最高人民法院《关于民事诉讼证据的若干规定》等确定举证责任。根据最高人民法院《关于民事诉讼证据的若干规定》第4条第八项,因医疗行为引起的侵权诉讼,由医疗机构就医疗行为与损害结果之间不存在因果关系及不存在医疗过错承担举证责任。故本案中,北京某医院应对其医疗行为无过错、与原告主张的损害后果之间不存在因果关系承担举证责任。

北京某医院在 2009 年 12 月 7 日拆封病历后,给原告复印的病历与 2009 年 12 月 6 日晚双方封存的病历材料数量不一致,原告对此提出异议。如系北京某医院所言,2009 年 12 月 6 日多出的那部分病历系原告之子死亡后形成的,即应在复印后将多出的这部分病历与 2009 年 12 月 6 日收集的病历各自封存,以便在原告存有质疑的情况下,区分开这两部分病历。

现由于北京某医院未能采取正确有效的措施区分开这两部分病历,在诉讼中提交的病历比上述两部分还多,且亦未封存,导致这几部分病历均无法区分。而首次封存的病历也无法查清是哪些,进而导致鉴定机构无法进行医疗过错和因果关系的司法鉴定,故举证不能的后果应由作为保管上述病历的北京某医院承担。本院推定北京某医院对原告之子的医疗行为存在过错,与原告之子死亡的损害后果之间存在因果关系,北京某医院对二原告损失的合理部分应予全部赔偿。

故北京某医院共计赔偿患方医疗费、死亡赔偿金、精神损害抚慰金等共计 749 958 元。

二、案件分析

由于封存病历不规范导致医疗机构按照全部责任承担了高额赔偿责任,各家医疗机构均应在此类事件中吸取教训。侵权责任法第 58 条明确指出:患者有损害,因下列情形之一的,推定医疗机构有过错:

1. 违反法律、行政法规、规章以及其他有关诊疗规范的规定;

2. 隐匿或者拒绝提供与纠纷有关的病历资料;

3. 伪造、篡改或者销毁病历资料。

因此《侵权责任法》颁布实施后更要重视病历的书写、保管与封存。医疗机构一定要注意封存病历过程中的纠纷防范。

(一)封存病历的目的

患者提出封存病历,无非是想达到固定证据,从而防止医务人员对病历进行恶意修改的目的，即诉讼法上的"证据保全"。

病历是对医务人员临床思辨过程的详细记录，医学资料是其第一属性也是最为重要的属性，但其书面证据功能随着医患关系日益紧张而备受重视，越来越多地吸引了社会各界的注意力。特别是病历目前成为医学鉴定的重要、甚至唯一的依据，病历的证据意义被提升到了前所未有的高度。患者更是将病历视为最重要的证据材料，虽无权干涉医务人员书写，一旦认为治疗出现问题便第一时间提出封存的要求，争取将医务人员修改病历的概率降到最低。因此，患方提出封存病历的要求，医疗机构应当积极予以配合，进行封存，及时封存病历是对医患双方合法权益的维护。

（二）封存病历的注意事项

1.封存病历，应当由医患双方共同封存。无论是封存病历还是启封病历，都要求有医患双方共同参加进行。

2013版《医疗机构病历管理规定》第 24 条写明，医疗机构申请封存病历时，医疗机构应当告知患者或者其代理人共同实施病历封存，但患者或者其代理人拒绝或者放弃实施病历封存的，医疗机构可以在公证机构公正的情况下，对病历进行确认，由公证机构签封病历复制件。

因此，医疗机构应当注意，在有可能引发医疗纠纷情况下，为做好证据保全工作，医疗机构可单方申请公证处到场对病历的真实性、完整性予以确认，避免今后的医疗诉讼中由于患方对病历的质疑造成鉴定和诉讼无法进行，医疗机构承担不良后果。

2.封存病历应当是封存病历的复制件。《医疗机构病历管理规定》明确了依法需要封存病历时，应在医疗机构或者其委托代理人、患者或其代理人在场的情况下，对病历共同进行确认，签封病历复制件。

3.封存病历前明确告知患方封存件由医疗机构保存。《医疗机构病历管理规定》第25条明确规定，医疗机构负责封存病历复制件的保管。

4.一定要一次性封存全部病历。医务人员应严格按照《病历书写规范》认真书写并按时完成病历。如果患方在治疗结束后要求马上封存病历,尽管按照相关规定,抢救记录应由有关医务人员在抢救结束后 6 小时内据实补记,但在患者家属提出封存病历要求时应尽快完成病历后一次性进行封存,避免患方对后续完成的病历资料的真实性、完整性有疑义。

5. 如果因为特殊情况确实需要分开封存的病历要分别进行封存。患方在治疗过程当中对治疗过程有疑义,提出要求封存病历时,应当把提出之日之前的全部病历的复印件进行封存。之后继续完成治疗过程,待治疗全部结束后,不要把第一次的封存件拆开,只需把后续形成的病历和第一次封存的病历分别进行封存,以确保封存件的真实性。

6. 按照封存病历的专业方法进行封存。封存病历的目的在于封存件封存后医患双方均不可自行拆开,即便是保存病历的一方也只有保存的权限。因此,如果一方擅自拆开病历,就会对封存件造成明显的损害并且无法修复。因此封存件的封存方法亦应规范。医疗机构应当将病历复印件装进封存袋后,将封存袋粘好,并在所有骑缝位置贴上封存专用封条纸,同时医疗机构在所有骑缝位置加盖封存病历专用章,患方代表在所有骑缝位置签名。

7. 为患方提供封存病历说明书。封存病历后,医疗机构应当向患者提供封存病历说明书。说明书要详细说明,封存病历时间及具体内容,约定封存病历的期限,阐明医患双方对封存件的真实性无疑义,同时告知患方封存件由医疗机构进行保存。

实际上,当出现较大医疗争议时,及时封存病历、药物、器械证据材料,是最好的证据保全,既可保障患方的权益不受侵害,也可为医疗机构排除隐患,避免由于病历封存问题承担不必要的风险。

非法行医罪中因果关系的司法认定案例分析

张 广 北京市门头沟区人民法院

一、案情简介

被告人张某在未取得医师资格以及《医疗机构执业许可证》的情况

下,在北京市朝阳区金盏乡×号房屋内开办医疗机构从事诊疗活动。2012年6月4日12时许,被告人在对有心脏疾患的被害人赵某(男,殁年49岁)进行诊断治疗中,采取人工呼吸、心脏按压及注射过期的硝酸甘油注射液等措施,上述措施均无效,被害人赵某于当日死亡。经鉴定,被害人赵某符合因患冠心病、急性心肌梗死、轻度脂肪心肌梗死等心脏疾患导致急性心功能衰竭死亡。被害人生前患有心脏疾患是死亡发生的基础;张某非法行医,盲目治疗、施救与死因二者间虽无直接因果关系,但是张某的行为客观上一定程度延误了抢救时间,失去了抢救机会,在赵某的死亡过程中负有一定责任。2012年8月2日,被告人张某被抓获归案。一审法院认为:被告人张某未取得医生执业资格非法行医,情节严重,其行为已构成非法行医罪,被害人赵某生前患有心脏疾患是其死亡发生的基础,被告人非法行医,盲目治疗、施救与死因二者间并无直接的因果关系。根据被告人在被害人死亡过程中所负有的责任,判令被告人承担50%的赔偿责任。判决被告人张某犯非法行医罪,判处有期徒刑三年,罚金人民币3万元;被告人张某赔偿附带民事诉讼原告人各项经济损失共计341 013元。一审判决做出后,检察院提出抗诉,主张张某的行为与被害人赵某死亡的结果有刑法意义上的因果关系,一审判决未认定被告人非法行医的行为造成被害人死亡,系法律适用错误。张某在本案中盲目治疗、错误用药、延误抢救时间的行为,均使被害人陷入巨大的风险之中,最终使被害人丧失被抢救机会,导致死亡。检察院认为法院应适用刑法第336条"造成被就诊人死亡的,判处10年以上有期徒刑"量刑幅度。二审法院经审理后认为:张某非法行医,盲目治疗、施救与被害人死因无直接因果关系,检察院所提抗诉理由及出庭意见,本院不予支持。判决驳回抗诉,维持原判。

二、争议焦点

本案中非法行医行为与患者死亡之间是否有因果关系,如果构成非法行医罪就应对患者的全部损害结果承担责任,如何考虑患者自身病情转归在损害结果发生中所占的因素。

三、法官解析

(一)张某的行为是否构成非法行医罪

根据《刑法》第336条第一款"未取得医生执业资格的人非法行医，情节严重的，处3年以下有期徒刑、拘役或者管制，并处或者单处罚金；严重损害就诊人身体健康的，处3年以上10年以下有期徒刑，并处罚金；造成就诊人死亡的，处10年以上有期徒刑，并处罚金"的规定。非法行医罪应当具备主体、客体、主观方面及客观方面四类构成要件。

从客观方面来说，行为人擅自从事医疗活动的表现形式有以下几种。①利用巫术、封建迷信行医。行为人没有经过医学专业培训，而是利用封建迷信，如烧香、念经、看手相以及各种封建迷信方式欺骗就诊人。②利用非常规仪器或未经试验证实许可的方法，进行非法医疗活动，如利用电击仪电击精神病患者，诸如迷走神经切除、断骨增高术、生物免疫疗法等。③医务人员超越执业范围进行医疗活动，如中医医师进行西医外科手术、注册登记的妇产科医师进行心外科治疗等。④个体擅自开办诊所，无医疗机构许可证，进行医疗活动。无论个体行为者是否具有医师执业资格证书，但其所开办的诊所没有"医疗机构执业许可证"则在法律上视同为没有医师执业资格。行为人张某本人既无医师执业资格证书，其非法开办的个人诊所也无医疗机构执业许可证，擅自进行诊疗活动，其行为符合非法行医罪的客观方面构成要件。

除客观方面需存在违法行为，在客观结果上也要达到一定的严重程度，即符合"情节严重"及以上的标准。按照《最高人民法院关于审理非法行医刑事案件具体应用法律若干问题的解释》第2条规定具有下列情形之一的，应认定为刑法第336条第一款规定的"情节严重"：①造成就诊人轻度残疾、器官组织损伤导致一般功能障碍的；②造成甲类传染病传播、流行或者有传播、流行危险的；③使用假药、劣药或不符合国家规定标准的卫生材料、医疗器械，足以严重危害人体健康的；④非法行医被卫生行政部门行政处罚 2 次以后,再次非法行医的;⑤其他情节严重的情形。张某在本案中违规使用了过期的硝酸甘油(经鉴定该药品已超过有效期),属于司法解释中的使用假药、劣药或不符合国家规定标准的卫生材料、医疗器械,足以严重危害人体健康的"情节严重"的情节。至于患者的死亡后果是否是非法行医的行为造成,详见本文后续论述。

从犯罪主体上看,非法行医罪的主体是自然人,单位(医疗机构)不构成该罪,同时行为人必须是"未取得医师执业资格的人"。依据《最高人民法院关于审理非法行医刑事案件具体应用法律若干问题的解释》第 1 条规定"具有下列情形之一的,应认定为刑法第三百三十六条第一款规定的'未取得医生执业资格的人非法行医':①未取得或者以非法手段取得医师资格从事医疗活动的;②个人未取得《医疗机构执业许可证》开办医疗机构的;③被依法吊销医师执业证书期间从事医疗活动的;④未取得乡村医生执业证书,从事乡村医疗活动的;⑤家庭接生员实施家庭接生以外的医疗行为的"。本案中,张某本人未取得医师资格从事医疗活动,并且在未取得《医疗机构执业许可证》的情况下,开办医疗机构,符合该罪的主体构成要件。

从主观方面来看,学理上有人认为非法行医罪的主观方面有故意,也有过失。但笔者认为从司法解释规定的行为来看,非法行医罪的主观方面只能是间接故意,其并非直接故意,更非过失。犯罪过失的前提必须是行为人应当预见自己的行为可能发生的后果而没有预见到,非法行医罪的行为人对自己的行为所能造成的危害后果一定是明知的,不存在没有预见的可能性。再分析行为人的主观心理,行为人明知自己欠缺行医资质和诊疗能力,同时对自己的非法行医行为可能给患者造成就诊人死亡、严重伤害的后果也是明知的,但并非希望造成就诊人死亡严重伤害的后果。如果行为人利用行医行为,主观上是直接故意的心理,希望造成伤亡后果,则应以故意杀人罪或故意伤害致人重伤或死亡罪定罪量刑。行为人主观上采取了听之任之、放任漠然的态度,属于典型的间接故意心态。本案中,张某擅自开办个人诊所,其清楚自己没有行医资质的事实,在对被害人进行治疗时,其主观上并不希望被就诊人死亡或身体健康受损,而是抱有对自己的违法行为所可能造成的后果听之任之、放任漠然的主观态度,这种态度属于典型的间接故意,符合非法行医罪犯罪构成要件的主观心态。

综上所述,张某的行为已经构成了非法行医罪。

(二)张某应按何种法定量刑幅度进行刑罚

本案中,最大的争议焦点并不在于张某的行为是否构成非法行医罪,而是其行为结果到底应当被认定为非法行医罪的何种法定刑幅度的问题。根据《刑法》的规定,非法行医罪的量刑幅度分为3个层级:①情节严重的,处3年以下有期徒刑、拘役或者管制,并处或者单处罚金;②严重损害就诊人身体健康的,处3年以上10年以下有期徒刑,并处罚金;③造成就诊人死亡的,处10年以上有期徒刑,并处罚金。本案中,虽然客观上存在就诊人死亡的后果,但就诊人死亡的后果是否是因张某的非法行医行为所造成的,成为本案需要查明的关键性问题,也就是犯罪行为与犯罪结果间的因果关系问题。

本案中,患者本身存在着严重的心脏疾病,属于危急重症患者,对于患者的最终死亡经司法鉴定可以得知是患者自身的危机病情发挥了重要的原因力,当然非法行医的行为人张某也存在过失,如没有行医资质擅自开展医疗行为、使用过期的药物等,客观上延误了患者接受科学有效的医学抢救,但是这并非与患者死亡存在直接的因果关系,而是存在有一定的间接因果关系。在刑法的定罪量刑上,因果关系的评价标准非常严格,损害结果与犯罪行为间必须是有必然的、直接的因果关系,才可以将犯罪结果纳入定罪量刑中考虑。而民事赔偿责任则对因果关系采取高度盖然性的原则,间接因果关系在损害结果中发挥的一定作用也可以考虑责任承担问题。所以,张某的行为虽然已经构成了非法行医罪,但是从损害结果上来看,并不等于只要患者死亡就应当适用刑法第336条"造成被就诊人死亡的,判处10年以上有期徒刑"量刑幅度,而是应当考虑患者的死亡是否是由非法行医的行为造成的,即因果关系问题。本案中,患者死亡与非法行医行为并无直接因果关系,故其死亡后果不能作为非法行医罪的结果加重情节。张某的非法行医行为应当按照非法行医罪的基本情节"非法行医,情节严重的,处3年以下有期徒刑、拘役或者管制,并处或者单处罚金"。而在刑事附带民事赔偿部分,考虑到行为人非法行医、违规用药、延误治疗的过错,且该过错与患者死亡存在民法上的间接因果关系,所以行为人应当承担相应的民事赔偿责任,一审法院判决张某承担50％民事赔偿责任于法有据,故一审、二审法院的裁判是正确无误的。

第四部分　医学人文

 ## 从人文视角审视《侵权责任法》的新变化

王　岳　北京大学医学人文研究院

我们非但没有关注患者权利意识的觉醒,反而在"自我保护"的主导思想下给予这种觉醒以忽视和冷漠。

非常高兴能有机会跟大家一起从医学人文视角来学习《侵权责任法》的相关内容。为什么想从这个视角来探讨呢? 因为我认为这些年来我国的医疗卫生事业在发展方向上出了一些问题,我们在市场机制的刺激下,丢失了医学最宝贵的东西——医学人文精神。我们该反思的是,为什么医疗硬件越来越好,而患者的满意度越来越低? 我发现医疗行业的人习惯用自然科学而不是用人文社会科学的视角看问题。

我给大家举个例子。多年前,一位美国学者在给国内医学博士生讲座时,给每个学生发了一张纸条,上面写了这样一个问题:从医学角度回答,人是由什么组成的? 医学生们很快有了答案:细胞(cell)。美国学者又发给学生第二张纸条,上面也写着一个问题:从医学的角度回答,狗是由什么组成的? 我们的学生犹豫了,拿起笔来想再写"细胞",想想又不太对。后来,美国学者在学生们第一个问题的答案后面加了一个单词,权利(right)。可见人和动物的本质区别就在于其社会属性。但是,现在我们的医学教育却忽略了对人的社会属性的教育。近些年来,患者最大的变化是什么? 是患者的权利意识。我们按照传统临床服务模式提供的诊疗服务,已经完全不能满足今天民众的要求。我们非但没有关注患者权利意识的觉醒,反而在"自我保护"的主导思想下给予这种觉醒以忽视和冷漠。

从法律的角度来看,人文精神最核心的内容便是人权保障,我们要关注患者的权利。《侵权责任法》通篇便是围绕权利二字展开的。而针对目前社会矛盾比较突出的医患关系,《侵权责任法》专门设定了独立的章节警示医务人员要尊重患者的权利。因为患者的权利确实是最重要的问题。例如中国社会以前是很不重视保护隐私权的,比如很多医院急诊、住院病房都没有设置隔帘,或者有隔帘也不用。一个英国医生看完我们的病房后告诉我,哪怕是战争中的一个野战医院,可以没有床,可以没有氧气罐,但是你必须给伤者拉一个隔帘,因为这是对人最基本的尊重。我们应该把《侵权责任法》的颁布视为一次更新理念和重构医患和谐关系的契机。将患者的权利呵护到最安全的状态,对于医务人员也是件好事,因为医生也终究会成为患者。

患者最期盼从医生那里获得的东西,就是医生的预见力;医生在医疗安全方面要成为患者的眼睛。

我先用案例给大家讲讲《侵权责任法》判断医疗过错的标准。一个儿子回农村老家探亲时发现母亲咯血,于是带着母亲到一家三甲医院检查,母亲被诊断为早期肺癌。医生建议儿子让母亲接受手术治疗。儿子表示同意,但要求医生向母亲隐瞒病情,并把手术说成是检查。因为儿子知道母亲心脏不好,承受不了打击。医生同意了。这属于医学界常见的"保护性医疗措施"。接下来,医生把这个善意的谎言告诉了护士,但是他却忘了告诉麻醉医生。结果麻醉医生在做术前访视时,对老太太说:"肺癌早期,您这么瘦,能禁得起开胸的大手术吗?"老太太一听,吓得心脏病突发猝死。这个案例属于医疗事故吗?我们知道,在实践中,医务人员的行为必须违反某项成文的行规,才会被认定可能构成医疗事故。本案的医生有没有违反诊疗规范、常规呢?麻醉医生似乎恰恰是按照诊疗规范、常规做的。那么,根据《侵权责任法》,本案构不构成医疗损害呢？

《侵权责任法》第 57 条规定：医务人员在诊疗活动中未尽到与当时的医疗水平相应的诊疗义务，造成患者损害的，医疗机构应当承担赔偿责任。它在过错条件上的界定和医疗事故完全不同。为什么用"未尽到与当时的医疗水平相应的诊疗义务"这句话呢？实际上这句话的弹性很大，其范围远远超过诊疗规范、常规。有学者将新医疗过错认定标准称为医生的注意义务。我打一个比方：如果之前的诊疗规范、常规是一把梳子，那么这把梳子的齿很大，而这次《侵权责任法》界定的注意义务使梳子的齿变细了。日本学者非常形象地将注意义务翻译为"良父义务"，也就是说医生对待患者是否像对自己亲人一样尽到了谨慎、小心的义务。我们试想，首先如果那个老太太是麻醉医生或外科医生的母亲，那他们是否会针对隐瞒病情进行充分的沟通呢？我想，肯定会。其次，医生是否能预见到老年癌症患者可能会被隐瞒病情，预见后有没有想办法避免发生本案的不幸结果呢？显然这些是麻醉医生和外科医生应该充分沟通的。可以说，《侵权责任法》已经将以往伦理层面"视病如亲"的要求提高到了法律层面。

再说一个例子。一个女孩去医院清理伤口，护士刚把伤口掀开，血就流出来了。但这个女孩恰好晕血，而且不幸的是她当时是站着清理伤口，晕倒时后脑勺正磕到大理石地面上，经抢救无效死亡。这属于医疗事故吗？如果定成医疗事故，护士会觉得特别委屈，哪个诊疗规范规定清理创口要坐着？但是现在死者的父母向法院起诉，说医务人员在清理创口时应该知道有人会晕血，医院有责任。的确，临床上会有小部分人出现晕血，但关键问题是你有没有可行的措施去避免这种危险？采取此措施需要花多少成本？如果说成本非常高，或者现有的科学技术完全无法预防或避免，那当然不能追究医院的责任；而如果需要花的钱不多，也有措施，那《侵权责任法》便会要求医院承担赔偿责任。这家医院在赔偿后立刻做了一件事，在护士处置室的碘伏罐上方贴了一张纸条，上面醒目地写着"先让患者坐下"。

我认为《侵权责任法》最大的一个亮点是，把原来单纯靠政府推进行业、社会进步，改变为同时靠民间力量推动。可能有医务人员会抱怨《侵权责任法》给我们提出了更高的要求，但珍重生命与健康是顺应整个人类社会发展趋势的。我把两句话送给大家，第一句话：患者最期盼从医生那里获得的东西，就是医生的预见力；第二句话：医生在医疗安全方面要成为患者的眼睛。

美国华盛顿医疗中心的院长给我讲过一个他们医院的案例。这个案例让他们付出了巨额赔偿，但同时也为美国的患者安全做出了突出贡献。几年前，医院接收了一个脑出血患者，护士从急救车上接下患者，推着患者去手术室。经过一个交叉路口时，那边有个护士推了一车药过来，两个人的车相撞了，把患者撞到车底下去了，结果患者还没进手术室就死了。家属把医院告到法院，说患者是被撞死的。最后法院判医院支付给家属巨额赔偿。医院赔偿后，就立刻采取措施补救，并告诫其他医院一定要在病房的十字交叉路口悬挂凸镜，避免这类事故再发生。

实际上，医学的进步靠的是我们在一次次失败和犯错后不断总结，然而这些年医院往往都不主动、积极开展术前讨论和死亡讨论了。这是非常可怕的，也是亟待扭转的。其实，我们今天对医疗纠纷的态度是不对的，我们更多地关注纠纷对错的定性，而忽视了经验教训的积累和分享；更多地关注违法行为的赔偿金额，忽视了对不幸者的行业性共济救济。

国外的知情同意书完全从患者的角度出发，其中非常重要的部分就是"患者权利声明"。

第二个我想讲讲知情同意权，这也是大家比较关心的。我们在推行知情同意制度的过程中存在很多误区。首先，我们将知情同意的重心放在了"同意"上，导致"签个字吧"已成为目前临床上的口头禅。实际知情同意的重心应当是"知情"而非"同意"，因为不知情、不理解的同意，即使签了字在法律上也是无效的。其次，我们错误地认为知情同意制度可以免除医院的所有责任，于是我们以"结果"免责的《知情同意书》写得酷似

"生死状"。我们警告患者"发生以上并发症,本院无责,患者自行承担",而实际是否承担法律责任并不看"结果"而是看"过程"。换言之,如果"过程"有错,即使签署了针对"结果"的"生死状",医院依然要承担赔偿责任。

我给大家出一道题:"某甲,22 岁,意识清醒,准备进行阑尾炎手术,由谁签署知情同意书? A. 甲;B. 甲的家属;C. 甲和甲的家属;D. 甲或甲的家属。"我们先看看法律规定。《医疗机构管理条例》第 33 条规定:医疗机构实施手术、特殊检查或者特殊治疗时,必须征得患者同意,并应当取得其家属或关系人同意并签字;无法取得患者意见时,应当取得家属或者关系人同意并签字;无法取得患者意见又无家属或者关系人在场,或者遇到其他特殊情况时,经治医师应当提出医疗处置方案,在取得医疗机构负责人或者被授权负责人员的批准后实施。《执业医师法》第 26 条规定:医师应当如实向患者或其家属介绍病情,但应注意避免对患者产生不利后果。再看《医疗事故处理条例》第 11 条规定:在医疗活动中,医疗机构及其医务人员应当将患者的病情、医疗措施、医疗风险等如实告知患者,及时解答其咨询;但是,应当避免对患者产生不利后果。那么,根据这三部法律法规的规定,究竟该谁签字呢?

我国知情同意制度的建立有一个历史过程。1994 年的《医疗机构管理条例》规定要"双签字",本人签字同时还要家属或关系人签字。但是大家注意,这种"双签字"的规定实际必须要有一个前提,那就是患者、家属或关系人的意见一致,但是临床上很有可能遇到不一致的情况。所以 2002 年的《医疗事故处理条例》的规定实际上修正了《医疗机构管理条例》第 33 条第一种情形的规定,即将告知的对象明确限定在患者本人。那为什么《执业医师法》又规定的是患者或家属呢?这是因为《医疗机构管理条例》第 33 条第二种和第三种签字的情况还是有效的。例如一位老人被车撞到了,他女儿把他送到医院,老人昏迷,现在需要手术,由谁签字? 由老人的女儿。如果老人是被"110"送来的,又联系不到他的家人,那由谁签字?那就是医生提出医疗处置方案,报给主管医疗的院长或授权负责人,由他们来签字。

接下来我举一个北京某医院的案例。丈夫因为车祸导致严重失血性休克,被妻子送到了急诊。因为要马上输血,急诊医生拿着输血同意书让妻子签字。输血同意书大家都看过吧,说实话,如果不是学医的,读着还挺恐怖的。比如上面写着:"输血过程中感染艾滋病、丙肝、梅毒均与医院无关。"这个妻子看完之后把输血同意书揉成一团扔在医生面前,大发雷霆:"我丈夫在你们医院输血输出艾滋病,凭什么你们没有责任?我不签字。"这下医生傻了。因为如果不输血,患者就有生命危险。可是按常规程序,输血前必须签署知情同意书。后来该医院急诊部主任给我打电话,我让他在知情同意书上加了一句话:"因为我院过错,导致患者感染上述传染病,我院承担赔偿责任。"患者的妻子这才同意签字。我国的知情同意书和国外的知情同意书相比,最大的问题就是我们的知情同意书完全是站在医院的角度和立场起草;而国外知情同意书完全从患者的角度出发,其中非常重要的部分就是"患者权利声明",即告诉患者有哪些权利。

医师有义务基于有关的法律或者其他惯例,在危急时以患者的最佳利益为准从事医疗行为。

《侵权责任法》针对近些年国内患者拒绝急危病症抢救的情形,专门规定了第56条和第60条。第56条规定:因抢救生命垂危的患者等紧急情况,不能取得患者或者其近亲属意见的,经医疗机构负责人或者授权的负责人批准,可以立刻实施相应的医疗措施。这句话最关键是如何理解"不能取得患者或者其近亲属意见"。我给大家描述3种情况。第一种,患者昏迷,家属找不到;第二种,患者昏迷,家属就在身边,但家属不表态;第三种,患者昏迷,家属在身边,但是家属的表态明显不利于患者的抢救。那么在这些情况下医生可不可以实施抢救措施呢?我认为是可以的。最高人民法院侵权责任法研究小组编著的《〈中华人民共和国侵权责任法〉条文理解与适用》是这样解释第56条的:在患者、医疗机构和患者的近亲属三角关系之间,不能过高地设定患者近亲属的主体地位和决定权,如果不能取得患者的意见,只能取得其近亲属的意见,医疗机构如何采取紧急救治措施应有一定的判断余地,在患者近亲属的意见重大且明显地损害患者利益时,医疗机构应当相应拒绝接受患者近亲属意见。我非常赞同这样的解释。实际早在 1981 年,世界医师协会第三十四次会议通过的《关于患者权益的里斯本宣言》也做出了类似规定:如果患者的法定代理人或者从患者处获得授权的人禁止了从医师的立场来看构成患者最佳利益的治疗时,对于其决定,医师有义务基于有关的法律或者其他惯例提出异议,如在危急时则以患者的最佳利益从事医疗行为。

　　我知道很多医生担心的是:我实施了抢救,万一患者死了,我是否要承担责任呢?《侵权责任法》第 60 条给了医生三道免责金牌,可以免除责任。第 60 条规定:患者有损害,因下列情形之一的,医疗机构不承担赔偿责任:①患者或者其近亲属不配合医疗机构进行符合诊疗规范的诊疗;②医务人员在抢救生命垂危的患者等紧急情况下已经尽到合理诊疗义务;③限于当时的医疗水平难以诊疗。第一项仅限于患者或者其近亲属不配合医疗机构进行符合规范的诊疗,这里说的不配合主要指不如实陈述病情。举个例子,一位女大学生肚子痛,她妈妈带她去医院做检查。医生一开始就问她:"最近有性行为吗?"女大学生回答:"没有。"你想,她妈妈在旁边,这个女大学生肯定不会如实回答了。于是医生就排除了宫外孕,可最后检查就是因为宫外孕导致肚子痛。第二项,医务人员在抢救生命垂危的患者等紧急情况下已经尽到合理的诊疗义务。假设一个小孩喉头水肿,医生给他进行了气管切开治疗,但最后还是没抢救成功。那这位医生算不算尽到合理的诊疗义务?应该是尽到了。第三项,限于当时的医疗水平难以诊疗。由于医疗技术具有不断发展和不断进步的特点,因此在判断医疗过错时必须以当时的医疗水平为限。

　　还有一个案例。一名 29 岁的临产孕妇被送至暨南大学附属第一医院进行抢救。医生诊断产妇已有胎盘早剥症状,如果不尽快手术,将导致胎儿宫内缺氧窒息死亡,并引发母体大出血,造成"一尸两命"的严重后果,但产妇却表示要自己生。医生反复说明情况的严重性,但产妇始终没有松口。后来,其丈夫同意手术,并在手术知情同意书上签字。但产妇本人仍坚决拒绝签字。眼看再不手术,产妇就有性命之虞,医院本着"生命权第一"的原则,在征得其家人同意,并由医院相关负责人签字同意的情况下,行使医生处置权,强行为其进行剖宫产,挽救了产妇生命。2010年12月10日,卫生部在例行新闻发布会上力挺该医院的做法,并称医生的做法完全合法。

可见,《侵权责任法》第56条所界定的实际上就是急危病症抢救中的医师治疗特权问题,其主要适用于以下四种情况:第一,患者意识不清,又无家属或者关系人在场;第二,患者意识不清,家属不作出明确的意思表示;第三,患者意识不清,家属做出明显不利于患者的意思表示。出现这种情况的原因一般有两种:一种是由于认识能力原因导致做出不利于患者的意思表示;另一种是由于非认识能力原因导致做出不利于患者的意思表示。第四,患者和家属的意思表示明显冲突不一致,而按照患者意思表示明显不利于对患者抢救。

记住不要用你的权力、级别去压别人,想得到尊重,先要给予尊重。

接下来我讲一讲《侵权责任法》对医生告知内容的新要求,这也是大家一定要注意的。比如一个胆结石患者到医院就诊,医生发现该患者的结石病情符合多种治疗方案的指征,就是说,这个患者既符合内科药物保守治疗的适应证,又符合体外碎石的适应证,还符合外科手术的适应证。而即使实施外科手术,既可以采取胸囊扩张又可以采取创伤性的切开取石,但这个案子日后医患争议的焦点就集中在手术前治疗方案的告知是否全面。可是医生说自己做手术前各种治疗方案都说了。但法官却难以认定。在司法实践中,法官肯定会问医生:"你把关于替代治疗方案告知的内容写在病历的第几页第几行,患者签字在哪?"医生说:"我没写,但是我真的说了。"法官对替代的治疗方案告知的事实认定会按照不利于医方认定。从我代理的许多医疗纠纷案中,我总结出一句话:医疗纠纷官司往往最后就卡在病历上的一两句话。所以我再次提醒医生、护士,写病历不是为别人而写,是为我们自己写的。

《侵权责任法》对举证倒置进行了限制适用,扭转了以往对医方显然不利的举证规则,但医务人员切不可掉以轻心。最高人民法院2002年4月1日实施的规定:因医疗侵权行为引起的侵权诉讼,由医疗机构就医疗行为与损害后果之间不存在因果关系及不存在医疗过错承担举证责任。由此可见,医院要完全免责,必须通过鉴定结论证明两个事实:第一,医方的所有操作没有过错;第二,患方的伤残、死亡和医方的操作没有关系。如果其中一个无法举证就有可能导致败诉的不利后果。

《侵权责任法》第58条规定:患者有损害,因下列情形之一的,推定医疗机构有过错:①违反法律、行政法规、规章以及其他有关诊疗规范的规定;②隐匿或者拒绝提供与纠纷有关的病历资料;③伪造、篡改或者销毁病历资料。在这3种情况下,实际上法院可以将过错的举证责任由患方转移给医方。虽然,患者首先要举证医院医疗行为有没有过错,如果患者能拿出证据证明医院存在上述这3种情形,患者就不需要举证了。

举个例子,产妇生下一个脑瘫的孩子,于是她状告医院。双方质证之后,产妇说,医院的病历中缺少产程图等重要病历内容。而一般认为产程图是记载产妇分娩过程的一个重要依据。假设医院说产程图丢了,无法提供,那么举证责任可以由患者举证推给医院举证。但是如果患者的病历上只有一个小小的瑕疵,比如病历首页,把一个男患者写成女患者,医生发现后,涂了一个黑疙瘩,把那个女改成男。这个修改肯定是违反病历书写规范的,但是它是否符合第58条“由患者举证推给医院举证”的情况呢?我认为是不符合的。这里要注意,第58条第一种情形规定必须要达到“事实自证原则”的表面证明力要求,也就是说你违反诊疗规范的行为必须要让多数人一看就觉得跟患者死亡的关联性比较大。显然这个男患者的死跟把性别写错关联性不大。但是如果家属又提出,我们到省卫生厅网站查了，主刀医生还是一个实习生，这条如果查证属实，法院就可以把举证责任转移给医院了。

我给大家提供一些告知方面的技巧，就是在知情同意的环节里，怎么让患者更好地理解医生的告知。第一，尽量直接用患者的语言与患者沟通，不要传话。第二，双向沟通。我们医生最习惯的就是问："听明白了吗？"患者说："听明白了，可以签字了。"这样是不行的。对于平诊、择期手术患者，你最好让他复述一遍，这样才能真正了解他是不是真的明白了。第三，择期手术应当至少给患者 12 小时"后悔期"。第四，培养"学习型患者"，与其反感患者学习，不如让患者真正参与治疗方案的讨论和决定。第五，树立三维医学模式（"生理-心理-社会"）下的临床决策意识，更多地关注患者的精神状态和社会关系、社会背景。

《侵权责任法》把隐私权作为一个单独条款写在第七章。患者不希望他人知道的信息，不希望他人干涉的行为就叫隐私。一些医院的老师认为患者住进医院，就和医院形成了医疗服务合同关系，就有义务配合临床教学。其实不是。日本昭和大学在开展临床教学时，是以尊重换取尊重。学生临床实习前，老师告诉学生，患者是我们的老师。学生们从生活费中攒出钱买一支牙膏，拿着这支牙膏来到患者床边。老师对患者说，希望今后你能让学生们在我的指导下做一些查体，如果你愿意给他们这个机会，从今天起，您也是他们的老师了。然后学生们 90 度鞠躬，把牙膏献出来。患者感受到一种荣誉，自然乐于配合教学。记住不要用你的权力、级别去压别人，想得到尊重，先要给予尊重。

最后，把希波克拉底誓言的最后一段送给你们：如果我如我的誓言所述从医，我将以从医为人生的快乐，并得到人们对我的尊重！如果我违反了我的誓言，我必将得到相反的命运！所以我坚信一点，如果我们能尽快回归到以往的"医道"上，将患者的权利呵护到最安全的状态，我们一定会重新赢得社会对我们的尊重。

医患之间如何丢掉心中的"斧子"

陈　伟　北京积水潭医院

有个故事叫《疑邻窃斧》,故事大意是这样的。有一个人丢了一把斧头,心里怀疑是邻居的儿子偷去了。看他走路的姿态,像是偷了斧头的样子;看他脸上的神色,也像是偷了斧头的样子;看他讲话的神情,还像是偷了斧头的样子。不久,这个人到山谷里去掘地,找到了自己丢失的斧头。隔了几天,再看邻居的儿子,一举一动,面目表情,都不像偷斧头的样子了。

这是战国·郑·列御寇《列子·说符》中的一则寓言,原文是:人有亡斧者,意其邻之子,视其行步,窃斧也;颜色,窃斧也;言语,窃斧也;动作态度,无为而不窃斧也。俄而扣其谷而得其斧,他日复见其邻人之子,动作态度,无似窃斧者。

这则寓言说明,主观成见,是认识客观真理的障碍。当人以成见去观察世界时,必然歪曲客观事物的原貌。

当今医患关系紧张,恰恰是因为医患之间多了一把"斧子"。

不知从什么时候开始,被大家尊重的白衣天使在老百姓心目中的地位急转直下,老百姓最不喜欢的三个职业"白狼、黑狗、眼镜蛇","大白狼"首当其冲。究其原因,老百姓认为"看病贵、看病难",医务人员难辞其咎。因此在不得不找医生看病的同时,处处设防。患者看医生说话的神色,觉得医生没有全心全意;听医生说话的语气,觉得医生话外有音;看医生开的药,觉得医生一定是要拿回扣的;而医生如果不开检查不开药,又觉得医生不负责任。最让医患纠结的一件事情是医患之间签署"拒收红包协议书"。曾经有个老大爷和我说:"那个医生让我签字的时候,我怎么看怎么觉得他是在暗示我要送个红包!"其实,这就是"心里的斧子"在作怪。

其实,医务人员心中难免也会多了这把斧子。由于医疗纠纷日趋增多,伤医事件屡见不鲜,所以医务人员防御性医疗意识不断强化。患者来看病但凡态度有些许傲慢或是啰嗦,医生便不由自主紧张起来,看患者脸上的神色像是要闹纠纷的,看他讲话的神情,像有纠纷隐患的。所以能做的检查一项不漏要全部查清,避免漏诊;该写的病历一字不漏,记得仔仔细细;更重要的是没有把握治好的患者赶紧打发走,避免惹一身麻烦。所以很多危重疑难患者无人敢收治,最终受害的还是老百姓。

其实,医患之间大可不必如此设防,扔掉这把斧子,彼此都会轻松许多。那该如何赶走心头的斧子呢?方法就是建立看似简单,却又很难实现的"信任"。卢曼给信任定义为:信任是为了简化人与人之间的合作关系。真是这样,如果医患之间多了这份"信任",就会把医患关系化繁为简。想起《滚蛋吧,肿瘤君》中那句经典台词:我负责看病,你负责信任我。

彼此信任,应该从彼此尊重开始,从一点一滴的小事做起。我想起几天前,办公室同事处理的一起小纠纷。

一位患者没好气地来投诉,事由很简单。前一天挂了号准备看病,结果由于自身原因错过了就诊时间,到医院时门诊已经下班了。由于挂号当日有效,所以他第二天重新挂号就诊,整个诊疗过程非常顺利,但当他要求把前一天的号退掉的时候遇到了麻烦。挂号就诊当日有效,当然退号也应该当日办理,所以计算机系统不支持第二天退号。他在挂号处要求退号遭到拒绝,因此拉开不达目的绝不罢休的架势闯进医患办。这时候,他心里一定是装着一把斧子的,他心里会有这样的念头:"我不闹一闹,这个号是绝不会给我退掉的!"因此,该患者来势汹汹。如果医患办的工作人员,心里也装着这把斧子,问题可就复杂喽!为什么,因为工作人员会这么想:不退号是符合规定的,谁让你没按时来就诊的,更何况,你态度这么恶劣,凭什么要妥协?两把斧子对立起来,结果还不是两败俱伤。

但我们办公室这位有经验的老同志并没有拉开打仗的架势,而是和颜悦色地询问了事情发生的情况,确定患者确实未能就诊,同时请示了领导,联系了网络中心,分分钟将患者的投诉搞定,联系好挂号室让患者去退号了。患者本来是拉开架势准备开战的,没想到"铁榔头打在棉花上",这就是"四两拨千斤"的道理啊。患者很不好意思地向工作人员为自己蛮横的态度道歉,并对工作人员表示了真挚的感谢。

这件小事说明一个道理,情感的变化往往对理性的判断起着重要的影响作用。信任是什么? 是信誉加上同理心。人与人之间要学会换位思考,学会站在对方的立场考虑问题。医者能体会到患者的纠结、恐慌、无奈,打造有温度的医疗;患者能体谅医者的辛苦、劳累、艰辛,尊重医者的劳动,就一定能够丢掉心中的斧子,回归温情和信任。

医疗纠纷处理工作中的"五字真经"

周海龙 上海市嘉定区南翔医院

由于长期以来积累下来的诸多问题,导致目前医患关系比较紧张,也使医患双方深受其害。对医疗机构来说,在现有的社会大环境下,如何处理好医疗纠纷也是一件很实际的工作。处理得是否妥当关系到医院的稳定、和谐,也在一定程度上影响到医院的长远发展。在具体处理医疗纠纷的实践中,我们总结出了"五字真经":诚、实、理、法、和。

一、诚以待人

患方信访或前来投诉,总要有人面对;或纠纷已起,总要有人出面解决。面对扑面而来的问题或麻烦,应抱着一种什么样的态度呢? 一种是感到很无奈、很倒霉,今天又摊上事了;一种是很坦然,既来之,则安之,从容面对。以第二种心态来面对,首先就有一种积极的因素,那么下一步该怎么做? 那就请患方坐下,慢慢说,有一说一,有二说二。我们鼓励诉者把不平、委屈、困难和遇到的不公、碰到的问题、遭遇的麻烦都说出来,把话说出来,本身就是一种情绪上的排解和宣泄,同时也是解决问题的前提。如果连发生了什么事都搞不清楚又如何解决呢? 那么我们的

"诚"又体现在哪里呢？前面的接待只是铺垫，我们的"诚"体现在诚心诚意地想办法帮助患方解决问题上。小问题当场解决。如有的患者因为病历或出生医学证明回外地报销或办户口等问题一时讲不清楚时，我们就主动和当地医保办、派出所或村委会电话沟通，说明事由和上海的相关政策，帮助解决问题。复杂一点的问题则登记清楚，告知清楚确实无法当场回答、当场解决，让患方留下联系方式并主动告知院方的联系方式，尽量减少患方的投诉成本，承诺一周内专家组开会讨论后予答复，实际上一经研究决定马上告知患方，让患方能够看到院方的作为以及解决问题的诚意。在多年的临床工作中，我们也知道老百姓看病不容易，没有谁愿意一边看病、一边纠结、一边找茬，如果有，也只是极个别人。但凡找上门来，或"打"上门来的，必有缘故，所以应热情接待、查清事实、解惑答疑、分清曲直，为患方排忧解难，真心想办法帮助解决问题。事实上，这也是解决问题的捷径，因为只有问题解决了，患方才不来找你了，医院的形象也树立了，否则还是要来找你。时间拖得越久，可能越难以解决，矛盾还有可能激化。

二、说实话，办实事

也有人开玩笑说，你们处理信访案件或医疗纠纷，是不是在忽悠人。我们说，如果真正处理医疗信访或纠纷靠忽悠，那可就打错算盘了，这是一项非常严肃的工作。中国有句老话，群众的眼睛是雪亮的，患者的眼睛也是雪亮的。想靠把患者忽悠走，把问题解决掉，没那么容易，我们也真没有那个本事。在实际工作中，我们跟患者沟通，没有文绉绉，也没有满口学术术语。如这样表达，患者会说，你们说那些医学名词我们听不懂。所以我们就讲大白话，讲大实话，讲患者听得懂的语言，用最朴实的语言和患者反复沟通，当然在沟通中也要注意不要刺激患者。交流的目的是为了阐明自己的观点，也希望对方能够接受，而大实话往往更能为患方所接受。当然，光有实话也不行，还要办实事，要给患方提供解决问题的办法，告知解决问题的途径，要让患者感到无论如何问题总是能解决的,要想办法和患者一起去解决问题。一旦一条道走不通我们建议马上可以走下一条,问题搞不清楚我们也会建议患方去咨询专家或调解委等。总之,沟通也好、调解也好、谈判也好,问题不解决,协商就只有进行时、没有完成时。不能动辄使谈判破裂,要"谈而不破"。如果谈判破裂,患方就可能采用自己的方式甚至极端的方式去解决问题,纠纷就有可能失控,这是我们所不愿意看到的。如患方感到想就此了结但面子上挂不住,我们就把台阶放在他的脚下,把面子留给患方,把这方面的工作做足,最终有利于问题的解决。

三、摆事实、讲道理

俗话说,有理走遍天下。虽然说公说公有理、婆说婆有理,但事情总还是有是非曲直的,也是有公论的。有时候,为了讨个公道,患方来了一大群人,有时也有警方等第三方人士在场。医患双方有时会当场摆一摆,气氛可能比较紧张,有剑拔弩张之感,但也应据理力争。如果有理这时就要理直气壮地陈述自己的观点,当然也要注意有理有利有节,让大家来评评理,看谁说得有道理。如果院方说的确实有道理,哪怕是来帮患方的人也会认为瞎胡闹没道理,气自然就泄了;如果患方说的确实有道理,各方会劝说院方尽快了断,院方自身也会反省,商量商量不要硬撑着了,该怎么着就怎么着,该赔多少钱就赔多少钱吧。有时医患双方僵在那里,谁也不肯让步,这时第三方如调解委等会从中调解。调解也是要讲理,或根据诊疗规范或根据医学鉴定或根据专家意见等。两面劝,最终总要讲出道理来,医患双方都认可了,问题也就解决了。所以做任何事,都离不开一个"理"字。

四、依法办事

这里面有两层含义,一是我们协商也好、解决问题也好,不是自己随心所欲、想怎么着就怎么着。这是行不通的,患者也不会服你,领导也不认可。办事要中规中矩才能经得起检查、经得起时间的检验。所谓依法,就是按法律法规、诊疗规范、文件精神和院纪院规办事,我们经常在协商时把教科书拿出来、把法律手册拿出来,以示所言不虚。二是当医患协商、行政调解、调解委调解等仍不能解决时,还是有渠道解决的。这时患方可以到法院起诉,医患双方都可以通过法律的渠道来讨回自己的公道。现在有的患者不愿走法律渠道解决问题,认为太烦琐、耗时长、还要花起诉费;也有人认为打官司打不过院方,其实根本不必担心法院会偏袒院方,如果说同情弱者,法院会更同情患者,而不会同情医疗机构。真正打过官司的人都知道,打官司其实一点都不复杂,只是按要求提供相关材料,什么时候通知出庭就什么时候去,到庭上该说什么就说什么,把问题和麻烦留给法官,法官会很谨慎地对待每一件案件的,如不依法判案会受到处罚的。当然法官也不会随意判案,法官一般要求医患双方做医疗损害鉴定,根据鉴定结果宣判这样才有依据,所以说法律武器确实会保护我们每一位公民乃至每一个机构、单位、团体的权益的。真正依法办事,有些事更容易解决。如汽车刮擦,在有的国家肇事双方做了记录、留下证据,交保险公司解决即可;可在国内也有极少数人发生类似事件先要口角一番,接着肢体冲突,最后除了要交警解决刮擦的问题、派出所还要解决人身伤害的问题,平白增加了不必要的社会成本。所以真正依法办事,很多事情并没有那么复杂,解决起来难度也没有想象的那么大。

五、和为贵

解决医疗纠纷,讲诚、实、理、法都对,但仍不够,还应有一条主线贯穿其中,这就是"和"的精神理念。有些问题我们确实做到了诚以待人,也在想办法帮助患方解决,一直在摆事实、讲道理,最后也对簿公堂,甚至法院也判决了,但问题依然没有解决,患者仍不服,怎么办?还是要"和"。这里面所说的"和"不是简单地答应赔钱,还是要通过方方面面的努力,通过社会各界做工作,最终达到"和"的目的,最终双方的手能握到一起才算真正地解决问题。我们讲诚、实、理、法,落脚点是一个"和"字。

这里讲的"和",不是无条件地迁就患方的无理要求,而是有原则的"和"。当然这里也有"度"的概念。有时候要算小账更要算大账,小道理要服从大道理,小原则要服从大原则,不能为了解决当前问题而为以后处理问题留下后遗症,也不能因为眼前的利益而损害医院的总体利益和长远利益。有时"和"也要看医患双方的意愿,医疗纠纷的处理有时就是妥协的艺术,没有绝对的赢家或输家。一方绝对的赢就是另一方绝对的输,那么输的一方是难以接受的。反复"拉锯"的持久战,对医患双方都是一种折磨,相持下去,没有赢家,都是输家。很多时候,医患双方对最后达成的协议或谅解并不十分满意,但在可能的情况下只能有这结果了,双方都可能认为有缺憾但可以接受。实际上,这可能就是最佳的结果。而这个结果,也是反复博弈的结果,是尊重现实的结果,也是医患双方智慧的结晶。"和"本身是一种解脱,了断这段不愉快的纷争,放下包袱,轻装上阵,投入到明天更加美好的生活和工作中去,这就是"和"的价值。"和"不仅终结了昨天的故事,同时也在书写明天的故事,这就是"和"的意义,也是我们多年来从事信访及纠纷处理的基本理念和感悟。

一句话,患者利益无小事,纠纷处理无小事。不管是临床一线医务人员还是管理人员,在工作中,都应战战兢兢、如临深渊、如履薄冰,全身心为患者办实事、办好事,努力从源头上把好关,"一时及时省九针"。一旦纠纷发生,也应按"诚、实、理、法、和"五字真经来操作,把问题处理好,在切实维护医患双方利益的同时,切实维护医院的和谐稳定。

 # 用你的眼睛与患者沟通

刘　鑫　中国政法大学

一、情景

主治医师小彭正在出门诊,看完最后一个患者后,长长舒了一口气,双眼微闭,往椅子靠背一靠,准备利用这短暂的片刻休息放松一下。这时耳边听到一个声音："医生，患者的病要紧吗？严重吗？"小彭睁开眼，一位中年妇女站在面前，她接着说："我是刚刚看完病的某某患者的妻子。"小彭心里有些不太高兴，但也不好说什么，好在没有其他患者了，给这位家属解释一下，打发走了就下班。于是就打开电脑上该患者的病历，一边看一边解释，从患者的发病经过、之前诊治情况，到这次检查的结果，向患者家属做了详细介绍，最后又打开电脑上"医师诊疗参考手册"，找到了该疾病的医学资料，一边看，一边向家属解释疾病的演变、预后。

二、挑错

请问，主治医师小彭在与患者家属沟通的过程中存在什么问题？

本次沟通，从形式上来看存在以下问题：首先，医师在与患者及其近亲属沟通前应当让患者家属坐下；其次，应该环顾一下诊室环境，是否存在影响沟通的因素，比如，有没有其他人在场，诊室的门是否已经关上；最后，沟通过程中，虽然医师可以时不时查看病历资料，但是要注意用眼睛看着沟通对象，用你的眼睛与患者及其家属沟通。

三、理论分析

（一）眼睛是心灵的窗户，眼睛是信息传递的加速器

据考证，"眼睛是心灵的窗户"这句话出自《孟子》。孟子曰："存乎人者，莫良于眸子。眸子不能掩其恶。胸中正，则眸子瞭焉；胸中不正，则眸子眊焉。听其言也，观其眸子，人焉廋哉？"沟通，包括信息的发出与收集。一般来说，语言的沟通是通过口耳进行的，但口耳是分开的。在人与人的沟通过程中，纯语言因素仅占沟通效果的7％，非语言因素占沟通效果的93％。非语言信息的沟通渠道是眼睛，而且与口耳相比，眼睛作为信息传递渠道，传出信息和收集信息的渠道是一体的，因此其协调性、统一性应该比口耳更佳。

从医学上来说，眼睛是人的视觉器官，可以观察、捕捉世界万事万

物,获取外界各种信息。同时,人的眼睛又能够将人的心理活动情况向外界传递,表达人的丰富情感。无论是信息的收集,还是信息的外传,这正是沟通中最为关键的两个环节。如果人们的沟通只有口、耳,沟通效果是有限的。眼睛之所以能传神,与其拥有的丰富变化有关,通过瞳孔的扩大、缩小,眼球的转动,眼皮的张合程度以及目光凝视的久与短暂来实现。

之所以说,眼睛就是心灵的窗户,是信息传递的加速器,是因为眼睛在沟通中具有以下三方面的功能。其一,眼睛及其附属组织器官的这些运动、变化与人的心理活动变化密切相关。当收到令人厌恶的刺激信息时,能使人的瞳孔收缩;当收到令人欣快的刺激信息时会使瞳孔扩大;当个体感到恐慌或兴奋激动时,瞳孔甚至会扩大到平常的 4 倍,因此,瞳孔的变化是中枢神经系统活动的标志。其二,眼球的转动情况也可以反映个体的思维活动。如两人交谈眼球比较稳定很少转动,说明他态度诚恳;如果目光游移、闪烁,不敢正视对方,说明他暗藏心机。其三,眼皮的张合程度一般能反映出人的精神状态。沮丧懊恼会使人耷拉眼皮,与人交谈半闭双眼是轻狂傲慢目中无人的表现。

(二)用眼睛看着你的沟通对象是对对方最好的关注和安慰

在沟通中看着对方是沟通者的一种自信;在沟通中看着对方是对沟通对象的一种尊重;在沟通中看着对方是对沟通对象的一种重视。

患者来看医生,是因为他对自己的健康状况处于一种茫然不知所措的恐惧状态,迫切希望找一个专业人士帮他解决问题,解答心中疑惑。因此,患者在见到医师之后,犹如抓到了救命稻草一般,把所有问题解决的希望都放在医师身上了。患者这种对医师的过度依赖和寄予的期望,与医患之间的信息不对称、与患者对生命健康的重视不无关系。因此,患者见到医师之后,总是希望医师能够了解他所有的与疾病有关的征兆和信息,他希望医师多观察他,多听他诉说,多花时间做详细检查,最好今天只给他一个人看病。在医院患者就医常常表现出一种矛盾的心态,总怨医师给其他患者看病时间长,总嫌医师给自己看病时间短。

为了应对患者的这种就医心态和潜意识的心理要求,医师在给患者看病时就应当尽自己所能表现出对患者的关心与关注,而能够充分体现医师对患者关心、关注的最简单、最有效的动作就是用眼睛看着患者。如果医师能够看着患者,看着你的沟通对象,就可以让对方感觉到你对他的关心和关注,患者心理上就会安静下来,并且对医师才是专业上的信赖。从而为和谐互信医患关系的构建打下基础。

(三)用眼睛看着沟通对象还有利于进一步发现其他信息

看着你的沟通对象还有利于发现其他相关的有用信息。影响患者疾病的因素很多,如果患者是因为家庭虐待或者其他外界因素引起的健康问题,在与注视患者的眼神过程中,医师可以捕捉到患者对周围人的警惕和恐惧;患者如果有精神性疾病,也会通过其眼神流露出来,从而加强对其精神心理因素干预;如果患者今天来看医师别有用心,甚至带有凶器伺机袭击医师,医师也可以从对方的眼神中读出心怀鬼胎的目的。

四、沟通要点

如何用眼睛与沟通对象进行沟通呢?首先要敢看,作为提供医疗服务的医师,我到底怕什么?其次,要明白,看是一种素质!最后,要会看,医师要掌握必要的方法。

用你的眼睛看着对方,采用的方式是凝视,而非盯视。与患者眼睛沟通中所能运用最重要的技巧就是凝视。凝视是作为与人交往的一种手段。凝视,要求沟通者不眨眼地看着对方,聚精会神地看对方,专注地看着对方。而盯视,则是强调双方眼睛的对视,除了不眨眼、聚精会神、专注之外,还要求双方仅仅是眼睛的对视。一般来说,陌生人之间应尽量避免互相盯视。因为医疗服务过程中医患之间地位不平等,患者本身就对医师有着畏惧的心理。如果医师再对患者盯视,这会加剧这种恐惧,甚至逃避,尤其患者有难言之隐时,更是如此。所以,医师对患者的凝视,除了要表达关心、关注之外,还要表达一种慈爱和宽容。医师对凝视患者,并非一定要盯着对方的眼睛不放,而是可以做适当的眼神游离,只要不离开患者即可。尤其是医师明显感觉到患者在回避对方的眼神的时候，更是要注意这一点。

医师要看着你的患者，要正大光明地看，不能偷看。有时医师如果不经意间采用斜视、余光旁视，都会给人以偷看的感觉，是达不到沟通效果的。

用眼睛与患者沟通时，医师应当看着患者的哪个部位最好呢？一般来说，我们将沟通对象正常可视部位分为三个区：上三角区、下三角区和大三角区。上三角区（也叫公务区），是指眼睛以上的部分，也称之为公务凝视，比较庄重、正式。上三角区一般适合公务场合和听的场景。下三角（也叫亲和区），眼睛以下，脖子以上，也称之为社交凝视，比较柔和、亲切。下三角区一般适合社交场合和说的场景。大三角（也叫亲密区），胸至脖子的部分，也称之为亲密凝视，比较亲密、关切。此区域一般适合亲人、爱人等亲密关系。医师在门诊接诊患者，尤其是第一次见到的患者，只能看对方的上三角区。如果是复诊患者，或者是病房中已经住院一段时间的患者，医患双方已经有了一定的交往，可以看下三角区。但医师不得看患者的大三角区。

五、沟通要点扩展

于多个沟通对象，眼神和目光如何分配呢？不要只盯着一个人，要尽可能照顾到所有的沟通对象，尤其不说话的和位列角落和靠后的沟通对象。当然，在沟通前入座的时候，医师在安排座位时应当尽可能调整到可以看到每一个沟通对象的角度和位置。

六、沟通技巧关键要素

用你的眼神告诉对方：我是关心你的，我是关注你的。

10 秒钟规则——在你的眼神尚未游离到另一个目标之前，若持续看着另一人 5～10 秒，就能够建立双方的涉入感。

孟子说："观察一个人，再没有比观察他的眼睛更好的了。眼睛不能掩盖一个人的丑恶。心中光明正大,眼睛就明亮;心中不光明正大,眼睛就昏暗不明,躲躲闪闪。所以,听一个人说话的时候,注意观察他的眼睛,他的善恶真伪能往哪里隐藏呢?"

医患人文交流的"六字令":中立、专业与尊重

杨国利　航天中心医院

"科技医疗以科技为本,人文医疗以语言为载体",如何才能使语言正确和正常地发挥其应有的人文医疗价值? 朋友结合自己的工作体验,提出了人文交流的"六字令"或曰"三原则",即中立、专业和尊重。

直白地表述中立原则就是:你说的每一句话都是你说的,但是话里的意思都不是你的意思。能以这样的方式与患方进行交流与沟通就是中立。中立原则是获得患者信任的前提和基础,也能发挥防止医疗纠纷和避免医患冲突的价值。

一、中立原则

案例

某日一流产孕妇投诉某医生。因为其孕期体检时梅毒检测阳性,医生告知孕妇有梅毒,回家后其丈夫对其家暴导致流产,后来的检测又说没有梅毒。患方要求跟医生对质,证明:医生所说过"患者得了梅毒了"这样不负责任的话,并要求医院必须要给个解释。朋友告知:我们先调查,有了调查结果后再电话告知你们,必要时你们再和当事医生直接面对面对质。

电话中,朋友告知患方:患方说的每一个词,医生都说了,但是医生所造的句子和表达的意思同患方的完全不一致。因此,当时医生和孕妇间到底是怎么沟通的,我们既不能相信医生的话,也不能完全相信患方的话,故此建议患方到第三方进一步求证。但是,回顾了整个诊疗流程,医生有关梅毒的诊疗过程完全符合诊疗规范,不存在任何问题。医院的

结论是：诊疗过程符合规范，如果患方对医生告知时的言语有疑问，可以去法院起诉。

中立原则就是不持任何态度，任何判断与决策都是以事实为基础，是根据事实进行的推论而不是当事人的个人观点、意见或建议。能够中立地表达观点、阐述事件才能将自己的独立见解清晰地告知言谈对象，这样的交流才是充满人文性的人文交流。中立表述与表达的语言能力是人文交流的重要基础。

二、专业原则

所谓专业原则就是在医患交流与沟通中医务人员要运用其专业知识，并以专业性和规范性的语言为患方答疑解惑，消除患方内心的困惑，消解患方内心的偏见、怨气，避免纠纷与冲突。专业性语言可能因听不懂而需不断重复，但可能在不断重复而"浪费"的时间中不知不觉地达到增进感情价值。

案例

某日，患方投诉急诊科误诊。患者70多岁，40天前到急诊科看病，当时拍了骨盆平片未报告有股骨颈骨折。40多天后因腿疼到另一家医院拍片，发现有股骨颈骨折，故投诉医院误诊。

调查后，朋友电话告知患方：医院回顾了诊疗过程，基本事实是当时仅拍了骨盆平片而并没有拍到股骨颈部位。骨盆平片是用于诊断骨盆是否有问题，而不是股骨颈有无问题。据当时所拍的骨盆平片看，医生不能因此就诊断股骨颈骨折。要诊断有无股骨颈骨折，还需要另外再做其他相应的检查。从病历记录看，当时医生曾经建议患者要进行髋关节的照相检查，但是患者拒绝了。因此，如果当时有股骨颈骨折而没有诊断出来，那原因也不在医院，而在于当时患方并没有遵从医生的诊疗建议。此外，急诊科医生也建议患者3天后到门诊复查，而患者并未遵从医生建议复诊，而是40天后再诊疗。简言之，从诊疗过程而言，医院的诊疗过程符合急诊的诊疗规范。此外，受伤40天后这么长一段时间，什么可能的事件都会发生。为此,朋友建议患方:如果坚持认为医院有责任,请走第三方途径主张自己的权利。

结果是:患方不再怒气冲冲地要讨说法,而是直接到法院起诉。

三、尊重原则

医患交往中尊重最难,其最重要原因之一是医务人员被包装为不食人间烟火的"白衣天使",而有着高高在上的神圣心理光环,但生活的现实状况却是:作为一种职业的医疗工作本身却是一种离不开市场的、俗之又俗的平等交易活动。患者不付钱,医生不会提供医疗服务。既然是平等交易,尊重的空间在哪里?矛盾的神圣性令医患双方之间的交往充满了不确定性:说神圣就神圣,不神圣就不神圣。因为,世俗的交易已经扭曲了天使的神圣性,此外对天使的神圣尊重感也在平凡的交易中逐渐淡化为平淡的平等交流;既成交易,再梦想神圣的尊严与尊重感就是自欺欺人的虚妄。

案例

朋友介绍了他接待的一起投诉充分展现了尊重之难。某日一女士投诉耳鼻喉科医生为其儿子取"耳屎"这么简单的医疗操作,竟然收费30元,认为这非常的不值。

朋友回答:既然能收费,价格一定是政府定的。您投诉贵,但有人会说30元太便宜了呢。

投诉者说:就用镊子简单夹一下就收费30元,就是不值。

朋友说:您听说过犹太人处理钻石的故事吗?投诉者说:听说过。朋友说:故事中说收费10万美元,其中敲一下钻石的可见与可评价劳动收费是1美元,而知道从哪里敲钻石这样的不可见劳动的价值是9.9999万美元。每个患者都如钻石般珍贵,包括你儿子。而我们的医务人员都是经过长时间培训的专业人士,医疗操作真不值钱,但是专业使医生们非常值钱、非常昂贵,此外钻石般珍贵的患者也令这份职业很值钱。医疗操作确实不值钱,并不等于您儿子的耳朵与听力不值钱吧?

我们小时候处理耳屎都是妈妈或姐弟之间相互帮忙,一分钱都不花,既增进了感情,又是免费的。

投诉者说:上次在儿科看病,儿科医生就直接帮助取出了一大块耳屎,比这次的大多了,而且一分钱都没收。

朋友说:您这不就是在说不收钱就是好医生,收钱就不是好医生吗?不收钱您就满意吗?那您为什么不自己亲自为自己的儿子掏耳屎呢?一次免费的、令您满意的良好医疗体验与经历,就让您把生活中的常识性的小事都医学化,这全都是免费惯的。30块钱您嫌贵并抱怨这么贵老百姓都看不起病了,但是要是全免费医疗了您可能连放屁的味道不同都会找医生探究个是非曲直,要是那样医生就是累死了也看不完病。要记住:到医院请专业人士做专业处理,就要花钱,这不仅是医疗问题,而且应是生活常识、常理:请人帮助不搭人情就搭钱,这无可厚非。那位儿科医生如果是在工作期间这样免费做慈善就是违规操作。首先现在的医疗机构不是慈善机构,其次非耳鼻喉科医生处理这样专业的耳鼻喉科医疗问题,其行为涉嫌违规执业。医生不收钱、免费的慈善医疗不仅是对自己职业与工作的不尊重,更是在助长对医疗资源的浪费。

投诉者流了泪,哽咽说:我就是认为收费30元不值。

朋友说:值不值,每个人的心理都有杆秤,评价都不一样。对这个问题,您可以向物价部门反映。

医患关系中尊重的度与分寸是最难把握的。因对象的多样性、需求的复杂性,这决定了尊重的困难性,以致常常顾此失彼。尊重是医疗的原则优先,还是患者的需求优先?这个选择问题常常真的令医患间的尊重无所适从。再难尊重也绝不能被忽视或抛弃而必须要坚守,因为即使是医闹也有可观之处。

医患交流的"三原则"或"六字诀"中,朋友认为最重要的是专业原则,即医务人员的专业性、专业能力,因为这是医患之间相互沟通的基础。基础不牢,地动山摇:不专业的医疗、不以专业为基础的医疗沟通会导致中立和尊重两原则根本就无从谈起。

医患沟通中应该关注经济条件差的恶性疾病患者的情绪变化

陈　伟　袁江帆　北京积水潭医院

医患沟通,就是医患双方为了治疗患者的疾病,满足患者的健康需求,在诊治疾病过程中进行的一种交流。医患沟通是医学诊断的需要,也是减少纠纷的需要;相当一部分医患纠纷,由于医患相互交流不足和沟通不够,致使患者对医疗服务内容和方式的理解与医护人员不一致,进而信任感下降所导致。而且医务人员要做到积极感知、发现和引导患者的情绪,妥善化解医疗纠纷的情绪隐患。

案例

2014年某日,某癌症患者手持20厘米的砍刀进入某医院,先后砍伤1名医务人员和2名护士,5分钟后被民警制服。据介绍,该患者患有淋巴癌,70余岁。这名患者过去一个月因左下肢水肿住了两次院,第一次不愿配合检查要求出院,第二次做活检提示肿瘤腹腔转移可能。此后,患者在住院期间有要跳楼的冲动,但被两位医务人员救下来。医务人员已告知他可行化疗放疗等治疗,但均遭拒绝。后患者解释原因是自己经济条件差,觉得在医院即便花大量的费用仍旧治不好病,会加重儿女的经济负担。

案例分析

恶性疾病患者均会出现焦虑情绪。此案例主要特点有:第一,该患者经济状况差,担心治病会花钱,还要成为家庭的负担,而身感内疚,这是导致焦虑的原因;第二,患者知道真实病情后,认知反应产生了"我患了不治之症""癌症等于死亡"等认识,内心感到非常恐惧;第三,放化疗副作用大,治疗只能带来痛苦,不能受益,也是患者产生焦虑的原因之一。

一个肿瘤患者,当其知道自己所患疾病时,无疑于晴天霹雳,出现焦虑、恐惧等心理是很正常的,也是可理解的,尤其是家庭经济困难的患者,其心理反应会更复杂、更极端。作为医务工作者,我们要以自己的真诚、爱心和职业道德观,理解关心他们;利用自己所学的专业知识,给予其心理、生理的支持,特别是心理上的及时疏导、积极的健康教育。医务工作者可以帮助患者理清头绪,化解心中的忧郁,正确地认识疾病,提高自身抗御疾病的能力,在医护人员的帮助下完成治疗计划。

医务人员应该做好恶性疾病患者的入院指导工作。

第一,医务人员需要了解其经济状况,是公费或是自费,后根据经济状况和患者要求安排住入合适的病房。医务人员要详细给患者及家属介绍医院及科室环境,主管医务人员、责任护士及医疗制度等。

第二,医务人员应该以热情诚恳的态度、亲切柔和的语言来接待患者,使其尽快熟悉医院环境,消除陌生感,产生安全感。

第三,医务人员应该给患者正面的情感支持,减轻其焦虑情绪。

第四,应做好健康教育和卫生宣教,利用座谈会、发放健康小册子等形式宣讲病理。在护理、晚间护理、静脉输液等护理过程中,医务人员用通俗易懂的语言讲解有关肿瘤方面的知识,对于不知情的患者可让其家属参加。医务人员要帮助患者正确认识疾病,指导他们学会对心理障碍进行自我调适、自我控制,鼓励他们积极地对待病情,激发患者内心的责任感,战胜恐惧心理。

第五,应该加强社会力量支持及经济上的援助,在做到适度检查、合理用药的前提下,减少其大型检查项目,安排床位费低廉的病房,把患者的检查、治疗尽最大可能安排紧凑,减少其住院天数。

患者在就医期间,心理上希望时时处处受到他人的照顾和关注。疾病本身的痛苦使患者的心理变得脆弱、敏感,对医务工作者的言行异常关注,并会产生猜测心理。一旦医务人员因工作量大一时无暇照顾或因病情需要优先照顾其他危重患者,就觉得自己受到了冷落和不公平待遇,产生悲伤、委屈甚至愤怒的情绪。因此医务人员应该关注患者本身的痛苦和对疾病的担心。重大疾病或怀疑为重大疾病未确诊的患者,在等待确诊和治疗期间,常有心烦、失眠、抑郁、焦虑、情绪紧张等精神状况。患者在这种应激状态下,对医务人员的医疗技术和服务态度的要求极为苛刻;对正常诊疗过程中的等待、检查缺乏耐心;对医务人员要求的配合事项有抵触和愤怒情绪;对病痛减轻的愿望极其强烈;对身心的不舒适程度耐受力差;对疾病的无可奈何和愤怒情绪很自然地指向医疗机构和医务工作者。因此,医务人员应该提高识别患者情绪的能力,尽量避免医患纠纷的发生。

 ## 如何面对投诉患者的"神逻辑"

陈　伟　北京积水潭医院

　　美国作家阿里·阿莫萨维写了一本书叫《神逻辑》,分析了不讲理的人为什么总有理？其实有很多人确实是不由自主地生活在自己的逻辑中。而恰恰因为他的逻辑是与大众不符的神逻辑,让他屡屡感到异常痛苦。在我们接待的很多患者中就是因为他们的神逻辑对医疗机构或者医务人员产生不满。

一、只有理解他们的逻辑才能解开他们心中的千千结

　　一位患者来投诉,要求医疗机构赔偿他医疗费共计 999.99 元。我看他的药费单子开的都是中草药,询问他为什么要医疗机构赔偿,该患者娓娓道来:"中医讲究整体观念,人的五脏六腑功能很容易被七情所伤。所谓怒伤肝、恐伤肾、悲伤肺、思伤脾！因为你们医院某位医务人员惹我生气导致我怒气大发,肝脏受到很大伤害,因为肝脏的不舒服,导致我伤心难过又惊恐万分,因此全身不适,需要中药调理,费用当然应该医院承担！"我继续询问患者有什么证据证明自己目前的不适是因为医务人员惹他生气导致。患者振振有词:"我现在不舒服是事实,中医认为我需要调理也是事实,还需要什么证据呢？"

　　"我从没见过不圆的食物。因此所有食物肯定都是圆的。"

"我从没见过不直棱直角的食物……"

在我们接待的投诉患者中,有这种神逻辑思维模式的不在少数。

"医生,我这个人是非常通情达理的,我是因为不舒服才来看病的,主管医生给我开具了那么多检查的目的就是为了检查出我不舒服的原因,可是我做了那么多检查都没查出来,检查不就白做了吗?钱不就白花了吗?我不追究你们责任就是了,但我的检查费必须退给我!"

"医生,你们医院就是救死扶伤为人民服务的地方,看病就应该急患者所急,想患者所想。虽然我来晚了一点点,不过才十一点嘛,专家为什么就不能给我加个号呢?他连个号都不给我加,实在是太没有医德了,这种人就不配做专家,不配做大夫!!!"

二、面对神逻辑,我们该如何对待处理

因为生气要求赔偿的患者认为惹他生气,导致他被七情所伤,所以惹他生气的人应该赔偿!

因为没查出病来要求退钱的患者认为,我做检查就为了查出病因,没查出来,钱白花了,就得退钱!

因为医生不给加号投诉医生没有医德的患者认为白衣天使就该有求必应,不给加号就是没有医德!

站在他们各自的角度上思考,他们认为自己的逻辑最有道理!

三、这种神逻辑是怎么产生的

每个人在不断成长的过程中,人生观、世界观、价值观不断成熟。通过和不同的人接触,我们会发现,人与人之间的三观差异很大,每个人会用自己的价值观去衡量各自的处境和遇到的问题,而每个人的言行又会受到不同的价值观支配。因此,过分强调自己利益的时候,逻辑思维方式就会产生和大众不同的方向,神逻辑自然产生。但他们并不是不讲理,只是深陷在自己的道理当中,而且往往不能自拔,因此,对神逻辑的人我们要深表理解。

四、如何面对这种神逻辑呢

1.搞清楚根本矛盾是什么　在接待神逻辑投诉患者时,一定要让对方充分倾诉,我们需要耐心倾听,通过倾听分析出医患双方的根本矛盾到底是什么。

要求赔偿药费患者的根本矛盾是医务人员服务态度不好;要求退费的患者的根本矛盾是病没检查出来;要求加号的患者根本矛盾是没挂上号。

2.思考清楚问题能解决到什么程度　千万不要被对方的神逻辑搅乱思路,而是坚持按照医院的工作制度、工作原则分析出哪些问题我们能解决,哪些问题解决不了。

要求赔偿药费的患者矛盾原因是服务态度问题,可以赔礼道歉但无法承担赔偿;要求退费的患者矛盾原因是疾病没查出来,可以调查清楚情况,做好进一步检查但无法退费;要求加号的患者投诉医生不给加号没有医德,态度问题可以解决但加号要求无法满足。

3.尽可能理解对方,给予尊重,并协商解决方法　面对神逻辑,我们要试着换位思考,了解对方的处境和想法,并试着找到共赢的解决方式。

"大叔,您说的我们工作人员服务态度不好的问题,我先代表医院道歉。我们会立即和科室领导联系,对当事人做出严肃处理并给您答复,但是您说的赔偿药费问题确实没有相关证据,所以没法支持。知道您也不是为了这点药费来的,一看您就是个通情达理的人,希望您能理解,我们一定教育好职工,下回您来看病坚决不再惹您生气。"

"大姐,您说的真有道理。咱上医院就是来看病的,查了一溜够没查出病来真是有点闹心,我刚才和临床主任联系了,您的病他已经大概有个判断,一会儿把主任请过来给您讲讲,也许还需要再做两项检查,就能对症治疗了!"

"大哥,您说的对,医生的医德太重要了!但我刚问了专家,他出完门诊马上就要给病房的一个急症患者手术。您这病不属于急症,所以真抱歉,没法给您加号了。您别急,把手机拿出来,我教您从京医通约个专家号,约好您再来,下回来了就一准能看上了!"

耐心听对方把他的逻辑讲完,简明扼要阐述清楚咱们的观点,当然要尽量站在对方的立场理解他的想法,满足他的要求,解决他的问题,很多矛盾就会迎刃而解了。

4.记住面对"神逻辑"不否定,不争论 当遭遇"神逻辑"患者时,千万记住不要说对方讲的道理不对,除非你认为自己有足够的能力击溃他的价值体系,否则就要尽量弄清楚逻辑谬误在哪儿,然后将计就计,只要把矛盾解决就是硬道理!

当然,我始终坚信一个真理,所有的患者到医院来都是为了把病看好,在就诊过程中产生不满实属难免,用一份宽容、理解、善良、修养体谅对方的感受,"神逻辑"难题自然会迎刃而解。

 # 人生最美是心安

陈 妍 北京回龙观医院

医患关系作为中国社会中敏感而特定的人际关系,对构建和谐社会有着重大影响。而遵照指令性文件设置在各大医疗机构内的医患关系调处科室,无疑是这一中国特色关系在院内职能科室体系中的展现。作为专职从事医患关系协调工作的医务人员,每天工作的主要内容就是接待形形色色的投诉者,而这当中的喜怒哀怨唯有自己心里最清楚。

距离 2016 年新年还有 5 天,我如往常一样坐在办公室里,心里暗暗祈祷着希望这一天能安然度过。刚准备起身倒点热水喝,门却被直接推开了。"您好!"一位面色灰暗的中年妇女出现在门外,她神色略显胆怯,用试探性的语气问我:"领导,我能进来么?"我先是一愣,5 秒钟后马上露出职业性微笑:"大妈,我可不是什么领导!您叫我小陈! 来,外面冷,您赶紧进屋里坐!"我起身相迎,她却显得有些不知所措,我用余光迅速打量了她一番,看到她身上除了背着一个打过补丁的绿军包之外,什么东西也没有,我戒备的神情略微放松了一点。

中年妇女在听到我"热情"的召唤后,小心翼翼地将整个身体挪进屋子里,然后,怯生生地站在我面前。"大妈,您别站着呀,快坐!"我起身相迎,热情地招呼她坐到我对面的沙发上,她泪眼婆娑地看着我,停顿片刻后,她开口了。她自称姓韩,来自湖南省娄底市,是一名退役军人的母亲,她的儿子在服役期间被确诊患上了精神分裂症。因为当地治疗精神科疾病的条件相对较差,又因为她的儿子今年只有 28 岁,并且是她唯一的孩子。作为母亲,她不忍心自己的儿子就这样荒废了,于是,倔强的她独自一人带着儿子到北京来看病。目前,她的儿子正在我院康复科接受住院治疗,病区医护人员对她和儿子的态度都非常好,尤其是她儿子的病情恢复状况良好。前几天,她儿子的主治医生告诉她,用不了多久她就可以接儿子出院了。当她说到这里时,我看到她的眼神都是发亮的,想必她内心很是欢喜。

在认真听完韩大妈的讲述后,我感觉有些疑惑。如她所言,医院各方面的医疗服务工作她都是极为认可的,而且,她儿子目前的康复情况更是让她深感欣慰,那为何跑到我这个专门接待投诉的科室来呢?我当时真想告诉她可以去院外订一面锦旗送到党办以示感谢。但韩大妈在沉默片刻后,又开口了,这一次双目不再发亮,而是泛出一丝泪光。"小陈同志,您一定要帮帮我,我想元旦后接我儿子出院,但是,出了点岔子,我去过好几个地方反映情况,可是他们都说帮不了我,这不,他们让我到医患办来问问!"

此时我的内心豁然开朗。在医院各职能科室当中,医患办的工作是扶不上"台面"的,但在日常工作中却需要时刻冲当"消防员"的角色。众所周知,患者满意度是衡量一个医院绩效乃至医疗服务品质的重要指标,但维护起来却并非易事。特别是在当下,在医患关系并非完全和谐的今天,身为一名工作在第一线的接诉人员,我每天所要面对的全是"问题",若没有一个足够强大的内心还真是要抑郁了!思量片刻后,我微笑着看着韩妈妈:"大妈,接儿子出院是您的权利,我们医院只负责治病,您这边出了岔子,应该是您自己想办法解决才对呀?!"

韩大妈的面色更加灰暗了,泪水开始在眼眶中打转。"小陈,情况是这样的,我儿子自从生病后部队就让他转业了,而且,他的病一直都没好利索,自然也没办法找工作。我在他住院期间一直帮他办低保的事,这不上个月终于办下来了。"韩大妈一边说一边从绿军包里取出了低保证,"小陈,你看看这日期,大妈是不会说假话的!"我接过韩大妈手中递过来的低保证,迅速地翻看了一遍,依然略有不解:"大妈,这和您接儿子出院有什么关系么?"

"小陈,我儿子没生病前,我家里的经济条件还是不错的,但是给他治病这些年,家里真的是因病致贫了。这不前几天我看新闻里说国家出台相关政策,低保人员住院是可以免付押金的。我也知道,这政策才出来,我不是想赖账,我只是想让医院先把我给儿子办住院手续时的押金退还给我。我儿子是退役军人,他还有二次报销,等二次报销的钱到账后,我再给他把住院费缴上,这样我就能踏踏实实地接他出院了!小陈,我实在是没钱了,真的是走投无路了,你就帮帮我吧!"话未说完,两行泪水便顺着她那灰暗的面颊流淌下来,我赶忙递上纸巾。她看了看我,双手有些颤抖地接了过去。

当今,医患关系紧张,许多人谈医患而唏嘘,言诉者为蛮夷。我自2011年起一直在医院从事医患协调工作,深知有诉必有因的道理。而韩大妈这一次却是"赤裸裸"的求助,我本可以推脱,因为这不属于我的工作职责,但人文精神的彰显不应当仅仅局限在日常的医疗服务工作当中,医院内的各项医务工作更应当具有人文乃至人道主义精神。于是,我破天荒地"许诺"了韩大妈,明确告诉她,我会向上级主管领导请示后,给医院院委会提交一份关于她儿子住院押金退还的请示……至今,我依然记得她在我面前痛哭的样子,我猜她的年纪应当不过50岁。但这些年为了给她那唯一的儿子治病,她的面容布满风霜,皱纹纵横在面颊之间淹没了她的年华与热情。

我知道每一位站在我面前投诉的患者,都有他们的人生故事。而由于工作性质,我可能无法如其他医务人员那般,能够分享到每位患者人生故事中那段喜悦的篇章。但是,能够在自身职责范围内,及时妥善地解决他们的诉求,换来一份源于内心的满足与安然,也是一件人生美事。

从《心灵点滴》谈医患沟通的重要性

徐立伟　中国医学科学院肿瘤医院

近日观看了美国影片《心灵点滴》,其主要讲述汉特亚当斯因为自己在精神病院的经历,意识到沟通与帮助对患者心理及治疗的重要意义。在进入医学院学习后,他身体力行,坚持"医生的使命不只是要避免死亡,还要增进生活品质"的理念,并逐步影响到身边的同学、爱人、护士、患者及家属等,从而最终推行人性化治疗理念。结合如今紧张的医患关系现状来看,本片的意义是巨大的。这里主要从医患沟通的角度来讨论。

医患关系本应是和谐融洽、协同一致共同面对疾病的关系,但近年来由于就医经济负担加重、医疗资源分配不均、优质医疗资源严重匮乏、个别媒体不当渲染等方面的原因出现持续紧张的局面,甚至时常发生暴力伤医等极端事件。仔细分析引发这些医患冲突事件的原因,我们会发现医患沟通在避免医患矛盾及对立中的巨大作用。

进行医患沟通是法律法规的明确要求。在原卫生部颁布的《医院投诉管理办法(试行)》中,有专门的一章规定了医患沟通,可见医患沟通的重要性。在这些规定中,要求医院应当体现"以患者为中心"的服务理念,提高医务人员职业道德水平,增强服务意识和法律意识,提高医疗质量,注重人文关怀,优化服务流程,改善就诊环境,加强医患沟通,努力构建和谐医患关系。全体工作人员应当全心全意为患者服务,热情、耐心、细致地做好接待、解释、说明工作,把对患者的尊重、理解和关怀体现在医疗服务的全过程。医务人员应当尊重患者依法享有的隐私权、知情权、选择权等权利,根据患者病情、预后不同以及患者实际需求,突出重点,采取适当方式进行沟通。另外,在《执业医师法》《侵权责任法》等法律中,也明确规定了告知及沟通相关的内容,可见进行有效的医患沟通已经上升为法律法规的明确要求。

进行医患沟通也是医学模式变革的必然要求。医学模式已由生物医学模式发展为生物-心理-社会医学模式,即摒弃以往仅将患者作为"人体机器"的观念,而是在治疗及卫生保健模式中考虑到患者的心理因素、患者所处环境的自然及社会因素和帮助治疗疾病的医疗保健体系。只有综合考虑诸多因素,才能够针对患者的实际情况制定切实可行的诊疗方案,并医患协同配合良好,进而达到满意的诊疗结果。

进行医患沟通还是建立良好医患关系的必要途径。患者在患病过程中往往是极度脆弱的,需要承受着身体、心理、经济、社会地位等多方面的压力。因此在获得专业的诊疗之外,往往还有心理及精神方面的困扰和痛苦。如果医务人员能够适时适当地进行疏导和安慰,那么将会对治疗起到锦上添花的作用;反之,如果在治疗风险极高、效果不佳且花费巨大的情况下,如果沟通仍不到位,对患者或家属使脸色、耍脾气,那么很可能导致患者或家属的心理瞬间崩溃,就容易成为医疗纠纷的导火索或助燃剂,最终演变成严重的医患冲突事件。这样会牵扯医务人员大量的时间、精力,严重影响到工作和生活。

"有时去治愈,常常去帮助,总是去安慰",这是镌刻在特鲁多医生墓志铭上的经典名言,也是需要医务人员深思并践行的话语。治愈只能是个别的,如今的医学技术尚不能包治百病,我们必须承认医学的局限性,并将之加入到对患者及家属的健康教育中去,以使其建立合理的期望值。帮忙是常常的,即便无法治愈疾病,至少可以为患者提供一些力所能及的帮忙。如影片中主人公扮演小丑逗乐患病儿童一样,已经善莫大焉。总是去安慰,这是最高的要求,也是最低的要求。一句暖心的话语、一个鼓励的手势、甚至一个会心的笑容,已经是对患者最好的安慰,是对处于绝望、彷徨中的患者莫大的支持。做好了这三点,进行有效的医患沟通,建立和谐的医患关系应该不是难事。

青年医师的修炼

陈 伟 北京积水潭医院

今天是五四青年节，首先向节日里仍奋战在一线的青年义务工作者道一声问候："祝大家五四青年节快乐！"

五四运动至今已近百年，但以"爱国、进步、民主、科学"为核心的五四精神依旧引导着新一代的年轻人积极进取、勤奋工作。

越来越多的80后、90后医务人员走上工作岗位，在工作的磨炼下，他们逐渐变得细致而理性。但不容忽视的是现在的青年医务工作者刚刚走上工作岗位就承受着医疗环境带来的巨大压力。

美国英联邦基金会主席、卫生保健政策专家大卫·布鲁曼瑟尔和美国科学院院士、哈佛大学公共卫生学院教授萧庆伦在2015年4月2日出版的《新英格兰医学杂志》上发表了《来自东方的教训——中国医改困局》。作者认为来自中国很重要的经验教训就是：医生的专业主义精神，作为一个保障现代医疗体系有效运行的基石，没得到足够的重视。在"创收入、图生存"的市场化运营机制下，中国的医生们没有"专业主义精神"的历史和传统作为内心的支撑，也没有独立的行业协会可以去作为外部依靠。中国的医生在过去的20年间丧失了医生应该具有的"高质量、可信赖、专业化"的医生公众形象，公众普遍认为医生把自己经济福利置于患者的利益之上。

不管我们是否接受美国学者的批评，中国医生缺乏良好的社会公众形象已经成为难以否认的现实，而且要全面扭转这个观点并不容易。因此，缺乏良好的社会公众职业形象是青年医务人员必须面对的局面。他们刚刚参加工作就需要面对这种困境，而且背负着改变现状、扭转恶化的医患关系这样的历史责任，确实肩负重担。因此青年医生不能自怨自艾、顾影自怜，唯有接受现实、面对挑战，以勤奋和努力，以对患者的关爱，以自身的专业素养重新赢得大众的信任。

其实很多医学大家就是通过工作中一点一滴的努力和浓浓的人文情怀，获得了患者的信任，营造了医患的和谐。

北京积水潭医院有一位著名的手外科教授叫韦加宁，虽然他已经去世 10 年有余，但他的大医精神依旧影响、感召着青年医师们。

韦加宁主任真正做到了把患者当亲人，把医术当艺术，视工作为生命，把毕生精力都献给了医学事业。

韦主任在工作中有一个非常好的工作习惯，他会充分考虑患者的生活状况和就医需求。他在每一位患者手术前都会将患者请到办公室，为患者画一幅精美的手术外科图谱，告诉患者手术要怎么做，要开多大口，要不要放内固定材料，大概要花多少钱，手术做完后功能最好能恢复到什么状态，最不好会有什么情况发生。他的耐心和细致感动着所有的患者。韦主任在世时，有一次团委组织青年医师和韦主任举行座谈会。有人问韦主任，如何让患者这么信任您，爱戴您。韦主任轻描淡写地说了两句话："患者想到的你想到了患者就会相信你，患者没想到的你替他想到了，患者就会感激你。"我想现在的青年医师也应当在工作中注入这种浓浓的人文情怀，向着医学大家的方向努力。

青年医务人员如何才能成长为医学大家呢？我认为应当做到以下几点。

一、培养良好的医德观念

医德是调整医务人员与患者、医务人员之间以及与社会之间关系的行为准则。医德的好坏直接关系着人命的安危。明代龚廷贤说："病家求医，寄以生死"。这说明医务人员与患者这一医德关系是生死所寄，性命攸关的。要想成为一名好医生先要做个好人，要努力做到韦主任说的那样急患者所急，想患者所想，绝不会为了追求个人利益而牺牲患者的利益。

二、要努力钻研业务

业精于勤，荒于嬉；行成于思，毁于随。这是韩愈《进学解》中所云。

意思是说,学业由于勤奋而精通,但它却荒废在玩耍中;事情由于反复思考而成功,但它却能毁灭于不经大脑的随性中。医务人员更需要专业精神。医疗技术日新月异不断发展,这就要求医务人员不断学习,不断钻研,才能更好地掌握治病救人的本事。

著名的妇产科专家郎景和院士告诉年轻的医师:外科不仅是一门技术,也是一门艺术,一门哲学。外科医生手中的手术刀就是一把剑,多年磨一剑,剑锋自然成。他说年轻的外科医生总是想做大手术,但是外科医生都是从小手术开始,要在实践中不断学习。经验的形成不能仅仅靠重复和简单的积累,经验的获得是理论知识、临床实践和分析思考三者的结合。重复练出来的是比较熟练的"工种"和"匠人",三者结合造就的才是有思想的哲人和有潜能的专家。

三、提升医学人文精神和医患沟通能力

人文修养是医生的基本修养,因为医学的本质是人学。人文精神是医者的品质和社会责任,因此无论置身于怎样的环境都不能放弃爱心、责任心和进取心。医生在工作中要尽量避免对立情绪,缺乏耐心,态度冷漠,语气生硬,谈话过程简单机械的情况。医务人员需要用心去关怀患者,树立整体观念,在医疗活动中要以患者而不是以疾病为中心,把患者视为一个整体的人而不是损伤的机器。医生在诊断治疗过程中贯穿尊重患者、关怀患者的思想,主张建立医患之间的合作关系,方能重塑和谐的医患关系。

威廉·奥斯勒说:"行医,是一种以科学为基础的艺术。它是一种专业、而非一种交易;它是一种使命,而非一种行业。从本质来讲,医学是一种社会使命、一种人性和情感的表达。"这是一个张扬个性的年代,青年医务人员要在工作中找到自己的位置,拥有专业知识,勇于承担责任,面对困难不寻求任何借口,努力去迎接和谐医患关系的到来!

医患距离变远了是多种因素造成的

周海龙 上海市嘉定区南翔医院

医患之间曾经保持过非常良好的关系。记得小时候我们那的机关诊所有个王医生,是儿科医生,上海人,医术很好,待人也很和蔼。患者都很相信她,也愿意找她看病,她的办公桌前经常围着一群人。那时没有一人一诊室的概念,也没有人觉得有何不妥,能把病看好就行。在那个计划经济时代,一切都要凭票供应,物质总体上是匮乏的。但王医生走到哪里,都会受到笑脸相迎,想买什么营业员们都会主动挑最好的给她。在那个年代,医院没有太多的先进仪器,也没有多少昂贵药品,没有假药,都是便宜的基本用药,效果也不错,能够解决当地老百姓最基本的医疗问题。总体上说,那时的医患关系还是很友善的,但医院硬件相对比较简陋,也缺少大型医疗设备,总体上医学水平不高,和国际社会相差较大。

随着市场经济的建立,不知从哪一天起,我们就可以感受到如非甾体类消炎镇痛药,换个包装,或改成缓释片,数量少了但价格却翻了十几倍。有些药物,成分并没有变,或许增加了一些科技含量,有多大效果也难说,但价格却扶摇直上。而医用耗材,不断更新换代,价格当然也就节节攀高。平心而论,随着社会发展,医学的进步是很明显的,在保障老百姓生命安全方面起到了至关重要的作用。但随之而来的,就是医疗费用的持续上升,老百姓的怨言也越来越多,医患关系因掺杂着利益关系也变得微妙起来,陌生起来。

我个人认为,医患距离变远了不简单是医患之间的问题,其中有深刻的社会背景,有体制因素,也有复杂的利益纠葛,还有人自我意识的觉醒。曾有人提问,如果老百姓看病政府全包下来医患关系能否回到从前?答案是不一定。因为社会发生变化了,老百姓的自我意识已经觉醒了,我们不必奢望回到过去那种单纯的医患关系。但改善医患关系,拉回渐行渐远的医患距离使之回归正常还是可以的。

国务院办公厅曾发布过关于城市公立医院综合改革试点的指导意见，提出公立医院改革是一项长期艰巨复杂的系统工程，当前还存在一些比较突出的矛盾和问题。公立医院逐利机制有待破除，外部治理和内部管理水平有待提升，符合行业特点的人事薪酬制度有待健全等。这一切都迫切需要通过体制机制改革逐步加以解决。从中可以看出，医患关系也是长期复杂艰巨系统工程的一部分，不可能寄希望毕其功于一役，最终还是要通过体制机制改革逐步加以解决。

中国是一个发展中国家，解决 13 亿人口的就医问题即使是世界上最发达的国家都不是一件容易的事。也有人动辄主张学习发达国家如何去做，认为如此医患关系就会如何，可能忘记了中国有 13 亿人口这个最基本的国情。在现有的投入下或许没有哪个国家的医护人员能比中国的医护人员做得更好。

现在我们说如何更好地为老百姓服务，如何改变就医难、就医贵的现象，如何改善老百姓的就医体验、如何增强老百姓的获得感等都是正确的。但还应该理直气壮地说要增加对医疗机构的投入，使医护人员获得与其劳动和付出相符的收入，也只有这样，医护人员才能更好地为老百姓服务。

曾有一个患者前来调取 1997 年外伤性脾破裂病历，当时做的是脾切除术，正常出院的。我调取了病历，大致看了一下。那时病历几乎全是手写的，比现在简单得多；告知书也只有一两份，没有现在的多；用药也是最基本的用药；检查也都是一些基本检查；疗效和现在没有多大区别；但费用却远低于现在。如果我们把过去和现在两份同样疾病、同样手术的病历对比一下，似乎可以发现一些问题。如果我们发散思维，把1997 年的房价与现在房价相比一下，把 1997 年的物价与现在的物价也相比一下，想必找到这些数据也不难，或许还会找到一些问题的症结。我们是否可以跳出医疗行业，从整个社会的大背景看医疗行业这 20 年发生的变化，或许能够避免一叶障目，从而产生"不识庐山真面目，只缘身在此山中"的感叹。

简言之,近 20 年我们的医疗水平总体提高了,但医疗费用也上去了。不过医疗费用的结构并不合理,反映医务人员技术和服务的收费远低于成本,而部分药品、耗材价格虚高,这引起了患者的不满。虽然医疗机构并不是药品、耗材价格虚高的幕后推手,也不是其中真正的获利者,但却站在前台,成了被指责和抱怨的对象。医患关系因此也变得复杂起来,我们医务人员在老百姓心目中的形象也没有以前光鲜了。

在市场经济下,我们还是应尊重价值规律,价格毕竟围绕着价值这个轴心转,价格也不应长久地低于价值。按照马克思主义政治经济学原理,什么时候我们尊重价值规律,按价值规律办事,我们的工作就会比较顺畅,也易于取得成效;反之,就可能会遭遇困扰,工作也会受到一定的影响。时代在发展,也在变化,我们自己本身也在变化,我们再也不可能回到过去那么一个状态了。古代哲学家赫拉克利特也曾说过:"人不能两次踏进同一条河流(No man ever steps in the same river twice)。"在前进的道路上我们虽然步履匆匆,但有时我们可否暂停一下、回顾一下、反思一下所走过的道路,那么对如何走好前面的道路或许也会起到一定的借鉴作用。

我们希望中国的医护人员能够像美国梅奥诊所的医护人员一样,一心一意只想着更好地提高自己的医疗技术水平,全身心地为患者服务;医院的收入只是劳动的副产品,会自然而然产生;医护人员的收入也能够保持在应有的水平;患者因有各种保险也不必过于担心付不起账或医院多收费。如此,医患关系也没有理由不好。我想,只要我们找准了目标,脚踏实地去做,医患关系是完全有可能改善的。

 ## 知情同意与信任

陈　伟　北京积水潭医院

在社会科学中,信任被认为是一种依赖关系。德国著名社会学家给信任定义为:信任是为了简化人与人之间的合作关系。的确,人与人之间多一份信任,少一份猜忌,复杂的社会关系就会简化很多。

医患关系是社会关系的一种,医患之间恰恰是因为长久以来的信任危机,使得原本应该简单的医患关系越来越复杂。很喜欢《滚蛋吧,肿瘤君》里面那句经典的台词:"我负责治病,你负责相信我"。医生凭着这份自信和责任,全身心地投入到与疾病的抗争当中,这是最理想的状态。但现在因为患者对医疗行业的不满和猜疑,使得医务人员要将更多的精力投入到与患者沟通的过程当中。因此,医务人员要充分意识到,取得患者的信任是建立和谐医患关系的第一步。

许多医疗纠纷其实并不是真的出现了医疗差错,恰恰是因为没有取得患者的信任造成的。

一对夫妻非常气愤地走进某医院医患办投诉,声称医务人员过度医疗而且证据确凿。患者男性,50多岁,在工厂干活时被电锯割伤,伤后4小时到医院急诊就诊,查体"左手拇、示、中、环指可见多处伤口,有活动出血"诊断"左手割裂伤",完善检查后做了手术。手术做得很顺利,但术后患者出现不满。

患者陈述:"我就是把手上的皮肤割破了,怎么做手术还给我打了钉子?我伤后手指头都能动,哪儿来的肌腱损伤!你们大夫就是为了挣钱过度医疗,不给我合理的说法我今天就不出院!"

医患办人员迅速展开调查,调取病历同时联系了主管医生。经查发现该患者的诊断明确,手术适应证选择合理,术前也向患者交代了病情和治疗方法,并签署了手术同意书。

手术记录清楚地描述了手术的过程:术中探查见患者左手环指指背一长约4.0厘米纵行伤口,深达骨质,中央腱束部分撕裂……冲洗伤口,环指中央束予修补,指间关节克氏针固定,缝合皮肤。

患者正是对"关节克氏针固定"产生了猜疑和不满。患者认为,我就是皮肤裂伤,你给我植皮,缝合我都没意见,为什么还要打钉子,打钉子为什么不告诉我?

医方认真地接待了患者,同时详细解释了病情。其实术前已经明确告知,要通过术中探查明确具体损伤情况,同时进行相应的处理。一般的肌腱损伤只需缝合即可,但由于该患者肌腱损伤部位在指关节处,缝合容易造成移位,为了让患者能够更好地恢复,所以进行了克氏针内固定。经过医方耐心细致的解释,苦口婆心的劝慰,患者暂时接受了医院的说法,将信将疑地办理了出院手续。

通过这件事要给临床医务人员提个醒,医患双方签署知情同意书的过程也是建立信任的合作关系的过程。综观事件始末,我们不得不承认,医生在履行术前告知义务时,确实有不完善的地方,导致患方不解,产生信任危机。翻开手术同意书,我们发现所有告知的内容赫然纸上,患者的签字也一清二楚。但必须提醒医患双方的是,告知并不仅仅是履行签字手续,签字不等于告知,告知不等于沟通。

医生术前告知应当说些什么呢?要告知患者病情,同时要理解患者心理,缓解患者压力;要详细告知手术的目的、方式、可能发生的并发症、不良反应等;要协助患者选择是否手术,用何种方案手术以及每种术式的利弊;要详细告知患者手术风险、同时可能采取的防范风险的措施。在此例手术之前,如果医生告知患者若出现严重的肌腱损伤可能会采用克氏针内固定的方式进行手术,患者术后看到手上的钢钉就不会这么惊诧了。

同时我们也想提醒患方,知情同意书是患者表示自愿进行医疗治疗的文件证明。在手术同意书上签字并不是走形式,更不是签生死状。签字即代表了您同意采用医方交代的手术方式,同时了解和接受可能存在的手术风险。本着对自己负责任的态度,在签字之前要把自己想了解的问题询问清楚,避免出现自己意想不到的医疗风险。

其实知情同意,是由知情、理解、同意三部分组成。重在知情,医务人员应当详细向患者交代手术方案、医疗风险等;关键在理解,沟通的目的就是相互理解,形成共识,医方详细履行告知义务的目的是让患方理解手术过程及相关风险,患方在理解的基础上才能产生充分的信任,才能与医方全力配合;而同意是最终目的,签字的同时代表着医患双方达成共识,齐心协力对抗疾病,共担手术风险。

每一位医务工作者都信奉希波克拉底誓言:"关爱每一名患者,尽最大的努力让他们摆脱疾病的折磨。"关爱患者不仅体现在高超的技术水平上,更体现在细节的沟通中,通过沟通让患者知情、理解、同意,才能取得患者的信任。

信任是双方交往的基础,是人与人之间最美丽的语言。医患双方要能够通过沟通、相互理解、相互信任,让复杂的医患关系简单化,医患双方团结起来,用更多的精力对抗疾病。

补台可以体现一名医务人员的胸襟

周海龙　上海市嘉定区南翔医院

在临床工作中,我们有时会遇到,因为同行的一句话,可以导致不必要的纠纷;同样因为同行的一句话,可能化解将要发生的纠纷。所以说拆台和补台,小而言之,关系到医患和谐;大而言之,也关系到社会的稳定。

多年前我曾陪一名专家看专家门诊,一位骨折患者的家属拿着某基层医院做手术后拍摄的 X 线片来省会三甲医院看专家门诊。当时该患者已做过内固定术,但骨折未达到解剖复位,基本达到功能复位。患者家属虽不懂医但也能从表面上看双腿对得不齐,面露不满请专家会诊。该专家仔细读片后实事求是地说:"骨折未达到解剖复位,复位不是十分理想。"接着专家又说:由于该骨折靠近关节,不规则,且呈粉碎性骨折,骨折近端又是肌腱附着点,肌肉牵拉力量大,不但复位困难,就是勉强复位固定也困难。在基层医院能做到这个程度已属不易,就是在三甲医院也不一定比这做得更好。而该患者骨折基本达到功能复位,骨折愈合后对工作、生活没有太大影响。然后专家解释了何谓解剖复位、何谓功能复位,二者有何异同,为何功能复位在特定情况下可以接受等,又告知了一些注意事项。等会诊结束后,患者家属的神色已大为改观,有如释重负之感,想必回去后不会去找当事医师和当事医院的麻烦。而该专家也恪守了一名医务人员应有的底线,坚持了科学精神,解惑答疑,息纷止争,在不违反原则的情况下保护了基层医务人员,做人也显得很厚道。

如果换个角度,该专家一看片子就说,这手术是谁做的,你看这骨折复位怎么复的,对得这么差,这样的片子怎么拿得出手,你处理不了可以转到有能力处理的医院嘛。听专家这么一说,一个医疗纠纷立即就产生了,而且还很难处理。省里的专家都这么说了,一般人说话家属都不会听进去,当事医生会如坐针毡,当事医院也会不得安宁。我们讲补台并不是无原则地包庇,而是本着尊重科学、尊重事实、尊重同行的精神,谨言慎行,不做文人相轻、诋毁同行之举,更不应以邻为壑,那就有违医者的良知了。要考虑到该医疗行为是在当时的条件、当时的诊疗环境下产生的,如果诊疗有问题应考虑如何为现有状况下的患者提供最好的补救方案,最大限度减少对患者的损害。即使当时医师诊疗存在过错,由于接手医师可能并不了解当时的具体情况,最好不要做出定性的负面评价,只对现有病情做出恰如其分的诊断。如果患者家属要追究当时医师的责任,作为第三方接手医师也可正面告知患方要依法维权,不要采取医闹的方式去讨说法。很多时候,第三方说话往往比当事方说话管用,这样会引导患方在法律的框架下去解决问题,对医患关系和社会稳定也会起到正面作用。

所以说,补台可以体现一名医务人员的胸襟,也是一名医务人员有医德的表现。这样做不仅可以得到同行的尊重,最终也会得到患者的尊重。

第五部分　法律解读

《电子病历应用管理规范（试行）》解读

樊　荣　北京清华长庚医院

近日，《电子病历应用管理规范（试行）》（国卫办医发〔2017〕8号）（以下简称《应用管理规范》）由国家卫生计生委办公厅和国家中医药管理局办公室联合发布，并于2017年4月1日起实施。作为对《电子病历基本规范（试行）》（卫医政发〔2010〕24号）（以下简称《基本规范》）的替代性文件，两份规范之间究竟在哪些方面进行了修订呢？

一、"电子病历"的概念扩大

《应用管理规范》对于"电子病历"的定义为："电子病历是指医务人员在医疗活动过程中，使用信息系统生成的文字、符号、图表、图形、数字、影像等数字化信息，并能实现存储、管理、传输和重现的医疗记录，是病历的一种记录形式，包括门（急）诊病历和住院病历。"较《基本规范》的定义，取消了对"医疗机构"信息系统的限制。这是考虑到电子病历在医疗行业未来进一步发展应用所做出的铺垫。近年来，随着远程医疗的广泛开展和互联网医疗的积极探索，其业务多通过外部软件公司提供的软件平台直接开展，并不属于医疗机构信息系统。但由于其医疗活动的行为属性，也应将其信息系统生成的数字化信息纳入电子病历管理。

二、"应用管理规范"与"基本规范"的修订

新旧文件均为"试行"文件,但文件的名称不同。"应用管理规范"的表述更加准确。电子病历是临床医学、医院管理学、信息技术科学、法学等多方面的集合。理论上讲,是通过信息技术的设计开发,使传统病历电子化来满足临床业务开展、规范管理以及合法合规的要求。因此,卫生计生委作为卫生行政部门,仅应提出电子病历应用的管理规范要求,对电子病历的设计开发、术语、编码、模板、标准数据等技术性要求不具备立法权限。因此,原《基本规范》的标题较为宽泛,使用《应用管理规范》则更为准确。

三、电子签名应用的适应性调整

在原《基本规范》第9条中,电子签名是作为电子病历的一个使用环节要求而必须具备的。但在工作实践中,全国各地各医疗机构发展并不均衡,电子病历系统的完善程度各有不同。有的医疗机构仅采用的电子病历系统,未使用电子签名;有的医疗机构采用了电子签名,但还不是可靠的电子签名;有的医疗机构则构建了完善的电子病历系统,也采用的是可靠的电子签名。为了让采用电子病历而发展程度不同的医疗机构均能纳入管理,《应用管理规范》第9条、第10条、第15条、第16条、第26条对原《基本规范》进行了适应性调整,不强制采用电子签名,同时也说明了仅可靠的电子签名才具有与手写签名同等的法律效力,并对二者定义的区分进行了说明。法制架构更为完善。

四、电子病历归档后修改的调整

原《基本规范》中第20条、第21条对电子病历的归档时刻进行了规定,并且明确要求归档后不得修改。但在工作实践中,传统病历归档后并非不能修改。特殊情况下确实需修改的,经医疗机构医务部门批准后可以进行修改并保留修改痕迹。因此,《应用管理规范》第17条对此进

行调整,更符合工作实践。

五、电子病历归档形式的调整

原《基本规范》中第 22 条、第 23 条对电子病历的归档形式进行了规定。规定应以电子数据的形式保存,仅必要时可打印纸质版本,非电子化资料可以数字化后纳入电子病历,并非强制性规定。因此工作实践中,导致部分医疗机构将电子病历按照电子数据方式保存,非电子化资料按原件留存,病历分别归档,对保持病历的完整性,以及病历查阅、复制、封存均带来了诸多不便。而且,对于无可靠电子签名的电子病历,单纯电子数据方式的保存也会给其法律效力的认定带来不便。因此,《应用管理规范》第 18 条规定,医疗机构因存档等需要可以将电子病历打印后与非电子化的资料合并形成病案保存,更符合工作实践,也为电子病历并不完善的医疗机构病历存档提供了法律支持。

六、取消"电子病历使用日志"

原《基本规范》第 25 条,在电子病历保存之外,还提出了电子病历使用日志的建立和记录。而二者分别保存并不利于保障电子病历的真实性,应将二者进行整合并完整呈现。因此,《应用管理规范》第 20 条对其进行了调整,取消了电子病历使用日志,而将人员、操作内容、操作时间、审核、修改等信息完整呈现在电子病历中。

七、对电子病历"锁定"的要求进行了删除

原《基本规范》第 31 条、第 32 条增加了对电子病历"锁定"的要求。但《基本规范》仅提供了要求,却没有制定相关具体执行的流程与方法。这给医疗机构在工作实践中带来了困惑,导致诉讼期间进行了电子病历是否经修改等问题的司法鉴定,并产生了较高的司法鉴定费用,该鉴定该费用应由负责锁定及保管电子病历的医疗机构负担;同时也给法院的法律裁决带来了困难,容易将医疗过失争议转变为对电子病历数据本身

法律效力的争议成为现实法律难点问题。因此,在《应用管理规范》中,将对电子病历"锁定"的要求进行了删除。

八、电子病历封存形式拓展

原《基本规范》第 32 条,电子病历的封存仅一种形式,制作完全相同的纸质版本共封存。但复制可为纸质或电子版两种形式。这就为工作造成了困扰,应建立电子病历封存方法。因此,《应用管理规范》第 23 条至第 25 条,对电子病历复制件的封存条件、要求、使用均进行了明确。

总之,《电子病历应用管理规范(试行)》的发布是根据工作实践进行的较完善的适应性调整,更加利于工作中的政策落实,更加利于医患双方权利的维护,更加利于医疗事业未来的发展。

《民法总则》对民事诉讼的影响

王梦娟 中国政法大学

2017 年 3 月 15 日,《民法总则》经表决通过,将于 2017 年 10 月 1 日起施行。作为民法典的总则编,其内容无疑具有全局性的指导意义,对民法典的立法活动,甚至对其他法律的制定、适用等都具有重要影响。本文通过对《民法总则》的研读,主要从以下几个方面分析《民法总则》对民事诉讼活动的影响。

一、裁判依据的变化

《民法总则》第 10 条:"处理民事纠纷,应当依照法律;法律没有规定的,可以适用习惯,但是不得违背公序良俗。"

本条是关于法律渊源的规定,此次《民法总则》将《民法通则》第 6 条规定的"国家政策"修改成"习惯",正式确立了习惯的法源地位,这是立法的一个进步。这就明晰了在法律没有规定的时候我们该怎么办。而国家政策是很难界定、很难把握的,司法实践中在没有法律的情况下法官如何去适用国家政策是一个很棘手的问题。该条的修改无疑对法官的审判活动提供了明确的指引。

但不可否认习惯也有问题。因为中国是一个多民族的国家,若用习惯作为裁判依据,是适用一个民族的习惯还是一个地区的习惯?如果习惯中有糟粕是采用还是不采用?这些在以后的民事诉讼活动中仍然需要去界定。

《民法总则》第11条:"其他法律对民事关系有特别规定的,依照其规定。"

对于本条应作新法优先旧法的理解,而不应理解为特别法优先于一般法。如本法与《合同法》《物权法》《侵权法》等不一致的,应优先适用本法。本条提及的特别法主要指将来的民法典之外的单行法。因此在民事诉讼活动中,法官在适用《民法总则》和其他法律如《合同法》《物权法》等时应优先适用《民法总则》的规定。这就对法官在民事诉讼活动中适用法律时提供了法律指引。

二、胎儿具有民事诉讼权利能力

《民法总则》第16条:"涉及遗产继承、接受赠与等胎儿利益保护的,胎儿视为具有民事权利能力。但是胎儿娩出时为死体的,其民事权利能力自始不存在。"

该条是对胎儿利益保护及胎儿部分民事权利能力的规定。从出生前还是胎儿时,其继承遗产、接受赠与等利益就受民法总则的保护。比如,在分割遗腹子父亲的遗产时,应该为遗腹子留有份额。

该条否定了《民通意见》规定的自然人的民事权利能力始于出生,肯定了胎儿的部分民事权利能力,即胎儿在"遗产继承、接受赠与"等获益方面享有民事权利能力,胎儿出生时为活体的得以自己的名义行使权利。因此,在诉讼活动中胎儿可以以自己的名义主张权利,改变了过去无"法"主张自己权利的尴尬境地。

三、降低了民事行为能力的标准，肯定了 8～10 周岁人群的行为效力

《民法总则》第 19 条："8 周岁以上的未成年人为限制民事行为能力人，实施民事法律行为由其法定代理人代理或者经其法定代理人同意、追认，但是可以独立实施纯获利益的民事法律行为或者与其年龄、智力相适应的民事法律行为。"

随着社会的进步和教育水平的提高，儿童的认知能力、适应能力和自我承担能力也有了很大提高，降低无民事行为能力人的年龄下限符合保护未成年人权益的宗旨。这也就使得 8～10 周岁的未成年人所为的民事行为不是一律无效。因此，在民事诉讼活动中，发生此类纠纷时法院应根据民事行为的具体内容予以认定，而不能一概以无效认定。

四、认定公民无、限制民事行为能力案件申请主体范围的变化

第 24 条：不能辨认或者不能完全辨认自己行为的成年人，其利害关系人或者有关组织，可以向人民法院申请认定该成年人为无民事行为能力人或者限制民事行为能力人。

被人民法院认定为无民事行为能力人或者限制民事行为能力人的，经本人、利害关系人或者有关组织申请，人民法院可以根据其智力、精神健康恢复的状况，认定该成年人恢复为限制民事行为能力人或者完全民事行为能力人。

本条规定的有关组织包括：居民委员会、村民委员会、学校、医疗机构、妇女联合会、残疾人联合会、依法设立的老年人组织、民政部门等。

《民事诉讼法》第 187 条规定："申请认定公民无民事行为能力或者限制民事行为能力，由其近亲属或者其他利害关系人向该公民住所地基层人民法院提出。"《民法总则》则将申请主体扩展为"利害关系人或者有关组织（居民委员会、村民委员会、学校、医疗机构、妇女联合会、残疾人

联合会、依法设立的老年人组织、民政部门等）"，这就是民法总则对于民事诉讼法的影响。因此，人民法院以后在受理此类案件时应做出相应调整。

五、宣告死亡案件申请主体顺序的取消

第47条："对同一自然人，有的利害关系人申请宣告死亡，有的利害关系人申请宣告失踪，符合本法规定的宣告死亡条件的，人民法院应当宣告死亡。"

《民通意见》规定宣告死亡的申请人有顺序要求，而《民法总则》规定无顺序要求。因此，在民事诉讼法的特别程序中，如果需要申请宣告失踪、宣告死亡利害关系人则没有顺序的要求，都可以向法院申请。

六、民事诉讼领域当事人范围的变化

第99条："农村集体经济组织依法取得法人资格。法律、行政法规对农村集体经济组织有规定的，依照其规定"。

第100条："城镇农村的合作经济组织依法取得法人资格。法律、行政法规对城镇农村的合作经济组织有规定的，依照其规定"。

第101条："居民委员会、村民委员会具有基层群众性自治组织法人资格，可以从事为履行职能所需要的民事活动。未设立村集体经济组织的，村民委员会可以依法代行村集体经济组织的职能"。

《民法总则》将我国法人分为营利法人、非营利法人、特别法人。新增了集体经济组织法人、合作经济组织法人、基层群众性自治组织法人（居民委员会、村民委员会）。

将法人分为营利法人、非营利法人、特别法人，是《民法总则》的一大亮点，与《民法通则》有显著不同。其中"特别法人"是民法总则的一大创新。在我国，政府机关、村委会、居委会对外签订合同的情况很多，如果不赋予它们法人地位，对它们参与民事活动是十分不利的，对交易秩序和安全也将带来很大的不确定性。因此，通过"特

别法人"的制度设计,赋予这些组织法人地位,有助于它们依法参与民事活动,独立承担民事责任,对于以后涉及该类主体参与的民事活动则有了较好的规范作用。

七、诉讼时效延长到 3 年

第 188 条:"向人民法院请求保护民事权利的诉讼时效期间为三年。法律另有规定的,依照其规定。

诉讼时效期间自权利人知道或者应当知道权利受到损害以及义务人之日起计算。法律另有规定的,依照其规定。但是自权利受到损害之日起超过二十年的,人民法院不予保护;有特殊情况的,人民法院可以根据权利人的申请决定延长。"

第 191 条:"未成年人遭受性侵害的损害赔偿请求权的诉讼时效期间,自受害人年满 18 周岁之日起计算。"

民法总则将一般诉讼时效从 2 年延长到 3 年,有利于权利保护。现实中,因错过诉讼时效导致权利无法实现的情况较多,给社会带来了不稳定的因素。延长诉讼时效,可以更好地避免因错过诉讼时效而失去胜诉机会的情况发生。对未成年人遭受性侵害的诉讼时效做出特别规定,是对未成年人的特别保护,有利于他们的权利保护和健康成长,并且规定了未成年人遭受性侵害的损害赔偿请求权的诉讼时效期间。在诉讼时效期间的起算方面一般诉讼时效期间的起算不仅要知道或应当知道权利受到侵害,还要知道义务人,给权利人主张权利提供了较大的保护力度。

诉讼时效的改变及条款的增加体现了我国对人民权益的保障程度越来越增强,也是《宪法》第 33 条所规定的"国家尊重和保障人权"的体现。

《医疗纠纷与处理条例(草案)》(第二次征求意见稿)亮点解读

赵　双　陈　伟　北京积水潭医院

近日,国务院法制办向北京市政府办公厅发出了《医疗纠纷与处理条例(草案)》(第二次书面征求意见稿)(以下简称《草案》)。《草案》不仅修订了《医疗事故处理条例》中与《侵权责任法》相冲突的部分,而且在立法精神、医疗纠纷民事责任解决途径、客观病历复印制度等多方面都进行了修改和完善。本文将从多角度对《草案》进行亮点解读。

一、《草案》凸显预防功能

从观念上讲,《医疗事故处理条例》将"正确处理医疗事故"作为本条例的立法精神,着重于对医患纠纷发生后的正确处理,并未考虑到有效的风险预防对医疗纠纷处理的重要性。英国、德国等发达国家在患者安全立法方面较为成熟,其以风险预防原则为理念对医疗风险进行有效的统筹和规制。因此,此次《草案》第一条明确提出"为了预防和处理医疗纠纷,保护患者和医疗机构及其医务人员的合法权益,维护医疗秩序,保障医疗安全,促进医学科学的发展,制定本条例",从立法理念上转变了对处理医疗纠纷的态度与观念,为转化为具体的制度安排奠定了基础。

从具体制度来讲,《草案》不仅在第 5 条规定了政府对于医疗纠纷预防的领导和协调职责,并在第二章规定了医疗机构及其医务人员的医疗纠纷预防规范,包括要求医务人员严格遵守医疗卫生管理法律、法规、规章和诊疗护理相关规范以及对其进行此方面的培训教育等。《草案》对预防医疗纠纷的规定更为具体,在规范医务人员行为的同时,进一步维护了患者的合法权益。

二、规范各部门职责　强调媒体宣传和引导

目前医患关系紧张成为困扰大家的社会问题。医患关系紧张是由

多种因素造成,并非医患单方面努力就能重归和谐。因此《草案》从多方面入手,规范各部门职责,为重塑和谐医患关系打下坚实基础。《草案》第6条明确规定了卫生和计划生育委员会、司法行政部门、公安机关、财政、民政、保险监督管理等部门和机构在医疗纠纷预防与处理工作中的相关职责,强调多部门共同协作,为医疗纠纷的公平、高效、有序处理提供坚实的力量。卫生和计划生育委员会负责指导、监督;司法行政部门指导司法调解的进行;公安机关在面对医疗纠纷情况时做好维护治安、惩戒侵害患者和医务人员合法权益的违法犯罪行为等。

如今,信息时代迅猛发展,网络、自媒体、电视电台等多媒体手段对信息的传播起到不容忽视的作用。在医患关系不断严峻的形势下,越来越多地出现了各界媒体对公共舆论进行负面引导的案例,这对医患关系的和谐发展产生了极大的影响。因此,《草案》第8条对新闻媒体的宣传报道进行了规范,要求其加强医疗卫生法律、法规和医疗卫生常识的宣传,引导公众理性对待医疗风险。报道医疗纠纷时,应当遵守有关法律法规的规定,恪守职业道德,做到真实、客观、公正。这一规定规范了新闻媒体的报道行为,尽量减少或避免医患关系不实报道的出现,引导医患关系朝着阳光、和谐的方向发展。

三、病历不再区分主客观　患者可以复印全部病历

病历对于患者来说起到十分重要的作用。病历不仅是患者就诊过程的真实记录,还是患者医保报销、商业保险报销或者解决其他问题的证据。同时,患者有权了解自己的病情,例如病程记录、会诊意见等反映医生诊断和患者病情发展的病历资料,患者应当有权了解。但是由于死亡病例讨论、疑难病例讨论等涉及医生之间对病情交流、讨论并发表个人意见的资料,在此之前不允许患者复印或复制。

尽管2010年《侵权责任法》中对患者复印病历资料的范围规定不限于《医疗事故处理条例》第10条规定的内容,但是依然对主观病历、客观病历进行了区分。在本《草案》中,对于病历复印,做出了大胆的突破性

规定。第15条以列举的方式提出患者可以复印或者复制全部病历资料，更改了以往只能复印、复制客观病历的规定。病历不再区分主客观体现了立法机关对患者知情权的扩大以及对患者合法权益保护力度的加强。

四、规范公安机关维护医疗秩序的行为

公安机关作为维护社会治安稳定的重要力量，必须在处置医疗纠纷事件中发挥重要作用。然而目前由于社会对弱者的同情以及信访机制的存在，公安机关处置医疗纠纷过程中处于两难境界，很难发挥出其真正作用。为维护医患双方合法权益，在《草案》第6条明确了公安机关在医疗纠纷预防与处理过程中的职责的基础上，第29条具体规定了公安机关对扰乱医疗机构正常秩序的行为，应当及时采取的措施，包括对过激行为的迅速制止、开展教育疏导、及时依法处置现场发生的违法犯罪行为以及对不听劝阻的及时采取强制措施等。该条规定明确了公安机关在医疗纠纷中的角色定位，使其权责分明，以便更好地配合医疗机构化解医患矛盾。

五、强调医务人员告知义务，规范患者知情同意范围

《草案》对知情同意制度进行了细致的规定，在第12条第一款增加了"需要实施手术、特殊检查、特殊治疗的，医务人员应当及时向患者说明医疗风险、替代治疗方案等情况，并取得其书面同意"。此款规定扩大了患者知情同意的范围，使患者的知情权得到了保障，当患者充分了解医疗风险后，医疗纠纷的发生会大大减少，有效预防了医患矛盾的产生。

第二款与《侵权责任法》第56条相衔接，说明了"因抢救生命垂危患者等紧急情况，不能取得患者或者其近亲属意见的，经医疗机构负责人或者授权的负责人批准，可以立即实施相应的医疗措施"。此款是患者知情同意权的例外情况，与《侵权责任法》第56条相同，再次重申可见立法者对抢救患者生命的重视。

六、强调并充分发挥医调委的作用

在医患关系持续紧张,"伤医"事件时有发生的情况下,各地的医疗纠纷调解委员会(以下称"医调委")应运而生,其在调解医疗纠纷、缓和医患关系上发挥了不小的作用。然而由于法律的滞后性,并没有相关法律法规规范对医调委工作提出相关规定,这对患者对医调委的知晓度以及医疗纠纷的高效解决等都造成了较大的影响。《草案》第 31、32 条具体规定了医疗纠纷人民调解的申请以及医疗纠纷人民调解委员会的设立,告知申请方式、医调委工作流程以及医调委的设立区域、组成人员资质等内容。《草案》顺应时代发展,明确医调委在医疗纠纷处理中的定位及职能,并强调充分发挥其作为第三方机构的调解作用,公平、独立处理好每一起纠纷。以北京市医调委为例,自 2011 年北京市司法局等六部门联合下发文件成立以来至 2015 年底,共受理医疗纠纷 8115 件,调解结案 7543 件,调解成功率 90%以上。可见医调委在医患关系和谐发展中的重要作用。

七、设立医疗纠纷鉴定"专家库",规范医疗损害鉴定程序

医疗损害责任鉴定是明确医疗行为是否存在过错以及过错程度大小的关键程序,规范医疗损害责任鉴定程序能够保证医疗纠纷公开公正公平地解决。

参与医疗损害鉴定的专家意见直接决定鉴定结论是否客观公正。以往医疗纠纷处理过程中,医方一般认为医疗事故技术鉴定同行评价的专业性更强,法医由于缺乏临床经验,判断时会存在有失偏颇的情况;患方则更强调司法鉴定的公信力。

《草案》中为修正以往鉴定中存在的问题,明确规定"医疗损害鉴定机构为医学会及具备相应资质的专业鉴定机构"。同时《草案》第 34 条第三款明确规定"专家库由设区的市级以上人民政府卫生和计划生育主管部门和司法行政部门共同设立。专家库应当包含医学、法学、法医学

等领域的专家"。专家库的设立以及医疗损害鉴定的规范,增加了鉴定结论的专业性和公正性保障,能够更好地维护医患双方的合法权益。

当然,《草案》尚有一些存在争议的地方。目前广泛征求意见的目的就是更好地了解当前医疗纠纷现状,根据医疗纠纷的现实情况所作出的适应性调整。这有利于保障医患双方的合法权益,有利于医患关系的和谐发展,有利于医疗卫生事业的发展。

 # 指引早期防范,加强医暴处置

——《关于依法惩处涉医违法犯罪维护正常医疗秩序的意见》评析

刘 鑫 中国政法大学

针对近期在医疗场所频发的恶性医疗暴力事件,最高人民法院等五部门于 2014 年 4 月 22 日发布了《关于依法惩处涉医违法犯罪维护正常医疗秩序的意见》(以下简称《意见》),该《意见》分为四个部分,涉及医疗纠纷预防、恶性医疗暴力事件干预、医疗场所犯罪的惩治等内容。综观其内容,表现出重预防和危机处置,指引公安保卫部门法律适用。

一、措辞谨慎,意在法律适用指引

医纠-医闹-医暴三部曲,是我国医疗机构当前频繁上演的不和谐连续剧。医疗机构及其医务人员是主要演员,而群众演员众多。该剧的主要内容就是患方"维权"和"索赔"。据笔者最近对北京市医疗纠纷情况调研的结果,其实医疗机构做出的赔偿额并不高,占医疗机构医疗毛收入的比例很低,但是患方非理性维权及暴力袭医事件频发,并有增长及恶化之趋势,给医务人员造成的心理压力和负面影响极大,已经影响了医务人员医疗执业的积极性和执业信心,阻碍了医疗卫生事业的发展。医疗机构及其医务人员对患者疾病诊治趋于保守,最终已经影响甚至损害了患者的健康利益。

影响医疗纠纷发生的原因众多且复杂,而产生医疗场所针对医疗机构及其医务人员的暴力行为则更为复杂。从根本上来看,制度和体制原因是我国医疗纠纷及医疗暴力事件发生的根本原因。比如社会保障制度、医疗保障制度、医疗付费机制、医疗体制等,使得医患双方在疾病诊疗这个平台上出现了以利益为导向的反向牵拉、角力,为医疗纠纷的发生埋下隐患。另一方面,由于我国法律体制存在的一些问题,法治尚未成为社会秩序的维持机制,法律意识、司法权威并没有在普通民众心目中树立,发生纠纷和需要维权时,相关人员会采取非法律手段去实现。

在这样的大背景下,国家相关部门面对频发的医疗纠纷和医疗暴力事件,尤其医疗暴力事件已经对医疗行业和患者的切身利益产生实质性破坏影响的情况下,必须要运用公权力予以干预。但由于影响因素众多,利益牵涉面大,权力部门干预的措施和力度到底多大,却实实在在考验着政府管理者的智慧。从《意见》的措辞和内容来看,非常谨慎。首先看标题,仅仅采用的是"依法惩处",并没有"严惩""从重"等表示根除决心的词汇;其次,内容上看,在相关处理措施和方法上,强调"依法"。因而《意见》在列举需要惩处的 6 种医疗暴力情形时,都是指引到相关现行法律规定的内容上,并没有新的额外或者从重处罚的规定。仅在前言中对"手段残忍、主观恶性深、人身危险性大的被告人或者社会影响恶劣的涉医犯罪行为",要依法"从严"惩处,在第 6 种涉及"职业医闹"者依法"从严"惩处。

二、需要关注的几个亮点

(一)刑事责任中提到的几个罪名

认定故意杀人罪和故意伤害罪面临两个问题,一是侵害对象往往特定,而在医疗场所的暴力犯罪中,有时被侵害的医务人员不一定是特定的;二是要求有相应的侵害后果,尤其是故意伤害罪,必须要使被侵害的医务人员达到轻伤及轻伤以上的损伤程度。因此,在过去发生的多起医疗暴力事件中,由于医务人员所受损失未达到轻伤,最终都无法追究侵害医务人员人身权利的违法人员的刑事责任,甚至不了了之。而寻衅滋事罪则不同,它强调无事生非寻求刺激或者故意找茬达到其他非法目的,并不以损伤程度为追责要件。而且我国《刑法》第293条规定了4种寻衅滋事的应予刑罚处罚的行为:①随意殴打他人,情节恶劣的;②追逐、拦截、辱骂他人,情节恶劣的;③强拿硬要或者任意损毁、占用公私财物,情节严重的;④在公共场所起哄闹事,造成公共秩序严重混乱的。本次《意见》将伤害医务人员身体、毁坏医疗机构财务、侮辱恐吓医务人员和职业医闹行为,都指向了寻衅滋事罪。即除了可以按照故意杀人罪、故意伤害罪、故意毁坏财物罪等来追究责任之外,符合犯罪构成要件时,可以按照寻衅滋事罪来追责。

另外还有几个值得关注的罪名是聚众扰乱社会秩序罪(第290条)、聚众扰乱公共场所秩序、交通秩序罪(第291条),侮辱罪(第246条),非法携带枪支、弹药、管制刀具、危险物品危及公共安全罪(第130条)。不过这些罪名的犯罪构成比较清楚,对相关犯罪人员追究刑事责任的情形比较明确。比如,2006年5月24日,一名11个月大的湖南籍肺炎患儿在广州华侨医院抢救无效死亡,5月31日,患儿家属、同乡亲友数十人到医院拉横幅、派传单、围堵医务人员,其间患者家属将一名年轻女医生外套、裙子撕下,一名副院长被围堵26小时。在该事件中,从刑法的角度考察,患方的行为涉嫌多种犯罪,有犯罪竞合问题,但单就侵害该女性医务人员的行为而言,已经涉嫌侮辱罪。

(二)对患方非理性维权处置和处罚做出法律指引

医闹长期存在的一个重要的原因,是公安机关接到报警后出警医闹现场,但警察往往以各种理由不予干预和处置,其中一个常见的理由就是"没有法律依据"。综观卫生行政部门和公安机关发布的各个版本的"维护医疗机构秩序"的通告中,虽然列举了种种医闹行为,但是在处理上都只是简单地规定为"依据《治安管理处罚法》予以处罚;构成犯罪的,依法追究刑事责任"。所以,公安机关当然可以"规定不清楚"为由不予处罚。

正是在这样的情况下,本次《意见》针对医疗场所的种种暴力现象做出了具体指引,这些指引既可以认定为《治安管理处罚法》的解释,也可以认为是公安机关出警处置医闹的作业指南。毕竟相关部门没有对《治安管理处罚法》做出过系统解释,国务院及公安部也没有制定过实施细则,更没有针对医疗场所暴力事件如何适用《治安管理处罚法》做出过规定。因此,《意见》的出台可以有效引导基层公安机关对患方在医疗场所非理性维权行为的处置,使基层公安机关能够准确把握实施行政处罚的情况。

(三)对职业医闹的惩治

当前患方非理性维权的极端情况是职业医闹者的产生和参与。职业医闹者以在医疗机构"闹"为业,其组织和实施医闹乃至医暴的方式和方法都非常专业,并且了解违法与犯罪的界限和认定方法,因而知道如何在医疗机构实施威胁和影响医疗机构的活动而又能避免被法律追究。因此,职业医闹者的参与对医疗机构及其医务人员的打击和负面影响最大,隐藏的不安定因素和对社会稳定的影响也最严重。本次《意见》没有直接使用"职业医闹"或者类似的其他表述,但是在《意见》第 2 条第 6 项中规定的情形实质上就是职业医闹。《意见》没有使用职业医闹的表述可以避免社会和舆论的敏感,也可以让其他采取类似行为而不是职业医闹的人适用该规定处罚,使法律的适用更为灵活,更能有效发挥作用。

三、加强医疗纠纷的预防与化解

自从有了人类社会,纠纷随之就产生了。纠纷是人们开展社会活动的副产品,因此,纠纷不可能被消灭。尤其在我国当前的医疗机构,医疗机构、患者及其家属以及其他的参与者,在医疗服务过程中都有利益需求。只要各方出现利益需求不能兼容,只要各方出现价值取向不一样,就容易发生医疗纠纷。医疗纠纷不可避免,只是当前的医疗纠纷频发和不按法律规则来进行处理的现象不正常。因此,对于当前的医疗纠纷现象,医疗机构应当在增强自身防范纠纷和早期化解纠纷方面有所作为,力争降低医疗纠纷的发生率,即使发生了医疗纠纷,也力争在患方投诉时予以化解。正因为如此,《意见》对医疗纠纷的预防和早期化解做了规定,这与我国过去其他涉及治安违法犯罪的规定和司法解释相比是明显不同的。

加强医疗机构防范纠纷和化解纠纷的能力,一是医疗机构应当加强医德医风建设,提高医疗服务质量,保障患者的隐私权、知情权、选择权等权利;医务人员要有尊重患者、关心患者的意识,注重人文关怀,积极与患者及其家属进行沟通。二是要建立医疗纠纷投诉部门,树立正确的投诉观,正确对待患方的投诉,使患者对医疗服务有抱怨时能够与医疗机构有畅通的投诉和沟通渠道。

化解医疗纠纷不能完全依赖于诉讼,诉讼毕竟是纠纷处理的最后程序,进入诉讼解决纠纷必然使纠纷处理的成本大幅度增加。我们应当大力提倡和采纳非诉讼方式处理和化解纠纷。《意见》在第3条第3项做了原则性规定。不过,当前我国各地建立起来的医疗纠纷第三方解决机制却五花八门,各地做法各不相同,很多地方的第三方解决机制因缺乏应有的配套制度,因而根本不能发挥作用,急需国家更高层面出台指导意见来推行这项工作。

暴力伤医及医闹行为的法律规制

陈晓东　北京市朝阳区人民法院

近年来,暴力伤医及医闹事件屡有发生,严重破坏了医患和谐,激化了医患矛盾。每当媒体曝出一些极端事件,人们往往想到法律、法规对暴力伤医及医闹有无规制?下面本文将就此做一梳理。

在我国,法律渊源(即法律表现形式)有以下几种:①宪法;②法律;③行政法规;④地方性法规;⑤部门规章、地方政府规章;⑥自治条例、单行条例;⑦国际条约。

在立法层面上,医务人员及医疗机构的合法权益受到较为完善的保护。宪法是国家的根本大法,它规定了公民的基本权利义务,规定了国家的根本制度。我国的医务人员,凡是中华人民共和国公民的,宪法规定的公民的基本权利义务都享有。如宪法第 37 条规定的人身自由不受侵犯,第 38 条规定的人格尊严不受侵犯等。

在法律这个层面,刑法、治安管理处罚法、侵权责任法等法律从刑事责任、行政责任和民事责任方面对暴力伤医及医闹行为分别进行了规制,如刑法规定的故意杀人罪、故意伤害罪、扰乱社会管理秩序罪等,就是对暴力伤医及医闹给予的刑事处罚,对医务人员和医疗机构进行刑事保护。虽然,刑法和治安管理处罚法没有专门针对医务人员设立专门保护条款,但是从立法技术上讲,并非对这类人员保护不周。需要强调的是,侵权责任法作为民事基本法律,对于暴力伤医这种一般侵权行为,按照其前四章的规定,即可解决问题,本无必要设专门条款,但立法机关仍制定了第 64 条:"医疗机构及医务人员的合法权益受法律保护。干扰医疗秩序,妨害医务人员工作、生活的,应当依法承担法律责任。"虽然该条款属宣示性条款,但仍足以说明,立法部门对于近年来干扰医疗秩序,妨害医务人员和医疗机构合法权益保护的重视。

另外,《中华人民共和国执业医师法》作为部门法,对执业医师的权利保护也做了相应规定。第 21 条第五款规定:"医师在执业活动中享有人格尊严、人身安全不受侵犯的权利。"第 40 条规定:"阻碍执业医师依法执业,侮辱、诽谤、威胁、殴打医师或者侵犯医师人身自由、干扰医师正常工作、生活的,依照《中华人民共和国治安管理处罚条例》的规定处罚;构成犯罪的,依法追究刑事责任。"第 21 条属宣示性条款,第 40 条属指引性条款。作为管理执业医师的行政法律,做这样的规制,应当是完成了相应的保护医师相关权利的立法任务。

在行政法规层面,《医疗事故处理条例》是专门处理医患纠纷的一部行政法规。它的第 59 条规定:"以医疗事故为由,寻衅滋事、抢夺病历资料,扰乱医疗机构正常医疗秩序和医疗事故技术鉴定工作,依照刑法关于扰乱社会秩序罪的规定,依法追究刑事责任;尚不够刑事处罚的,依法给予治安管理处罚。"该条例既有医疗事故处理的行政程序、鉴定等方面的立法规制,也有民事赔偿方面的规定,主要是解决医疗事故损害赔偿方面的问题。对于医闹的处理,也在第59条做了指引性规定,交由刑法和治安管理处罚方面的法律规范予以处理。

在地方性法规方面,我国很多地方的立法机关,专门就医疗纠纷的处理进行了立法,其中一些条款对于暴力伤医和医闹行为进行了明确规定,并给予严厉制裁。如《天津市医疗纠纷处理条例》(2014年11月28日天津市第十六届人民代表大会常务委员会第十四次会议通过)第36条规定,患者、家属及其他人员有下列行为之一的,由公安机关依法给予治安管理处罚;构成犯罪的,依法追究刑事责任:

1. 在医疗场所殴打医务人员或者故意伤害医务人员身体、故意损毁公私财物的;

2. 在医疗场所设置灵堂、摆放花圈、焚烧纸钱、悬挂横幅、堵塞大门或者以其他方式扰乱医疗秩序的;

3. 在医疗机构的病房、抢救室、重症监护室等场所及医疗机构的公共开放区域违规停放尸体,影响医疗秩序,经劝说、警告无效的;

4. 以不准离开工作场所等方式非法限制医务人员人身自由的;

5. 公然侮辱、恐吓医务人员的;

6. 非法携带枪支、弹药、管制器具或者爆炸性、放射性、毒害性、腐蚀性物品进入医疗机构的;

7. 故意扩大事态,教唆他人实施针对医疗机构或者医务人员的违法犯罪行为,或者以受他人委托处理医疗纠纷为名实施敲诈勒索、寻衅滋事等行为的。

《江西省医疗纠纷预防与处理条例》(2014年3月27日江西省第十二届人民代表大会常务委员会第九次会议通过)第48条规定,患者及其近亲属或者其代理人以及其他相关人员有下列行为之一,经劝阻无效的,医疗机构应当立即向所在地公安机关报警,并保护好现场,配合公安机关做好调查取证等工作:

1. 聚众占据医疗机构的诊疗、办公场所；

2. 在医疗机构内拉条幅、设灵堂、焚香烧纸、摆花圈、散发传单、喧闹、张贴大字报、围堵就医通道；

3. 拒不将遗体移放太平间或者殡仪馆；

4. 侮辱、威胁、恐吓、故意伤害医务人员，或者非法限制医务人员人身自由；

5. 损毁医务资料、医疗器械和其他医疗设施；

6. 非法携带易燃、易爆危险物品和管制器具进入医疗机构；

7. 其他扰乱医疗机构正常医疗秩序的行为。

第49条规定，公安机关接到医疗机构报警后，应当依照下列程序处理：

1. 立即组织警力赶赴现场，开展教育疏导，劝阻双方过激行为，经劝阻无效的，应当依法予以制止，控制事态扩大；

2. 将扰乱正常医疗秩序等违反社会治安管理的医疗纠纷参与人员带离现场调查，维护医疗秩序；

3. 对在医疗机构停尸、闹丧，经劝阻无效的，责令停止违法行为，并依法予以处置；

4. 依法查处现场发生的违法犯罪行为。

以上这些条例，根据刑法、治安管理处罚法的规定，结合近年发生的暴力伤医及医闹的实际情况，规定具体、可操作性强，便于执法人员掌握，从地方立法层面解决了医务人员及医疗机构的合法权益保护问题。

在部门规章及地方政府规章层面，相关政府部门也做了很多努力。原卫生部和现国家卫计委，多次会同其他部门就维护医疗机构正常工作秩序、打击涉医违法犯罪发布规范性文件，虽然从形式上看，尚不属于部门规章，但实际上具有相应效力。如原卫生部、公安部于2012年4月30日发布的《关于维护医疗机构秩序的通告》(卫通[2012]7号)第7条规定，有下列违反治安管理行为之一的，由公安机关依据《中华人民共和国治安管理处罚法》予以处罚；构成犯罪的，依法追究刑事责任：

1.在医疗机构焚烧纸钱、摆设灵堂、摆放花圈、违规停尸、聚众滋事的；

2.在医疗机构内寻衅滋事的；

3.非法携带易燃、易爆危险物品和管制器具进入医疗机构的；

4.侮辱、威胁、恐吓、故意伤害医务人员或者非法限制医务人员人身自由的；

5.在医疗机构内故意损毁或者盗窃、抢夺公私财物的；

6.倒卖医疗机构挂号凭证的；

7.其他扰乱医疗机构正常秩序的行为。

如果国家卫生行政管理部门与最高审判机关、最高检察机关和公安部共同发布相关规范性文件，其效力较之政府规章更高，能够指导各级司法机关办理相关案件。如 2014 年 4 月 22 日，最高人民法院、最高人民检察院、公安部、司法部、国家卫计委发布《关于依法惩处涉医违法犯罪维护正常医疗秩序的意见》，对于当前暴力伤医和各种常见医闹行为均规定了具体的处罚措施及操作步骤，是效力性、可操作性很强的规范性文件。

有权立法的地方政府也在积极制定政府规章，遏制暴力伤医及医闹行为的蔓延。如成都市人民政府 2014 年 9 月 2 日发布的《成都市医疗纠纷预防与处置办法》，其中第 16 条规定，公安机关接到关于医疗纠纷的治安警情后，应当按照下列程序处置：

1.立即组织警力赶赴现场，原则上应当在接警后 15 分钟内到达现场；

2.开展教育疏导，制止过激行为，依法维护医疗机构医疗秩序；

3.对下列违反治安管理的行为依法进行处置

(1)在医疗机构寻衅滋事，故意毁坏医疗设施及公私财物，抢夺、毁损病历、档案等重要资料的；

(2)侮辱、威胁、殴打医务人员或者侵犯医务人员人身自由的；

(3)利用医疗纠纷，通过组织、策划、煽动、串联等非法手段牟取不正当利益的；

（4）患者在医疗机构内死亡，患方拒绝将尸体移送殡仪馆，劝说无效的；

（5）其他严重影响医疗机构正常工作秩序经劝阻无效且依法应当予以处理的行为。

从以上几个层面的法律形式可以看出，我国各级权力机关、行政机关包括司法机关对于暴力伤医和医闹行为的态度是鲜明的，举措是适当的。但暴力伤医及医闹行为短时期内仍时有发生，这里有较为深刻和复杂的原因。多年来，以药养医体制造成医疗机构的逐利性，医德医风有待提升；医疗保险不到位；患方对医学的不正确认识；医疗资源，特别是优质医疗资源的短缺与人民群众医疗需求的不平衡性等矛盾均导致短期内医患矛盾难以完全缓解。在执法层面，有些执法机关和执法人员不能正确认识医患矛盾，过分强调医患纠纷的特殊性，认为患方在失去亲人或遭受身心损害的打击下，难免会有过激或失控行为，应给予理解，由此在某种程度上，放任患方的医闹行为，造成法律规定不能落实的局面。

从根本上缓解医患矛盾，消灭暴力伤医及医闹行为，需要真正解决人民群众的医疗需求与优质医疗资源短缺之间的矛盾，让群众能够较为便捷地享受到相应医疗资源的服务，同时群众也要提高对医学科学的正确认识。我们不能指望只靠法律规定就能解决暴力伤医及医闹问题。

医院在患方抢夺病历处置中的法律应对

荣良忠　徐州医科大学附属医院

《侵权责任法》自 2010 年 7 月 1 日起施行，其中第 58 条规定，患者有损害，因下列情形之一的，推定医疗机构有过错：①违反法律、行政法规、规章以及其他有关诊疗规范的规定；②隐匿或者拒绝提供与纠纷有关的病历资料；③伪造、篡改或者销毁病历资料。因此，病历成为医疗纠纷解决中至关重要的证据。在医疗纠纷发生后，患方由于担心病历篡改等情况的发生,经常会发生抢夺病历的情况。那发生这种情况医疗机构及医务人员应当如何处理呢?

医院在患方抢夺病历处置中的法律应对:

1. 发生患方抢夺病历事件后,科室医务人员(医生或护士)应及时拨打"110"报警,在电话中应明确报警人(单位加姓名)身份,应明确患方什么人,什么时间、在什么地点抢走什么患者病历原件。在报警同时电话告知医务处、保卫处或总值班室。

2. 医务人员应立即核查病历,应明确患方抢走是全部病历原件还是部分病历原件,如是部分病历原件,应列出患方抢走的病历内容。

3. 公安人员出警后在对报警人询问过程中,报警人应详细陈述患方人员抢走病历的经过,具体包括但不限于患方什么人、什么时间,在什么地点抢走什么患者全部病历原件,如是部分病历原件,应指出患方抢走的具体病历内容。如病历在抢夺中有损坏,应指出损坏的病历内容。

4. 患方归还病历,应向患方讲明其归还的病历应双方共同封存,并在封存袋上记录患方抢走病历时间、归还时间和归还时医患双方当场封存等内容,医患双方共同在封存袋上签字。如患方拒绝封存,医务人员应拒绝接收其归还的病历。如患方将病历归还到派出所,医务人员去取病历时,应与公安人员共同封存患方归还的病历。如公安人员拒绝封存,医务人员应拒绝接收。

5. 在任何情况下,只要被抢走的病历在归还时有缺页、破损、不是原件、不正当修改等情况,在患方不愿当场封存的情况下,医务人员都不能接收病历。

医疗行业属于高风险行业,医疗纠纷的出现不可避免。随着法律法规的不断完善,医疗纠纷的处理渠道越来越畅通。无论经过第三方调解,抑或是进行鉴定、诉讼,都能公开公正公平地维护患方的合法权益。因此,出现医疗纠纷后医患双方均应避免激动和对立情绪,避免类似抢夺病历等不理智的行为,给医疗纠纷处理带来不必要的麻烦。医患双方及时封存病历资料,固定相关证据,依法维护医患双方的合法权益。

关于医疗合同法律属性的若干学说

刘　宇　北京大学国际医院

目前主流观点认为,患者到医院就诊时医患双方就形成了"医疗合同",该合同具有民事合同的属性。在司法实践中,我们也经常看到以"医疗合同违约"为案由的医疗诉讼案例。那么,在民法上医疗合同到底是哪种属性的民事合同,学术上有不同观点。以下做粗略介绍,供大家批判和补充。

一、委任合同说、准委任行为说

我国台湾地区将医疗合同的性质定性为委任合同。例如王泽鉴教授认为"委任乃当事人约定一方(委任人)委托他方(受任人)处理事务,他方允为处理之契约",并认为委任与包括医师看病治疗在内的专门职业提供服务具有密切关系。委任处理的事务甚为广泛,既有法律行为、准法律行为,也有事实行为。日本学术界通说将医疗合同认定为准委任合同。因为根据日本民法的规定,委任契约只限于受委任人所处理的事务是法律行为的情形。《日本民法》第 643 条、第 656 条规定,如果受委任人所处理事务非法律行为的,称为准委任。

对委任合同说也有质疑的声音。一类通常的质疑观点是:"委托合同是受托人按照委托人的指示处理委托人事务的合同。而在医疗服务合同中,患者只能依赖医生进行救治,医生是依其专业技术来从事医疗行为,并非按照患者的指示,这在本质上就违背了委托合同的主要法律特征。"在笔者看来,此种质疑恐怕未必成立。因为现代社会大部分委托合同,诸如律师之代为从事法律事务、建筑师代为设计楼房、会计师代为清算账目,电子工程师代为设计软件等,无不是专业性极强的工作,委托合同的本质价值恰在于补充委托人专业知识之不足。因此这里委托人的"指示"不能认为是委托人做出专业决断而只是对目标的指示。笔者倒是认为，另一种似乎相反的质疑观点倒是指出了问题的本质。这就是我国台湾地区曾隆兴博士的见解"在医疗行为中患者系在医师指示帮助下，自己本身居于医疗主体地位。例如是否听从医师指示服药或听从医师指示卧床静养均系由患者自己决定，医师系居于指示人地位。而民法上的委托则受托人应依委托人的指示处理委托事务。两者主客颠倒显有区别。所以医疗合同应属近似委托的非典型合同"。曾隆兴博士的另一个观点也很有说服力，他认为："民法上的委托是以社会上经济活动为对象，而医疗行为的对象则为人的身体。故患者非但为医疗合同的当事人且为医疗行为的对象。"因此将医疗合同定性为委托或准委托合同不妥。龚赛红博士也认为："医疗合同不能完全适用委托合同的规定，不过作为一种无名合同，在委托处理事务这一点上又与委托合同最为近似。"

二、承揽合同说

承揽合同说认为医疗合同中医师需要将医疗行为完成，此种"完成"行为即医疗合同的目的，因此存在完成医疗行为本身的结果债务。另外，医患双方有治愈疾病或达到某种效果之特别约定的，当然成立承揽合同。

大部分学者反对承揽合同说，他们认为：医疗合同中医方的债务是手段债务而非结果债务，这与承揽合同以完成一定工作为内容的特性不符，同时承揽合同一般也只适用于加工制作物品而不是服务。

三、雇佣合同说

雇佣，是当事人约定一方于一定或不定期间内，为他方服劳务，他方给付报酬之契约。大陆法系的德国和英美法系的英国、美国一般将医疗合同解释为雇佣合同。德国将医疗合同定性为雇佣合同也是因为德国的委任合同只限于无偿行为，而医疗行为因是有偿行为而无法归入委任，因此该国法律将医疗合同视作一种较为高级的雇佣关系。但是雇佣合同说在我国几乎没有支持者，在德国实际上也并不令学术界满意。我国雇佣合同主要是指雇主与雇员间的劳动合同,并且更加强调雇主的责任和劳动者利益保护,这些可能不适用于医疗合同里。还有一种"无名劳务合同说"也不能揭示医疗合同的本质。

四、技术服务合同说

此说认为既然合同法中有技术服务合同的规定,而技术服务合同又是指一方当事人以技术知识为另一方当事人解决特定技术问题所制定的合同。而医疗服务就是以医疗知识为患者解决特定医疗问题的一种技术服务,因此可以被归入技术服务合同。

笔者认为,如果仅仅从字面意义看,技术服务合同似乎相当妥当地解释了医疗服务合同的内容,但实际上,现行法律中的技术服务合同有其特定含义。现行法律中的技术服务合同是服务于经济贸易领域,是知识密集型服务贸易的法律形式,是为解决经济建设和社会发展中的技术难题而创设,并且其工作成果一般有具体的考核指标。显然,此种合同的许多内在特点与医疗合同不符。因此技术服务合同与医疗服务合同的区分大致可以用"经济性服务"和"非经济性服务"相区别。技术服务合同的标的属于经济性服务,而医疗合同的标的属于非经济性服务,两者在本质上并不一致。

五、混合合同

以疾病诊断治疗为内容的医疗合同本身就是一种混合合同,它是技术上的委任、药品上的买卖、劳务上的雇佣等相混合的合同。我国台湾地区有学者认为:"医疗契约,很不单纯,其性质分别观察,庶免以偏概全。"

实际上用混合合同解释纯诊断治疗行为是站不住脚的。法律上有很多合同存在进一步拆分的可能。例如承揽完成一件物品的过程就会包括原材料的采买,但承揽合同已经吸收包括了这部分内容,没有必要再视为混合。医疗合同中医疗技术、检查设备、消耗品、药品是联系在一起的整体,如果加以拆分将使得医疗合同变得复杂到不具有实际操作价值。故在本文所定义的狭义医疗服务合同中,混合服务说是不可取的。但对于广义医疗服务合同,由于在医疗诊断治疗服务之外还包含有生活服务内容,混合合同说有其价值。

 # 医师忠实义务探索

覃　涛　北京清华长庚医院

医师在执业活动中对具体的诊疗行为有很大的"自由裁量范围",为了谋取自己或第三人的不正当利益而恶意行使"自由裁量权"会加剧医患矛盾,引起医患纠纷;以患者利益最大化为原则,履行医师的忠实义务,则能增进医患间的相互信任,促进医患关系和谐平稳发展。

一、医师忠实义务概论

(一)来源

《执业医师法》第 22 条规定了医师的执业义务,包括:依法执业义务、注意义务、保护隐私义务、勤勉义务和健康教育义务。一个履行所有法定义务的医师并不就是一个合格的医师。除了法定义务,我们对医师往往还有许多其他道德义务,比如忠实义务。举一个简单的例子,某患者感冒了去看病,医生明知患者服药 3 天即可痊愈,但为了给科室创收,故意开出了 7 天的最大处方量;更可能有甚者,明知患者不用服药,多休息即可痊愈也给患者开上一大堆药。由于医疗行为受客观医疗环境的限制和病患个体差异的影响,医疗结果具有不确定性。医师在治疗过程中往往需要病情变化随时修正治疗方案,所以必须赋予医师在一定范围内自治的权利,这就是医师的裁量权。由于患者知识水平有限,在医师进行自由裁量的范围内,患者基本不会提出异议。医师的诊疗活动中可以根据医师的自由裁量权为自己或第三人谋取利益而忽略患者的利益,且这些行为很难用法律规范。笔者认为在这些情况下,提出医师的忠实义务就很有必要。

(二)定义

医师的忠实义务与信托合同中受托人的忠实义务类似。信托合同中受托人的忠实义务是指"受托人要忠于信托,不为自己或第三人谋利,真心实意地处理信托事务,不得有损于信托关系所依存的信赖基础"。信托受托人的职责是管理委托人的财产利益,而医师则是管理患者的健康利益。根据信托合同中的忠实义务,笔者尝试将医师的忠实义务定义为:患者基于对医师或医疗机构的信任,授权医师为了自己的健康利益进行必要的诊疗,医师在执业活动中,应当以患者利益最大化为原则开展诊疗的义务。

(三)范围

笔者认为应当把医师的忠实义务与法定义务严格区分开。忠实义务作为道德义务的一种,其违反很难判定,用法律法规去规范也很难有好的效果。对医师忠实义务的考验贯穿在医师的整个执业活动中,从开具检查、处方到推荐治疗方案,选择手术耗材等各方面。医师"自由裁量权"的范围很广,且因为医师的经验不同、想法不同,自主决定做出不同的选择也很正常。我们很难对医师违反忠实义务进行认定,也很难通过法律法规进行限制,从道德层面挖掘医师内心的职业素养,提倡医师的忠实义务才是根本。

违反忠实义务也应和过度医疗相区分。根据《侵权责任法》第63条,"医疗机构及其医务人员不得违反诊疗规范实施不必要的检查"。此条款通常被认为是对于医务人员过度医疗过错的判定依据。不仅仅限于检查,还包括治疗处置等。其判定的依据就是是否违反诊疗规范。而忠实义务的违反则与之不同。虽然不同医师之间"自由裁量权"的不同,但其诊疗均符合相关诊疗规范。而在符合诊疗规范的范畴之内,医务人员出于其他目的,而非出于对患者的诊疗目的,增加了处置内容,才被认为是对忠实义务的违反。

(四)与医德医风的联系

医德医风涵盖的范围很广,有学者将医德医风的基本原则分为不伤害原则、有利原则、尊重原则和公正原则。医师忠实义务即为对医德医风基本原则中有利原则更加具体和细化的规定。

二、医师忠实义务的意义

(一)对知情同意权的补充

患者的知情同意权的含义是医师向患者提供有关诊疗方案及与此方案相关的足够的信息,由患者做出选择和决定。其目的是让患者在真正"知情",即正确理解该诊疗方案及其他替代诊疗方案的相关情况的前提下,能够判断各诊疗方案的优劣并行使同意权或选择权。但是由于医学知识具有很强的专业性,专业医师经过多年学习与实践在很多情况下尚且不能完全确定自己诊疗方案的有效性,患者在医学知识的掌握上相对于医师更是明显处于弱势地位。因此实际操作中即便医师"事无巨细",将诊疗方案的相关信息详尽地告知患者,完美地履行了告知义务,大部分患者也无法真正理解,这时患者除了选择相信医师签字同意也没有其他更好的办法,知情同意在很多情况下变成了形式主义。在无法快速改变这一现状的情况下,我们可以对医师的忠实义务加以提倡。如果每一位医师都能秉着患者利益最大化的原则开展诊疗活动,知情同意制度的固有缺陷就能够得到很好的补充。

(二)重建医患信任

医患双方的相互信任非常重要,实践中很多医患纠纷的产生都是患者对医师的不信任导致的。因为医患双方在医学知识上的不对等,处于弱势地位的患者很容易对医师产生不信任感。例如防御性医疗就是因为患者对医师的不信任,导致很多医师在临床诊疗中为了保护自己,保证自己事后占据主动地位,将责任"择清楚"而不得已采取的,而防御性医疗的存在又加剧了患者对医师的不信任,这样就形成了一个恶性循环。这种医患不信任带来的不仅是卫生资源浪费,还让医患双方的不信任愈演愈烈,不利于建立和谐稳定的医患关系。要改变这一现状,增强医患间的相互信任,需要医师和患者双方的努力。从医师角度来说,应当通过积极行动赢得患者信任,即在医疗实践中以患者为中心,发自内心地去为患者服务,尊重患者所渴望的情感交流和人格尊严,积极赢得患者的信任。如果每一位医师都能尽到忠实义务,其诊疗行为都以患者利益最大化为原则,或许能打破医患不信任的恶性循环,能极大地促进医患之间的相互信任。

(三)医院公益性回归

近些年经济快速发展,物质生活水平大幅提高,在这些因素的刺激下,医学领域也表现得急功近利。医院及医师的公益性慢慢丧失,对物质利益的追求欲望变得更加明显。生活中经常听到"A医生为了挣钱开好多没必要的检查,B医生为了拿回扣故意多开药"的说法。医患之间客观存在利益冲突,医师在诊疗活动中追求自己或第三人的利益而置患者利益于不顾,丧失了医院的公益性。完全靠法律和制度来规范医师的诊疗显然力不从心,法律只能起底线作用。医疗行业有着与其他行业不同的社会责任,承担的是救死扶伤的义务,让医疗领域保持公益性是对患者的生命和健康的尊重。应该让医师认识到自身职业的神圣,患者出于信任将自己的身体健康乃至生命交到医师手上,如果医师在执业活动中还要将患者利益搁置一边去追求自己的利益,显然有负患者的信任,也丧失了医院的公益性。所以医师忠实义务的履行其实也是医院公益性的体现。

三、医师对医疗机构的忠实义务

有学者认为,医师作为医疗机构的雇员,其与医疗机构之间存在劳动法律关系。基于这种关系,医师作为劳动者也应当对医疗机构承担忠实义务。当医师履行作为医疗机构雇员的忠实义务时,在执业活动中往往为了医疗机构的利益而开展诊疗,这样就与医师相对于患者的忠实义务有了冲突。对非营利性医疗机构来说,理论上不应该存在这种冲突,但由于目前一些非营利性医疗机构的公益性丧失,有些非营利性医疗机构与营利性医疗机构一样,都把营利作为主要目的。患者利益最大化与医疗机构的营利都需要通过医师的诊疗活动获得,当两者冲突时,我认为应该保护患者利益最大化。患者相对于医疗机构处于弱势地位,为了实现公平正义,患者的利益应当优先于医疗机构的利益被保障。同时,因为医疗机构作为与患者缔结医疗服务合同的相对人,本身就应该对患者负有忠实义务,而且,医疗机构提供医疗服务已经在法律法规允许的范围内获得了收益,不应该再通过其他不正义的途径以损害患者利益为代价营利。

四、加强对医师忠实义务的教育

要强化医师的忠实义务,可以从两方面着手。一是加强职业教育。加强医学生在校期间及医师在职业生涯中的医师忠实义务教育,让医学生更清楚医学的使命,明白选择了医学就是选择了奉献,让执业医师不断强化职业使命感与荣誉感。二是提高医师收入。医学教育时间长,医师工作辛苦,但是医师收入相对于医师的付出却是偏低的,有时医师为了让家庭生活更好一些不得已违反忠实义务。这种情况下适当提高医师的收入不仅是对医师辛劳付出的认可,也能让医师更好地履行忠实义务。

希波克拉底誓言对医师的忠实义务有很好的诠释:"我愿在我的判断力所及的范围内,尽我的能力,遵守为患者谋利益的道德原则,并杜绝一切堕落及害人的行为。"孙思邈在《大医精诚》中也说"凡大医治病必先安神定志,无欲无求,先发大慈恻隐之心,誓愿普救含灵之苦"。医师的忠实义务来源于患者对医师的高度信赖,医师忠实义务的履行是保护弱者,实现公平、正义,维护医学圣洁与荣誉的必然要求。

医务人员说明告知义务的举证责任承担问题

张　广　北京市门头沟区人民法院

《侵权责任法》第 55 条"医务人员在诊疗活动中应当向患者说明病情和医疗措施。需要实施手术、特殊检查、特殊治疗的,医务人员应当及时向患者说明医疗风险、替代医疗方案等情况,并取得其书面同意;不宜向患者说明的,应当向患者的近亲属说明,并取得其书面同意;医务人员未尽到前款义务,造成患者损害的,医疗机构应当承担赔偿责任"。该条规定了医疗机构及其医务人员的说明告知义务。实践中医务人员是否尽到了说明告知义务的举证责任应当由谁承担,举证不能时法律后果应当由谁承担的问题亟待规制。

笔者认为对医务人员履行告知义务的举证责任问题,应当区分为以下几种情况。

一、一般说明义务的违反应由患方承担举证责任

医疗机构是否尽到说明义务的举证责任,通常应当由患者承担,理由在于这实质上是医疗机构及其医务人员是否有过错的问题,由患者来举证医疗机构是否存在过错。按照过错责任的基本法理,对涉及一般说明义务的,规定由患者承担举证证明责任。如此,可以避免过于加重医疗机构对说明义务的举证责任,也可以减少相应的诉讼提起。并且这样符合《侵权责任法》第 54 条的规定,也符合医疗损害责任采取过错责任原则的基本法理。患者接受一般性的诊疗行为,医疗机构仅需要对患者告知病情和治疗措施,而无须告知医疗风险和替代治疗方案,且无须征求患者或其亲属的书面同意。故该告知行为属于一般的诊疗活动范畴,应当由患者对存在该医疗行为、告知行为存在过错、患者因医疗机构违反告知义务造成损害并且损害与医疗机构的过错存在因果关系承担举证责任。对于实施手术、特殊检查、特殊治疗的情形,应当由医疗机构承担尽到说明义务并取得患者或者患者近亲属的书面同意的举证证明责任。理由在于,实施手术、特殊检查、特殊治疗对患者影响较大,要求医疗机构承担举证责任,有利于督促医疗机构规范诊疗行为,切实维护患者合法权益。另外从我国实际情况来看,在当前医疗资源比较稀缺的背景下,如果对于一般的说明义务都要由医疗机构承担举证证明责任,极易引发大量的医疗纠纷,其结果必将导致医疗机构为保存证据,而影响

诊疗的效率,也会加重医疗成本,最终也会影响广大就医者的利益。

二、特殊说明义务的违反应由医疗机构承担举证责任

《侵权责任法》第55条规定"需要实施手术、特殊检查、特殊治疗的,医务人员应当及时向患者说明医疗风险、替代医疗方案等情况,并取得其书面同意"。由此可见,医疗机构在履行特殊告知义务时,法律规定医疗机构应当告知并取得患者或近亲属的书面同意,而医疗机构是否已经告知并取得书面同意,属于积极事实,应当由主张该事实成立的一方,即医疗机构承担举证责任。医疗机构提供了患者或者患者近亲属的书面同意证据的,人民法院可以认定医疗机构尽到说明义务,以避免给医疗机构过重的负担。

三、特殊说明义务履行的例外可免除医疗机构的告知义务

医疗机构可以举证证明不需要对患者进行告知的情况,实践中医疗机构告知义务的例外有以下四种。

1.患者拒绝或者放弃知情同意权的情况 患者对知情同意权的拒绝或者放弃,既可以表现为对知情权的拒绝或者放弃,又可以表现为对同意权的拒绝或者放弃。如果患者对知情权予以拒绝或者放弃,则无所谓同意权的有效行使,因为患者行使有效同意权的前提是有效保障知情权。所以,如果医务人员在向患者履行告知义务时,患者因故予以拒绝或者放弃,则在事后以医务人员侵害其同意权为由提出诉讼请求就不能得到支持。同样,如果医务人员履行了告知义务,患者知情后因故做出拒绝或者放弃同意继续诊疗的决定,或者故意怠慢做出是否同意的决定,此时,因为是患者本身的原因拒绝知情或同意,医务人员没有侵害患者的知情同意权,就不应该承担侵犯知情同意权的法律责任。

2.基于公共利益的强制治疗行为 为了使公共利益以及他人利益免受正在发生的危险的侵害或者威胁,医疗机构依照法律法规授权,可以对正在发生特殊疾病的患者在必要情况下强制行使救护和诊疗措施,

而患者必须接受,无权拒绝。这就在医疗机构和患者之间形成了强制医疗关系。根据我国目前法律法规的规定,医疗机构基于公共利益实施的强制治疗行为包括以下几种。①传染病患者接受强制治疗时的知情同意权。《传染病防治法》和《传染病防治法实施办法》都赋予各级各类医疗保健机构对传染疾病防治行使强制医疗权。②严重精神障碍者接受强制治疗时的知情同意权。由于严重精神障碍可能出现危及其自身、他人及社会的行为,因此,在经过人民法院的强制医疗法定程序后,确定对其进行强制医疗的患者,此时不需征得严重精神障碍者本人的意见。③吸毒人员接受强制治疗时的知情同意权。根据国务院 1995 年发布的《强制戒毒法》规定,经批准开办戒毒脱瘾治疗业务的医疗单位,对吸食、注射毒品成瘾人员实行强制性治疗时,无须征得毒品成瘾人员的同意。

3. 保护性医疗措施　根据《执业医师法》第 26 条"医师应当如实向患者或者其家属介绍病情,但应注意避免对患者产生不利后果"。另外《医疗事故处理条例》第 11 条"在医疗活动中,医疗机构及其医务人员应当将患者的病情、医疗措施、医疗风险等如实告知患者,及时解答其咨询;但是,应当避免对患者产生不利后果"。很多情况患者的病情或者治疗方案往往会让患者望而生畏,饱受疾病折磨的患者也不一定都有心情和心理准备去聆听医生的解释,而后做出冷静、恰当的决策。此时,允许医疗人员履行说明义务时,在向患者告知的内容、对象、时机和方式上享有一定的选择权。

4. 紧急救治的情况下医疗机构无法取得患者及家属的书面同意　根据《侵权责任法》第 56 条"因抢救生命垂危的患者等紧急情况,不能取得患者或者其近亲属意见的,经医疗机构负责人或者授权的负责人批准,可以立即实施相应的医疗措施"。由此可见,如果在抢救生命垂危的患者等紧急情况,不能取得患者或者其近亲属意见的情况下,医疗机构进行紧急救治,此时并不存在医务人员特殊告知义务违反的问题。

四、医疗机构提供书面同意时,患者可提供反证加以推翻

医疗机构提供的患者及其家属的书面同意,属于医疗机构单方保管并提供,为了有效保护患者合法权益,应当赋予患者提供证据推翻的权利,即在患者提供了相反证据的情况下,仍应认定医疗机构未尽到说明义务。司法实践中,经常出现患者及其家属并未签署知情同意书或者知情同意书告知的内容与实际告知的内容存在出入等。如果患者能够举证证明医疗机构并未履行告知义务,提供证据可以推翻医疗机构提出的证据时,法院是可以认定医疗机构未履行告知义务的。比如在已经造成患者损害的情况下,患者可以申请委托专业鉴定机构对是否尽到说明义务的问题纳入医疗过错范畴,通过医学鉴定加以确定,从而辅助患方实现其举证。

医疗纠纷处理中封存实物证据的重要性

陈　伟　北京积水潭医院

　　昨天有个同行老师向我咨询,说他们医院在给一位肠梗阻患者手术过程中,发现了患者半年前在外院手术中遗留的纱布。医院向患者说明了情况,在病历里如实记录了手术过程,并让患者家属将纱布取走。这位老师询问我如此处理是否妥当。我马上告知他,取出的遗留纱布让患者取走确有不妥,应由医患双方共同封存取出的纱布。医疗机构出具封存说明,同时封存件由医疗机构保存。如患方执意将取出纱布拿走自行保管,医疗机构应履行告知义务,同时由患方出具书面申请,写明自行将遗留纱布取走,由此引起的不良后果自行承担。

一、医疗机构让患者自行将实物证据取走,有哪些潜在风险

　　首先必须确认,在患者体内取出的遗留纱布是实物证据。患方在上一次术后引发肠梗阻也许与遗留纱布相关,因此患者与上一家医疗机构有医疗纠纷隐患,而此块纱布是纠纷的主要证据。如果进行诉讼或者鉴定,除了病历中的如实记录外,在法庭或者鉴定过程中,应当将此块遗留的纱布作为实物证据出具,证明上一家医疗机构在诊疗过程中存在过

错。而作为重要证据的纱布，妥善保全才能保证证据的真实性和证明力。

证据保全即证据的固定和保管，是为了防止证据的自然泯灭、人为毁灭或者以后难以取得。因而在收集时、诉讼前或诉讼中用一定的形式将证据固定下来，加以妥善保管，以便诉讼中司法人员或者律师在分析、认定案件事实时使用。证据保全重要的是保证证据的真实性和证明力，因此所实施的证据保全方法要得当。尤其是医患双方当事人自行保全证据，更要注意保全的方法。否则一方反悔或者对保全证据的破坏，将使整个证据保全工作无效。

因此纱布由患方自行取走对于证据的真实性和证明力都会产生不良影响。如果今后启动医疗纠纷处理程序，患方自行在法庭上出示取出的纱布，没有取出纱布的医疗机构佐证，上一家医疗机构对纱布的证据效力可以不认可，从而影响患方维权。

同时，取出纱布的医疗机构在取出纱布时未能提醒患者及时保全证据，医患双方共同封存实物，未尽到合理的告知义务，也会给医疗机构带来不必要的麻烦。

其实，在很多医疗纠纷处理过程中，实物证据的重要性并不亚于原始病历。但很多医疗机构的医务人员没有认识到实物证据的重要性，在治疗结束后，随意丢弃实物证据，致使在发生纠纷后医院拿不出相关实物或者没有及时封存导致不能作为证据，这些都会使医疗机构承担责任。

比如某家医疗机构患者出现输血过敏后，护士及时终止输血。医护人员积极抢救患者，患者脱离危险后，家属提出索赔，但当时的输血袋已经被护士当作医疗垃圾处理，无法进行血液是否合格的鉴定，医疗机构承担了一定的赔偿责任。

还有一家医疗机构为患者术后半年，患者出现了内固定物折断。患者在二次就医时并未提医疗意见，按诊疗常规入院并支付了相关医疗费用。待二次手术诊疗过程结束后，患者家属对第一次手术的内固定材料质量提出了异议,要求医院赔偿第一次手术的治疗费用。由于取出的折断内固定材料又被按照医疗垃圾处理,无法找到,医疗机构虽然不存在直接的过错,但如果取出断裂的内固定材料后主动与患方共同封存,就可避免承担不利后果。所以实物证据的保全至关重要。

二、实物证据包括哪些实物

按照《侵权责任法》第 59 条规定:"因药品、消毒药剂、医疗器械的缺陷,或者输入不合格的血液造成患者损害的,患者可以向生产者或者血液提供机构请求赔偿,也可以向医疗机构请求赔偿。患者向医疗机构请求赔偿的,医疗机构赔偿后,有权向负有责任的生产者或者血液提供机构追偿。"

同时,《医疗事故处理条例》第 17 条明确规定:"疑似输液、输血、注射、药物等引起不良后果的,医患双方应当共同对现场实物进行封存和启封,封存的现场实物由医疗机构保管;需要检验的,应当由双方共同指定的、依法具有检验资格的检验机构进行检验;双方无法共同指定时,由卫生行政部门指定。疑似输血引起不良后果,需要对血液进行封存保留的,医疗机构应当通知提供该血液的采供血机构派员到场。"

因此,实物证据应包括输液、输血、注射、药物治疗过程中,发生了疑似输液、输血、注射、药物等引起不良后果后所使用的医疗物品,包括输液瓶及剩余的瓶装物、输液管、剩余药瓶及包装、输血设备、剩余的输入血液及包装、注射器、注射用药及包装、用于治疗的药品及包装等。实物证据还包括疑似引发不良后果的医疗器械,比如手术中取出的内固定材料或遗落的纱布、器械等。

医患双方应共同将实物证据按照相关规定进行封存,同时按照《医疗事故处理条例》规定,实物证据由医疗机构保存。由于封存可疑医疗物品的主要目的是送有关专业机构进行检验、检测,而封存的物品又容易发生变质,因此封存后应当尽快送检,不可耽误。但是是否能够找到接受检测的权威机构也是一个现实问题。如果找不到检测机构,必然要耽误检测而使封存物失去意义,这样的风险应当在封存之初就应当向患方说明。

总之,实物证据是否存在质量问题,是否直接导致患者产生不良后果是医疗纠纷处理过程中鉴定的关键。医疗机构在诊疗过程中应重视实物证据的封存与保存,避免因此带来不必要的损害后果。

 # 医疗纠纷中病历的效力认定

方玉叶 中国政法大学

根据第八次全国法院民事商事审判工作会议(民事部分)纪要,针对新情况、新问题,在法律与司法解释尚未明确规定的情况下,就民事审判中的热点难点问题提出了处理意见。会议涉及医疗侵权案件有两条:一是医疗关系证明方法;二是瑕疵病历的效力认定。

一、关于医疗损害赔偿责任问题

1.患者一方请求医疗机构承担侵权责任,应证明与医疗机构之间存在医疗关系及受损害的事实。对于是否存在医疗关系,应综合挂号单、交费单、病历、出院证明以及其他能够证明存在医疗行为的证据加以认定。

2.对当事人所举证据材料,应根据法律、法规及司法解释的相关规定进行综合审查。因当事人采取伪造、篡改、涂改等方式改变病历资料内容,或者遗失、销毁、抢夺病历,致使医疗行为与损害后果之间的因果关系或医疗机构及其医务人员的过错无法认定的,改变或者遗失、销毁、抢夺病历资料一方当事人应承担相应的不利后果;制作方对病历资料内容存在的明显矛盾或错误不能做出合理解释的,应承担相应的不利后果;病历仅存在错别字、未按病历规范格式书写等形式瑕疵的,不影响对病历资料真实性的认定。

可以看出两条规定都涉及病历,特别是第二条就瑕疵病历的效力分三种情况进行说明。接下来笔者想就病历的效力问题进行一个更为深入的分析。

二、病历属于哪种证据类型

2012年8月31日第二次修订的《民事诉讼法》第63条规定,证据包括当事人的陈述、书证、物证、视听资料、电子数据、证人证言、鉴定意见和勘验笔录8种。"书证"是以文字、符号、图案等形式记载的内容证明案件事实的证据。在医疗纠纷诉讼中,常见的书证类型有:挂号单、门诊病历、住院病历、报告单、化验单、影像学资料、处方单、各种收费单据等。

那么"病历"一定是书证么?答案是否定的。区分"书证"与"物证"的关键不在于证据存在的载体,而在于证明的方式。举两个例子进行说明。如果我们是通过住院病历上的记载,欲证明医务人员未采取及时、适当的有效措施时,则该"住院病历"就属于"书证"的证据形式;如果我们以住院病历上的相关记载被刮除重新填写为由,主张医疗机构或者病患一方篡改病历,则该"住院病历"就属于"物证"的证据形式。前段时间闹得沸沸扬扬的"潍坊产妇纱布门一案",家属偷偷潜入医生办公室将知情同意书上的签名涂掉。如果院方以此主张患方涂改病历,那么该病历就是"物证"。

除此之外,2010年当时卫生部就已经试行电子病历,现在卫计委在全国范围内努力推行以电子病历为核心的医院信息化建设试点工作。就笔者所知,北京的三甲医院正在逐步推进电子病历。"电子病历"就属于证据种类中的"电子数据"。在责任认定中,电子数据必将成为今后医疗纠纷案件中的主要证据类型。而电子病历的出现,也将改变传统的证据固定模式、证据使用方法等。

三、病历的效力认定

医疗活动一般从门急诊就医开始,涉及检查、检验、开药、输液、输血、手术。手术又包括术前准备、术前讨论、谈话签名、麻醉、手术麻醉、手术应急、术后检测、护理、会诊等。每一个环节又包括很多细节,涉及很多医务人员,并需要患方及家属的积极配合,完全不亚于修复长城这样的复杂工程。笔者当医生的同学曾说,如果他去打医疗官司,每个案子都可以找出问题。所以说天下没有一份零瑕疵的病历。会议也强调:病历仅存在错别字、未按病历规范格式书写等形式瑕疵的,不影响对病历资料真实性的认定。具体哪些瑕疵、不规范影响病历的真实性,笔者历年主审医疗损害责任纠纷案件,就常见的病历问题简要总结。

1. 笔误　如病历记录写错日期、床号、页码、年龄、甚至性别等,这种情况一般不会影响对事实的认定。

2. 化验单粘贴错误　如将 A 的化验单粘贴在 B 的病历中,对于 B 而言,该化验单应排除在证据之外。因为化验单与 B 没有相关性。

3. 检验报告或影像资料丢失　如在有的案件中,肾移植手术后数天内的化验单报告均丢失,医方根据电脑中存储的数据补充打印了这些化验单并提交给法庭。这种情况下,补充打印的化验单不是原始病历,仅能为案件审理提供参考。《民事诉讼法》第 68 条规定了"书证应当提交原件,物证应当提交原物。提交原件或者原物的确有困难的,可以提交复制品、照片、副本、节录本。提交外文书证,必须附有中文译本"。但是实际上,可能对医方不利。

4. 修改、涂改和篡改　按照病历书写规范,有三种情况可以修改:一是错别字;二是实习生、试用期医务人员书写的病历由合法执业的医生修改;三是上级医师可以修改下级医师的病历。但是不能掩盖或者去除原来的字迹,新的修改要清晰可见,否则为涂改,可能影响事实认定。若改动内容经证实是不真实的,则为篡改,可直接推定为过错。《侵权责任法》第 58 条规定:"患者有损害,因下列情形之一的,推定医疗机构有过错:1.违反法律、行政法规、规章以及其他有关诊疗规范的规定;②隐匿或者拒绝提供与纠纷有关的病历资料;③伪造、篡改或者销毁病历资料。"

5. 事后补签、补记、添加　事后补签包括医生和患方补签。事后补签通常为抢救危急患者时来不及书写病历,但应在抢救后 6 小时内据实补记,并加以注明,否则可能涉嫌伪造。患方补签需要注意,事后添加比如手术同意书签订后,医方又增加风险告知内容的,未经患者再次签名确认,这可能认定为伪造。

当然,涉及病历还有很多情况。会议也强调了当事人采取伪造、篡改、涂改等方式改变病历资料内容,或者遗失、销毁、抢夺病历,致使医疗行为与损害后果之间的因果关系或医疗机构及其医务人员的过错无法认定的,改变或者遗失、销毁、抢夺病历资料一方当事人应承担相应的不利后果;制作方对病历资料内容存在的明显矛盾或错误不能做出合理解释的,应承担相应的不利后果。前半句话是对医方和患方的约束,后半句话完全就是对医方的约束。由此可见,作为病历制作方、保管方的医院义务是非常重的。

最后针对《侵权责任法》第 58 条所列情形时,医疗机构对其是否存在过错,有无提供证据证明自己没有过错的抗辩权?目前国内存在两大观点。一是无抗辩权说,如杨立新认为:因该条规定情形被"推定过失后不准举证推翻,直接认定过错"。二是有抗辩权说,如王胜明认为:"患者有损害,因本条规定情形之一的,推定医疗机构有过错,并非当然认定医疗机构有过错。也就是说,医疗机构可以提出反证证明自己没有过错。"笔者认同第二种观点。因为病历问题,本身就不属于医疗技术问题。实际上,只要"有"所列情形,就应当推定医疗机构有过错。但推定有过错并不等同医疗机构有过错,有过错也不等于要担责。这还须分析其是否与患者损害之间存在因果关系。有,承担;没有,则不承担。

医疗机构法律风险管理

李洪奇　北京大成律师事务所

我国医药卫生体制改革从 1993 年 5 月开始至今已经历 20 多年,医疗机构的数量和质量得到了很大提高。根据国家卫计委统计信息,截至

2015年9月底,全国医疗卫生机构数达99万个,其中医院2.7万个,基层医疗卫生机构92.5万个,专业公共卫生机构3.5万个,其他机构0.3万个;而截至1990年底,全国医疗卫生机构不足21万个,其中医院1.4万个。全国医疗机构的总数增长以及结构改变,得益于国家政策法律的制定和完善,特别是近年来,随着公立医院改革工作的进一步深入,国家陆续出台了一系列相关鼓励政策。

2010年11月26日,国务院办公厅转发了卫生部、发改委等五部门联合制定的《关于进一步鼓励和引导社会资本举办医疗机构的意见》[国办发〔2010〕58号],鼓励国内外社会资本举办各类医疗机构,参与公立医院改制,设立合资、合作或独资医疗机构。

2013年9月28日,国务院颁布《关于促进健康服务业发展的若干意见》,提出充分调动社会力量的积极性和创造性,着力扩大供给、创新发展模式、提高消费能力,促进基本和非基本健康服务协调发展。

2015年4月至5月,国务院办公厅发布《关于全面推开县级公立医院综合改革的实施意见》及《关于城市公立医院综合改革试点的指导意见》,全面推进县级公立医院综合改革及进一步扩大城市公立医院综合改革试点。

2015年6月11日,国务院办公厅发出《关于促进社会办医加快发展若干政策措施的通知》,进一步放宽准入,拓宽投融资渠道,优化医疗事业发展环境,落实医疗机构税收政策,将社会办医纳入医保定点范围,盈利性机构可上市融资。

随着我国医疗服务市场的全面开放,以公立医疗机构为主导、民营医疗机构共同发展的多元化格局正在形成。但是,不同性质的各类医疗机构在其自身生存发展过程中都遇到了或轻或重、或明或暗的法律风险,阻碍了医疗机构的健康发展,如投资融资失败、经济纠纷增多、医患关系恶化、职务犯罪不断等。所以,如何管理风险、把握机会就成了医疗机构发展成败的关键。

本文试图从实务操作的角度分析医疗机构所面临的各种法律风险,

探索识别、评估和管理法律风险的实用模式,促进各类各级医疗机构,特别是二级以上医院,建立和完善一套医疗机构法律风险管理体系。

一、医疗机构的概念、类别和等级

医疗机构,是指按照我国法律规定申请设立并取得《医疗机构执业许可证》,从事疾病诊断、治疗、护理以及相关医疗活动的组织机构。这里的法律是指广义的法律,包括 1994 年 9 月 1 日实施的《医疗机构管理条例》《医疗机构管理条例实施细则》(以下简称《细则》)、《医疗机构基本标准》和 2000 年 7 月 1 日起施行的《中外合资、合作医疗机构管理暂行办法》等。

《细则》把医疗机构分为 13 个类别,包括:①各种医院;②妇幼保健院;③社区卫生服务中心;④乡(镇)卫生院;⑤疗养院;⑥各类门诊部;⑦各类诊所;⑧村卫生室;⑨急救中心;⑩临床检验中心;⑪专科疾病防治院;⑫护理院;⑬其他诊疗机构。

《医疗机构基本标准》对不同类别的医疗机构提出具体要求。其中"医院"是最重要的一个类别,包括综合医院、中医医院、中西医结合医院、民族医院、专科医院、康复医院。由于各种医院的规模、设备、人员、技术和业务能力各不相同,为了便于管理,卫生部曾于 1989 年 11 月 29 日发布了《医院分级管理办法》,将医院分为三级十等。根据任务和功能的不同,把医院分为三级,即一级、二级和三级。一级综合医院住院床位总数 20 张至 99 张;二级综合医院住院床位总数 100 张至 499 张;三级综合医院住院床位总数 500 张以上。根据各级医院的技术水平、质量水平和管理水平的高低,并参照必要的设施条件,分别划分为甲、乙、丙等,三级医院增设特等。

国家组建三级医院评审委员会,即全国医院评审委员会、省医院评审委员会和地(市)医院评审委员会,在各级卫生主管部门领导下,依据《医院分级管理标准》,对所辖区域的医院进行评审,每三年评审一次。

医疗机构除了根据规模、设备、人员等因素分类分级管理外,还需要根据资金来源和经营目的进行分类管理。

根据资金来源不同,医疗机构分为公立医疗机构和非公立医疗机构。公立医疗机构是指政府举办的纳入财政预算管理的医疗机构,也就是国营医疗机构。非公立医疗机构是指 2010 年 11 月 26 日国办发〔2010〕58 号文中所称的由国内外社会资本设立、经营和管理的各类医疗机构,亦即民营医疗机构。

根据经营目的不同,医疗机构又分为营利性医疗机构和非营利性医疗机构。2000 年 9 月 1 日国务院公布的《关于城镇医疗机构分类管理的实施意见》将医疗机构分成营利性医疗机构和非营利性医疗机构。营利性医疗机构是指医疗服务所得收益可用于投资者经济回报的医疗机构;而非营利性医疗机构是指为社会公众利益服务而设立和运营的医疗机构,不以营利为目的,其收入用于弥补医疗服务成本,实际运营中的收支结余只能用于自身发展。

二、医疗机构法律风险的概念

医疗机构在其自身发展过程中,面临各种风险,包括战略风险、财务风险、市场风险、运营风险、法律风险等。其中,法律风险是指医疗机构和医务人员基于法律规定对其某种行为或与其有关的事件承担不利法律后果的可能性。法律风险源于法律责任,包括民事法律责任、行政法律责任和刑事法律责任,而法律责任源于法律规定或合同约定的权利和义务。

我们把可能造成医疗机构和医务人员承担法律责任的行为和事件称为法律风险因子,亦即通常所称风险点。法律风险管理就是对这些风险点进行识别、评估、应对和控制,消除或减少其对医疗机构的不利影响,甚至将其转化成有利因素。

三、法律风险管理的法律依据

我国已经建立了一个完整的医药卫生管理法律部门,包括基本法律、行政法规、地方法规和部门规章等,内容涵盖医疗行政、医疗机构、医务人员、医疗执业、医疗技术、医疗产品等各个方面。

特别重要的是,2000 年 2 月 16 日国务院体改办、卫生部等八部委联合发布了《关于城镇医药卫生体制改革的指导意见》及相关 13 个配套政策(以下简称《指导意见及配套政策》),分别对医疗机构分类管理、卫生事业补助政策、税收政策、医疗服务价格、药品价格管理、药品收支两条线、药品集中招标采购、卫生监督体制改革、卫生事业单位人事制度改革等问题做出规定。

2008 年 5 月 13 日,卫生部印发了《医院管理评价指南(2008 版)》(以下简称《评价指南》),从医院管理、医疗质量、医院安全、医院服务和医院绩效等方面重点对三级综合医院进行评价和考核,同时要求各省市地区建立本辖区不同级别、不同类别医院管理评价指标体系。除了《医院管理评价指南(2008 版)》外,卫生部还陆续出台了 2009 年 10 月 13 日的《临床路径管理指导原则》、2009 年 11 月 26 日的《医院投诉管理办法》和 2010 年 2 月 10 日《医院处方点评管理规范》等规范性文件。2011 年 4 月 18 日卫生部公布实施了《三级综合医院评审标准(2011 年版)》。2011 年 9 月 21 日卫生部印发了《医院评审暂行办法》,要求逐步建立由卫生行政部门、行业学(协)会、医疗保险机构、社会评估机构、群众代表和专家参与的医院质量监管和评审评价制度,促进医院加强内涵建设,保证医疗安全,持续改进服务质量,提高医院管理水平和服务效率,统筹利用全社会医疗卫生资源,充分发挥医疗体系整体功能。

《评价指南》《评审标准》和《指导意见及配套政策》是建立我国医疗机构管理评价指标体系的重要基础,也是医疗机构管理法律风险的基本要求。

地方卫生行政部门也为促进辖区内的医疗机构健康发展做了积极引导和管理工作。从 2005 年开始,北京市卫生局每年组织北京各级各类医疗机构开展“医院管理年”活动。2007 年 10 月北京市卫生局率先出台了《北京地区民营医疗机构管理考核评价标准实施细则》,从保证医疗服务安全性和有效性、改善就诊环境、改善服务态度、构建和谐的医患关系、杜绝不合理收费、加强职业道德教育等方面,对民营医疗机构进行总分为 1000 分的评价。2009 年 8 月 31 日,北京市卫生局印发了《北京地区医院管理考核评价标准》及其《实施细则》。

医药卫生法律、法规、部门规章和指导意见构成了我国医疗机构法律风险管理的重要法律基础,但要全面提高医疗机构及其医务人员法律风险意识,把管理工作落到实处,还需要构建一套医疗机构法律风险管理体系。

四、医疗机构法律风险种类

我们从现实需要出发,根据法律风险因子的形成原因,把医疗机构法律风险分成两大类:医疗纠纷法律风险和非医疗纠纷法律风险。医疗纠纷法律风险包括医疗执业法律风险、医疗技术法律风险和医疗产品法律风险等;非医疗纠纷法律风险包括制度管理法律风险、资产管理法律风险、合同管理法律风险、人员管理法律风险和廉洁自律法律风险等。

(一)医疗纠纷法律风险

1. 医疗执业法律风险　医疗执业是医疗机构业务部门的主要工作。业务部门分为临床科室和医技科室。临床科室包括内、外、妇儿等医疗机构核准的所有诊疗科目;医技科室包括检验、病理、影像、药剂、器械(设备)、病案、输血等科室。

近年来我国医疗执业环境欠佳已是不争的事实,其中最重要的原因就是医疗纠纷频发,医患关系恶化。所以,医疗执业风险已经成为医疗机构法律风险中最突出的问题。

根据医疗纠纷产生的原因,我们把执业法律风险分为三类:医方所致法律风险、患方所致法律风险和第三方所致法律风险。

(1)医方所致法律风险:医方所致法律风险主要来源于医疗执业过程中的"医疗过错"。2010 年 7 月 1 日起施行的《侵权责任法》第 54 条规定:患者在诊疗活动中受到损害,医疗机构及其医务人员有过错的,由医疗机构承担赔偿责任。可见,医疗机构承担法律责任的前提是医疗机构及其医务人员有"过错"。对"过错"的认定取决于:①医疗执业行为是否违反了医药卫生法律、行政法规、规章以及其他有关诊疗规范的规定;②是否违反了医务人员的合理注意义务;③是否存在法律规定的推定过错的情节。如果医方违反告知义务、转诊义务、诊疗义务、急救义务、安全保障义务,或者超出诊疗科目、超出执业范围、错误使用医疗产品、违反病历书写规范、侵犯患者隐私权、过度诊疗等就构成"医疗过错",产生法律风险。

(2)患方所致法律风险:患方所致法律风险原因较多,虽然不能排除个别患者故意行为,但是大多数情况下属于患者过失行为,如漏报或隐瞒既往史、体质特殊、病情罕见、对治疗结果期望过高、对医疗转归误解、抵触医方沟通和告知、不遵医嘱等。

(3)第三方所致法律风险:如前所述,医疗机构提供医疗服务过程中需要第三方的产品和服务,产品缺陷、服务瑕疵或者第三方的过错行为可能给医患双方造成损害,构成法律风险。

2.医疗技术法律风险　医疗技术,是指医疗机构及其医务人员以诊断和治疗疾病为目的,对疾病作出判断和消除疾病、缓解病情、减轻痛苦、改善功能、延长生命、帮助患者恢复健康而采取的诊断、治疗措施。医学科学具有专业性、未知性、风险性三大特点,医学的发展是人类研究探索和技术应用的结果,医疗技术应用本身就充满风险。根据2009年5月1日起施行《医疗技术临床应用管理办法》(以下简称《办法》),我国医疗技术实行"分类分级管理制度",依据医疗技术的安全性、有效性将医疗技术分为三类:第一类由医疗机构常规管理;第二类由省级卫生行政部门管理;第三类由卫生部管理。此《办法》即为我国医疗技术的准入制度。

近年来,为安全有效地开展和应用医疗技术,我国制定了大量医疗技术管理规范,如2009年11月13日公布的《心室辅助装置应用技术管理规范》《肿瘤消融治疗技术管理规范》《变性手术技术管理规范》《妇科内镜诊疗技术管理规范》等。

如果医务人员忽视医疗技术的准入制度、不按照技术管理规范进行操作,就会产生法律风险。

3.医疗产品法律风险　医疗产品一般分为药品、消毒药剂、医疗器械和血液等。医疗产品法律风险包括:临床试验风险、产品质量风险、流通采购风险、储藏保管风险、产品使用风险等。

医疗产品质量法律风险分为两类:一类是缺陷(或不合格)产品引发的法律风险;另一类是无缺陷产品(或合格)产品引发的法律风险。前一类通常称为"产品质量责任",后一类通常称为"药品不良反应"。

2004年3月4日国家药监局发布了《药品不良反应报告和监测管理办法》,但随着药品监管形势的变化和药品不良反应监测工作的深入,《办法》也暴露出一些不足,故经过重新修订,并于2011年7月1日实施。2008年12月29日国家药监局联合卫生部发布《医疗器械不良事件监测和再评价管理办法》,对医疗产品的安全进行检测追踪,实行"不良反应(事件)报告制度"。

4.人身财产安全法律风险　自2002年9月1日国务院颁布的《医疗事故处理条例》实施以来,特别是受2002年4月1日最高人民法院发布的《关于民事诉讼证据的若干规定》"医疗过错举证责任双倒置"的影响,我国医疗纠纷案件呈爆发性增长,暴力伤医事件愈演愈烈,严重威胁到我国医疗卫生事业的健康发展,损害了医疗行业的合法权利和国际声誉。

虽然2010年7月1日起施行的《侵权责任法》特别加注了禁止"干扰医疗秩序,妨害医务人员工作、生活的"的条款,并最终于2015年8月29日通过《刑法修正案(九)》将破坏医疗秩序行为纳入"聚众扰乱社会秩序罪",规定"聚众扰乱社会秩序,情节严重,致使工作、生产、营业和教学、科研、医疗无法进行,造成严重损失的,对首要分子,处3年以上7年以下有期徒刑",但其危害已经造成不可挽回的后果。

特别值得强调的是,2012年4月30日卫生部、公安部联合印发"关于维护医疗机构秩序的通告",要求医疗机构应当按照《医院投诉管理办法(试行)》的规定,采取设立统一投诉窗口、公布投诉电话等形式接受患者投诉,并在显著位置公布医疗纠纷的解决途径、程序以及医疗纠纷人民调解组织等相关机构的职责、地址和联系方式。患者及家属应依法按程序解决医疗纠纷。公安机关会同有关部门应做好维护医疗机构治安秩序工作,依法严厉打击侵害医务人员、患者人身安全和扰乱医疗机构秩序的违法犯罪活动。这是卫生部、公安部继 1986 年 10 月 30 日、1990 年 12 月 15 日、2001 年 8 月 3 日三次联合发文后的再一次通告,但社会效果并不明显。

(二)非医疗纠纷法律风险

非医疗纠纷法律风险主要是指医疗机构日常工作管理方面的法律风险。以三级甲等医院为例,医疗机构管理部门一般分为行政管理、医疗管理、后勤管理和教学科研管理。行政管理包括党办、院办、纪检、财务、人事、审计等;医疗管理包括医务处、门诊部、护理部、医保办、医院感染管理等;后勤管理包括总务、基建、信息等;教学科研管理包括医学生教育及医学继续教育、图书馆、临床药物试验机构及科研实验室管理。

1.制度管理法律风险 医疗机构的正常运营有赖于健全的管理制度。各部门、各科室、各人员都必须按照国家的法律规定以及医疗机构制定的管理制度"各司其职、各尽其责"。如果管理制度不符合国家法律规定,或者侵犯了其他主体的合法权益,或者脱离实际难以执行,就会产生法律风险。

2.资产管理法律风险 医疗机构的资产分为有形资产和无形资产。有形资产包括房产建筑、设备、车辆、医疗器械、药品等;无形资产包括专利、商标、著作权、名称权、商业秘密等知识产权以及土地使用权、特许经营等权利。资产管理法律风险的核心任务就是确保医疗机构资产不受他人非法侵害,在资产安全的前提下争取资产保值和增值。

3.合同管理法律风险 医疗机构在提供医疗服务的同时,也接受社会相关领域的民事主体的产品或服务,每年需要签订大量合同,包括药品器械等医疗产品买卖合同、后勤保障服务合同、基建工程合同、技术开发合作合同、临床试验合同、各类保险合同、医务人员劳动合同、非医务工作人员(如卫生保洁、护工等医疗辅助人员)的劳动合同、劳务合同等。

虽然医疗机构大多合同要经过政府主导的集中招标采购程序,但医疗机构既是合同签订和履行的行为主体,也是合同违约的责任主体,依然面临各种合同法律风险,如合同主体的资质和履约能力、合同标的物的权利状态、权利义务的约定、合同的效力和生效条件、合同解除与违约、争议解决条款等。

4.医务人员管理法律风险 医务人员是医疗机构发展的关键因素,是医疗机构的生命,所以医务人员管理是医疗机构管理的重中之重。实践中医务人员管理的法律风险主要集中在医务人员资质管理和劳动合同管理。

(1)医务人员资质管理法律风险:我国医疗服务市场实行严格的资质准入制度,从医疗机构到医务人员、从医疗技术到医疗产品,都需经过资格审核与行政许可。1999年5月1日实施的《执业医师法》、2008年5月12日实施的《护士条例》和1999年4月1日修订的《执业药师资格制度暂行规定》分别对医师、护士、药师的执业资格做出了具体规定;2008年8月18日实施的《医学教育临床实践管理暂行规定》对尚未取得执业资格的医学生进行临床见习、临床实习、毕业实习等活动以及医学毕业生试用期的临床实践活动做出具体规定。没有执业资格的人员从事医疗活动即构成行政法意义上,甚至是刑法意义上的"非法行医"。

(2)劳动合同管理法律风险:劳动合同的法律风险集中在:劳动合同签订的形式和时间;劳动合同的内容,特别是人员职责、工资福利、职业培训、医学再教育、知识产权归属、保守技术和商业秘密、竞业限制等约定;劳动合同的变更和解除等方面。管理不得当、处理不及时很容易引发劳动仲裁和诉讼。

5.廉洁自律法律风险 2006年以来,我国开展了一系列医德教育、法制宣传、自查自纠活动,广大医疗卫生从业人员的廉洁从业意识和法制纪律观念明显增强。然而,医药商业贿赂、处方回扣、红包等不正之风依然存在,社会影响非常恶劣。

2010年6月21日卫生部发布的《关于进一步深化治理医药购销领域商业贿赂工作的通知》(以下简称《通知》)要求"认真分析滋生商业贿赂的深层次原因,深入推进体制机制制度创新,研究制定切实管用的制度办法和监管措施""认真贯彻落实《医疗机构财务会计内部控制规定》《医疗卫生机构接受社会捐赠资助管理暂行办法》《卫生系统内部审计工作规定》等规章制度""严格执行《关于建立医务人员医德考评制度的指导意见(试行)》《医师定期考核管理办法》,完善记录考核制度,深化医德医风建设"。《通知》实际上要求我们根据医疗机构的具体情况,分析识别各种廉洁自律法律风险因子,把现有法律法规细化成工作制度和监管措施,对廉洁自律法律风险加以防范。

2012年1月13日,中央纪委驻卫生部纪检组和监察部驻卫生部监察局联合发布《医疗机构从业人员违纪违规问题调查处理暂行办法》,进一步加强对医疗机构从业人员的监督管理,严肃行业纪律,促进医疗机构从业人员违纪违规问题调查处理工作规范化、程序化。

五、医疗机构法律风险识别和评估

为了防范和化解各种社会矛盾,避免各种损害人民群众切身利益和影响社会和谐稳定的群体性事件与极端恶性事件的发生,从源头上预防和减少不稳定因素,提高各级卫生行政部门和各级各类医疗卫生机构维护人民群众健康权益的自觉性,保证医药卫生事业科学发展和深化医药卫生体制改革顺利实施,2011年1月5日卫生部发布了《关于建立卫生系统重大事项社会稳定风险评估机制的指导意见(试行)》,对评估内容、评估工作的责任主体与评估结果审核的责任主体、评估工作的基本程序以及评估工作的考核监督等作出具体规定。

虽然前述《意见》是为评估医疗机构"重大事项社会稳定风险"而制定的,但其中的原则和方法则是普遍适用的。根据实践经验,医疗机构法律风险的评估通常有三种模式:纠纷导引模式、制度归纳模式和法人体检模式。

(一)纠纷导引模式

此模式以典型法律纠纷案件、诉讼案件或仲裁案件为切入点,采用"回顾分析"的方法确定案例中相同或相似类型的风险点,然后运用"前瞻分析"的方法,结合医疗机构现实运行状态,比照典型案例对现实的风险因子进行评估,总结制定相应预防、控制和解决法律风险的方案;在实际工作中实施,并在应用过程中不断对方案进行修正和改进,逐步运用到其他类型的法律风险。

(二)制度归纳模式

经过近 20 年的立法工作,我国已经形成了一套完整的医药卫生法律体系:包括法律、行政法规、规章、诊疗规范以及医疗机构制定的规章制度和操作规范等。如何使这些制度在医疗机构的实际工作中落实到位是法律风险管理的关键所在。随着制度的不断完善,医疗机构的工作流程和管理措施也需要与时俱进。制度归纳模式就是针对医疗机构高风险、高技术且以人为主体的特点,结合部门、科室的工作特点,对工作流程、工作制度以及人员职责义务结合现行的法律规定加以归纳总结,针对存在的风险隐患进行评估,确定风险类型和风险等级,并据此形成预防风险的行为指南。

(三)法人体检模式

借鉴"自然人体检"的概念,"从外表到内部、从器官到系统、从结构到功能"对医疗机构所有部门和科室进行全方位的核查,逐一列明风险因子,进行风险等级评估。这种模式需要法律专业人员(内部法务人员或外部支持律师)亲临现场观察相关部门和科室的日常业务活动,结合具体工作内容、工作流程和部门特点,与有关人员共同识别和评估各种法律风险因子,并制定相应预防和控制措施。

六、法律风险管理体系的建立

由于医疗机构的性质、类别、级别、规模和市场定位各不相同,因此,建立法律风险管理体系应当"因需而设、因需而变",充分考虑本医疗机构的实际情况。

二级以上规模的医疗机构可以考虑建立"内部职能体系为主、外部支持体系为辅"法律风险管理体系。

(一)建立风险管理内部职能体系

1.设立医疗机构法律事务部　借鉴 2004 年 6 月 1 日起施行的《国有企业法律顾问管理办法》和 2012 年 2 月 1 日国家标准委员会颁布的《企业法律风险管理指南》,在医疗机构内部设立法律事务部、任命总法律顾问。

(1)设立法律事务部:医疗机构法律事务部从制度层面和事务层面开展法律风险管理工作,并制定和细化工作流程。设立法律事务部的作用如下:①规范和强化医疗机构内部的法律服务力量;②遇有法律问题,特别是突发事件,能及时到位;③保护医疗机构的商业秘密和技术秘密。

(2)任命总法律顾问:医疗机构总法律顾问是取得法律执业资格、专门从事法律事务工作的医疗机构内部专业人员,全面负责各种法律风险管理工作,向院长汇报,对院长负责。

2.建立医疗机构法律组织系统　法律事务部整合现有各部门、各科室具有法律政策职能的人员,统一领导。形成"院长— 总法律顾问 —科室法律人员"三级组织结构。科室法律人员可由科室主任或科室秘书兼任,或由科室指定适当人员兼任,赋予职责,参加法律培训和业务学习。

3.建立法律风险信息预警系统　借鉴 2006 年 6 月 6 日国资委出台的《中央企业全面风险管理指引》对各种法律风险进行梳理、核查,医疗机构建立符合自己实际的风险信息系统和风险预警系统,对高发风险进行重点管理。

(二)建立风险管理外部支持体系

1.聘请第三方专业人员,解决专业问题　以签订《专项服务委托协议》的方式,医疗机构聘请有实力、信誉好的专业事务所(如律师事务所、审计事务所、保险公司等)作为战略合作伙伴,充分发挥第三方专业人员的作用,更好地预防风险、控制风险、消除风险。

外聘专业人员作用如下:①提供专业知识、专业技术和专业经验;②利用更广泛的法律资源,处理医疗机构各类法律风险;③分担和转移法律风险,帮助管理和消除法律风险。

2.第三方专业人员进行法律风险评估　医疗机构根据不同需要,适时安排外聘专业人员,采用合适的评估模式了解情况,建立初始信息库,进行法律风险评估。

3.外聘专业人员出具风险管理报告　受聘的第三方应在《专项服务委托协议》约定的时限内完成法律风险评估,制定风险管理策略,与医疗机构一起实施解决方案并实时监控改进。

七、医疗机构法律风险管理流程

法律风险管理流程是医疗机构法律风险管理体系实际运作的步骤和程序,是以时间为主轴全程管理防范法律风险的工作安排,一般包括事前管理、事中管理和事后管理三个阶段。

(一)事前管理

事前管理是指医疗机构和医务人员在实施具体行为之前对可以预见的法律风险发布风险预警并进行防范。比如对医疗机构规章制度合法性审查、医疗人员执业资质审查、诊疗活动前的法定义务审查、合同签订前对方履约能力的审查等。

风险预警是基于对风险因子的识别与判断而预先发出的法律风险警示。风险预警可以为法律风险识别、评估和管理等提供强有力支持。

事前管理主要由内部职能体系负责,外部支持体系根据实际需要提供法律意见或建议。

(二)事中管理

事中管理是指医疗机构和医务人员在实施具体行为过程中对可能发生的法律风险进行防范和控制。如按照诊疗规范和技术操作规范开展医疗活动、签订和履行合同中确定各方权利和义务等。

事中管理由内部职能体系和外部支持体系共同负责。

（三）事后管理

事后管理是指当医疗机构法律风险既成事实之后，由外部支持体系利用行政救济和司法救济的方式对不利后果进行控制和消除。其主要方式包括：和解、调解（人民调解、行政调解和司法调解）和诉讼。

八、结语

本文所建议的以"内部职能体系为主、外部支持体系为辅"的医疗机构法律风险管理体系不同于医疗机构内部现有的法律职能体系。现有体系多以医务处或医患关系办公室为主，即使部分医疗机构外聘律师代替了内部总法律顾问的智能，其内、外组织关系也比较松散，难以形成统一协调的运作体系。所以，建立一套以"内部职能体系为主，外部支持体系为辅"的新的法律风险管理体系是非常必要的。

 # 美国对医疗纠纷和医疗暴力的处理

陈　伟　北京积水潭医院

一、美国医疗暴力的概况

2010 年 9 月 16 日上午 11 时左右，美国马里兰州巴尔的摩市最大的一家医院发生一起枪击事件。凶手名叫保罗·沃伦·帕尔杜斯，50 岁，来自美国弗吉尼亚州阿林顿市，生前持有该州发放的持枪许可证。他的母亲琼·戴维斯，已是 84 岁高龄。案发时，帕尔杜斯正在听外科大夫戴维·科恩介绍母亲的病情以及目前的治疗状况，帕尔杜斯"情绪异常激动"，最终他掏出了一把别在腰间的半自动手枪，朝科恩开了枪，致使对方腹部中弹，倒在了戴维斯的病房外。当警方进入案发现场时，发现帕尔杜斯与其母亲已经中弹毙命，前者倒在地板上，而后者被打死在床上。

警方将此案定性为谋杀后再自杀。

据美国官方统计,虽然枪杀事件在医疗卫生部门很少见,但从 1997 年到 2009 年美国有 73 起谋杀案发生在医疗卫生部门,其中有 20 起发生在医院。

现代医疗制度以及医疗模式的改革,使得医患关系不再是过去简单的医生和患者的关系,而是掺杂了市场经济下的商品交换和买卖关系。这就使得患者一旦对自己所购买的医疗服务不满时,就会发生医患纠纷。另外,许多调查人员称,当越来越多的失业者、无医疗保险者、吸毒者和精神病患者来就医又找不到正确的就医地点时,针对医院里的工作人员、患者和患者家属的暴力事件就会有所增加。在此背景下,医护人员由过去受人尊重的职业,逐渐演变成一项危险的职业。

根据美国劳工统计局的报告,2003 年到 2007 年,在美国工作场所发生的所有非致死性暴力行为中,有 60% 集中在医疗卫生保健和社会救助行业。在急诊部、重症监护病房和精神科病房工作的护士成为暴力受害者的风险很高。据急救护理协会的调查,在被调查的急诊室护士中,超过十分之一的护士说她们上周就遭受到了暴力行为。

2001 年美国护士学会网上调查发现:此前一年中,17% 的护士曾遭受暴力攻击,57% 的护士被威吓或辱骂。发表于 2011 年的《急诊医学杂志》一项美国国家调查显示:在过去的一年里,78% 的急诊科医生在其工作场所遭受过至少一次言语或肢体上的暴力事件。另外一项覆盖美国 65 家急诊诊所的调查显示:20% 左右的医生每周都会在诊所中遇到非法携带刀枪的患者或家属。针对医生的暴力事件虽然罕见,但由于美国枪支管理较为宽松,一旦发生往往就是"真刀真枪"的恶性事件。美国政府的统计数字反映了一个令人不安的事实。每年大约有 2600 起针对医护人员的非致命性袭击事件,80% 的护士报告在过去的一年中在工作岗位受到攻击。如果医护人员把所有的袭击都上报的话,这个数字可能还要高得多。

二、美国处置医疗暴力的法律基础

1. 美国宪法 《美国联邦宪法》第 5 条和第 14 条修正案都做了这样的规定：任何人未经正当法律程序不得被剥夺生命、自由和财产，非有正当的补偿，不得征用私有财产以供公共使用。

由于有法律限制和较为完善的诉讼制度，美国社会绝对不允许在医院闹事。医院/诊所内的空间是私人财产，不允许外人强占。如果患者家属在医院吵闹，医院的保安会介入和劝解。如果患者家属不听劝告，医院会报警，警察会根据法律对其进行处理，包括逮捕。

2. 工作场所暴力防范的有关法规条例 为了防止"医院暴力"事件的发生，美国职业安全和健康署（OSHA）在 2004 年颁布了第一版《医疗和社会服务工作者防止工作场所暴力指南》。该指南就如何建立一个安全的医疗环境，避免和防范暴力侵入，提出了具体的规定。

（1）对医疗布局和设施的要求：①设置警报系统，如应急铃、手提电话报警，在暴力高危区域，建立个人通讯网，当警报拉响时，能迅速做出有效回应；②提供金属检测器；③在高危区域设置 24 小时闭路电视监控；④在走廊、交叉路口安装反光镜；⑤封闭护士站并加高护士办公台，门窗玻璃应是防弹、防碎材料；⑥为突发事件设一个"缓冲室"；⑦为情绪激动的患者或家属设一个"隔离区"或"休息室"；⑧治疗室设有 2 个出口；⑨在工作区内外安装较强的照明灯；⑩设置一间宽大、舒适的候诊大厅。

（2）对医疗行政管理的要求：①在医患的权利和义务范围内，明确规定不允许发生暴力事件；②建立一个与当地警方联系的网络，及时向他们报告暴力事件的发生并备案，如出现突发事件，警方能及时干预；③分期分批为员工开设应对暴力的培训班，开设的课程应包括：本部门工作场所防止暴力发生的政策、引发暴力的危险因素、对暴力行为的识别及防范措施等；④人力资源部门要保证临床一线有足够的人力资源供给，尤其在暴力高峰时段，比如：工作人员轮流用餐时间、转送患者途中、夜班时段、急救时期等；⑤禁止工作人员单独在急诊室或门诊值班；应为夜班人员提供护卫或义工服务；⑥劝阻工作人员当班时，不要携带锐利物品，比如水果刀、钥匙及其他可以用作武器的物品，以防不慎损伤到自己或他人。

（3）美国医师学会为应对工作场所暴力制定了有关规定：医疗机构雇主必须成立一个安全防范小组，并制定有效的防暴教育训练。小组的职责包括对暴力的评估、人员培训、预防暴力的发生及对危机的反应。防暴力训练包括政策的回顾、州及地方法律、员工培训、安全疏忽及培训、危机管理计划和安抚被攻击的受害者等。

三、美国对医患纠纷的调解与缓和措施

美国在解决和处理医患纠纷时，采用的是法律和调解"双管齐下"的办法。基于医患纠纷并非纯粹法律问题，背后往往还隐藏着许多复杂的因素。美国除了完善的诉讼制度外，针对医患纠纷的特殊性和复杂性，以及医患之间出现问题的根本原因，还为医患之间提供多种途径，来解决医患之间存在的矛盾。

1. 替代性争端解决机制　1974年，密歇根州首先立法，要求在解决医疗纠纷时首先要考虑诉讼外解决方式。从1974年至今，美国已有25个州立法，要求医疗纠纷诉讼需通过庭前审核，以减少无明确医疗伤害的诉讼。医疗纠纷诉讼外解决已逐步形成庭前审核、达到诉讼条件证明、仲裁、调解等诉讼外解决方式。

目前，80％以上的医疗纠纷是通过诉讼外调解解决的，替代性纠纷解决途径已成为美国解决医疗纠纷的主要手段。

替代性争端解决机制的英文名称为 Alternative Dispute Resolution（简称 ADR），该概念源于美国，指不经过正式的审判程序解决纠纷的办法，统称为替代性纠纷解决办法或机制。

ADR 的出现有着积极的现实意义。它不仅可以极大地缓解司法和社会的压力，而且最大限度地节约社会和当事人在纠纷解决中的成本，

缓和社会矛盾,促进社会安定。

2.设立仲裁委员会　为缓解医患矛盾,美国许多医院建立了专门调解医患纠纷的机构"仲裁委员会"。该机构就如何治疗、何时停止治疗、采取何种恢复手段等,会和患者及家属充分沟通。医患纠纷发生后也会首先和患者接触,倾听对方意见,并进行充分沟通、协调。这一措施将许多可能导致医患纠纷的隐患提前消化,也可在医患矛盾发生后,有效缓解患者方面的抵触情绪。"仲裁委员会"的作用就是对医患纠纷进行"变相"的调解。"仲裁委员会"成员来自社会的方方面面,包括医院的医生、注册护士、牧师、社区代表、社会工作者、培训工作者、教师、律师等。这些人中许多还是志愿者,不收任何报酬。

不过,仲裁委员会仅仅是咨询服务机构,只是提供建议给医生、患者和家属,并不具有法律效力。如果调解不成,受害患者或其家属可聘请律师,根据掌握的证据,通过其他渠道维权。

3.缓解医患纠纷　即使在医患关系最紧张的时期,医生仍然是美国社会最受尊敬的一个群体。人们对医疗活动的通常见解、对医生职责的理解、社会处理医患关系惯例等约定俗成,作为社会的潜意识和潜规则可以缓解医患关系的紧张程度。因此通过制度和措施,从宏观上缓解医患关系是可行的。

(1)医疗的风险普遍认知:医生是高风险职业,诊治的过程是一个试错和纠错的连续性过程。人命关天,医生所从事的是救死扶伤的职业,风险程度极高。因此,除了一些紧急情况下医生会冒险决断,在其他时间,医生不会一次诊断到位。美国医学教科书告诉学生,医生第一次诊断正确率不到20%。在美国看病,医生使用频率最高的一个词汇是"可能"。美国医生从来不敢吹嘘自己包治百病,也正是在这种谨慎的氛围中,美国普通人才没有生成医生无所不能的错觉。更重要的是,对医生出错的社会宽容度也因此提升。

(2)黑名单制度:医生不可能不出错,而且,一旦出事就是大事。据称,美国一年医疗事故死亡人数在9万多人。不过,美国社会已经形成了惯例,如果不是因为医生的道德原因或者疏忽大意,那么,一般人不会追究。毕竟,医生是人,他也可能出现诊断的失误或技术操作的失误。不过,这些诊断和技术操作的失误会记录在医院的黑名单中,对一个医生的职业荣誉影响几乎伴随一生。

(3)媒体不轻易炒作医疗事故:美国是一个媒体自由发声的社会,对公共事件的干预程度相当高。不过,美国大小媒体都流行着一个惯例,即不轻易炒作医疗事故。以媒体操作的谨慎尺度而言,娱乐事件和政治事件的谨慎程度最低,而报道医疗事故和黑人问题的谨慎程度是最高的。报道黑人问题的谨慎是因为稍有不慎,就可能被指斥为种族歧视;而轻易炒作医疗事故,是因为背离医生职业是高风险职业的社会普遍认知。

4. 保险公司的监督作用　美国相关的保险公司也会对医疗过程进行监督。美国患者的医药费往往由保险公司支付,这就为确保患者利益又添加了一道"保险"。这是因为保险公司有专门人员作专业鉴定,而且有能力通过各种途径让患方得到赔偿。

5. 禁止在医院闹事　在美国社会,大闹医院得到的不会是好结果。媒体只会批评患者一方,丝毫不会表达任何同情。美国警察的责任是保护民众免于犯罪的威胁和危害,因此美国警察作为国家执法官员在执行公务时,具有绝对的权威性,公民没有半点讨价还价的余地。作为公民要遵守法律,也要在警察执法时听从警察的指令,否则很容易被控以妨碍执法或是蔑视法律的罪名而遭到严重的后果。这体现在两个方面:一是警察执法时权力很大,民众必须按警察所说的去做;二是民众不能同警察争辩,如有不满或是不服,可以上法庭由法官来裁决,但绝不能当场与警察论理。而警察根本不管闹的理由,他们会不由分说马上采取行动。他们所坚信的只有一个信条,医闹可能会闹出人命来,危及人的生命权和健康权,而他们不采取行动就是失职。在未来可能的诉讼中,法官甚至可能会因为你曾经闹过医院,而把你放置在不尊重法律的一群。这对你的诉讼是最不利的。另一方面,要是患方去医院闹事,即便有理,也很可能会因为危害医疗或公共秩序而被拘。如果由于使用暴力而使他人受到伤害,严重的甚至锒铛入狱。

由于解决医患纠纷的途径较多,而闹事的后果是"得不偿失"。美国的医患纠纷基本上是通过法律或调解的方式进行解决,患方不会轻易冒险去医院闹事。

正确认识授权委托书

陈　伟　北京积水潭医院

随着法律法规的不断健全和患者维权意识的不断增加,医务人员在医疗活动中应当充分尊重患者的各项权益,尤其医方与患方交代医疗风险以及签署各种医疗文书时要尽到审慎的注意义务,避免签字流于形式,导致医疗机构承担不必要的责任。

今天我们就谈谈在治疗过程中,医疗机构在患方签署"授权委托书"时应当注意哪些问题。

一、什么是授权委托书

授权委托书又称代理证书,是指由委托人单方签署的,向第三人出具的表示委托人将代理权授予受托人的一种法律文书。授权委托书主要在委托代理的场合出现。对于第三人来说其关心的是眼前这个以他人名义与自己进行法律行为的人是否经过他人合法授权,授权委托书就是向第三人表明代理人拥有代理权的书面载体。

授权委托是一种常见的民事行为,也同样适用于患者对其住院期间的权利授权委托。《民法通则》第 63 条规定:"公民、法人可以通过代理人实施民事法律行为。代理人在代理权限内,以被代理人的名义实施民事法律行为。被代理人对代理人的代理行为,承担民事责任。"

二、为什么要求患者签署授权委托书

1. 患方在疾病治疗过程中,难免会有一些疾病或者和疾病相关的因

素涉及患者的隐私,这些隐私相关的问题患者也会和近亲属保密。因此在患者未签署授权委托书的情况下,把患者病情及相关问题告知患者近亲属有可能涉嫌侵犯患者隐私权。

2. 患者住院期间,患者近亲属构成人员复杂,医务人员无法分辨患者病情应当向除患者外的其他哪位近亲属履行告知义务,在签署授权委托书后,明确了患者的近亲属中谁享有知情同意权,医生能够更明确地向患者一方履行告知义务。

3. 在患者治疗过程中,有许多治疗需要患者近亲属做出合理的判断和选择,患者近亲属难免会有意见不统一的地方,在患者授权后,便于意见集中,最后由患者和患者的授权委托人对治疗方法做出合理选择。

鉴于上述原因,医疗机构在患者住院后,会要求患者签署授权委托书。

三、患者签署授权委托书时应注意的问题

1. 在授权委托书中,委托人和受托人均应当由本人签署,不得代签。

曾经在某地有一起侵犯知情同意权的医疗纠纷。由于授权委托书的委托人、受托人为近亲属一人签署,一审法院认定授权无效,从而导致近亲属签署的手术知情同意书也存在效力瑕疵。一审法院判决认定医院未充分告知患者相关医疗风险就进行手术,医院履行告知义务不到位,存在轻微过错,判决医疗机构承担6万元赔偿。

2. 委托人签署授权委托书后,在治疗过程当中的医疗文书应当由受托人签署,除受托人外其他近亲属签署的医疗文书亦存在告知瑕疵。

某患者住院期间,委托其儿子为受托人代为行使住院期间的各项权利。由于其子工作繁忙,因此手术同意书由患者爱人签字。但医疗机构并未让患者补签委托手续。在医疗纠纷发生后,法院认为医疗机构告知不到位,侵犯患者知情同意权,医疗机构不得不承担了赔偿责任。

3. 患方在签署授权委托书时,医务人员尽量对受托人身份进行核实,避免受托人身份不真实导致医疗机构无法证明履行告知义务。

某患者因受外伤到某医院急诊进行治疗,在签署授权委托书时,陪同人员作为患者近亲属在受托人栏中签字,并标明关系为兄弟。在签署手术知情同意书时,由于患者右手受伤不能签字,因此手术同意书中仅有受托人签字。后患者术后功能受限,到法院起诉,并在诉讼中反复说明知情同意书当中签字的人与他素不相识,只是送他就诊的路人。法院认为患者姓张,受托人姓王,明显不是兄弟关系,医疗机构在履行告知义务时忽略了受托人身份,同时知情同意书上没有患者本人签字,因此认定医疗机构履行告知义务不充分,医疗机构由此承担了赔偿责任。

4.患者签署授权委托书时,如果受托人为两人时,建议医疗机构注明,二人中任何一人的签字都能够代表本人的意思表示。

某患者住院期间委托其配偶和女儿为受托人,代为行使知情同意权。在签署手术同意书时,其配偶进行了签字,但其女儿不在场。术后由于患方对治疗效果不满意,起诉了医疗机构。虽然患者的术后问题是难以避免的并发症,但由于患者女儿强调,父母岁数大,不能正确判断医疗风险,因此才委托其代为行使知情同意权,而医疗机构未将医疗风险向其告知,导致患方未能充分了解手术风险,医疗机构应承担责任。结果还是因为告知不充分让医院承担了相应责任。

5.患者意识清楚的情况下,即使签署了授权委托书,在签署相关医疗文书时也应当请患者本人签字,同时请受托人签字。

患者签署了授权委托书并不代表患者自己放弃权利,治疗过程中的知情选择权应当由患者及其受托人共同决定。当患者与受托人意见不一致时应当让双方统一意见。如果意见无法统一时,应当尊重患者本人的意见。但医方应让患者明确,受托人超出授权范围时代理行为无效。

6.当患者为以下情况之一时,签署知情同意书者不需签署《授权委托书》:①未满十八周岁患者;②意识不清患者;③精神病患者。以上患者治疗期间相关治疗情况应当向其监护人告知,并由监护人履行签字手续。

7.建议医疗机构出具的授权委托书模板尽量明确委托事项和委托权限。

目前,各家医疗机构均有授权委托书的格式模板,但有的医疗机构授权委托书内容过于简单,导致委托事项和委托权限不清,容易引发争议。下面为患者授权委托书模板,内容较为全面,请大家参考。

患者授权委托书

患者姓名_____性别____年龄____科别____病案号_____

本人于_____年_____月_____日因病入住_____医院,依据相关规定,我委托_____和_____作为我的委托代理人。本人授权上述委托代理人带我接受医疗告知和行使知情选择权利,包括知悉包含我个人隐私的医疗相关信息的权利、了解医疗风险和替代医疗方案的权利以及做出最终知情选择权的权利。

以上任何一名或者数名被授权人的签字都能够代表我本人的意思表示。

委托人:　　　　　　　　　　　受委托人:

　　年　月　日　　　　　　　　　　年　月　日

授权委托书看似简单,甚至有很多医务人员认为签署授权委托书只是履行手续,但我们必须认识到尊重患者知情同意权的重要性。因此,医务人员应重视患者的授权委托,尊重患者的合法权益。

我国远程医疗法律风险问题研究

赵　双　陈　伟　北京积水潭医院

随着互联网医疗快速推进和发展,远程医疗在诊疗活动中的应用越来越广泛,为了规范管理远程医疗活动、有效应对随之而来的法律风险问题,初步提出相关建议。方法:通过文献研究的方法,从政策法规、标准规范、信息技术的应用等方面对我国远程医疗法律风险问题进行了研究。结果：我国应建立严格的远程医疗准入机制，明确各方主体的法律关系、法律责任并完善相关法律规范文件，以保障远程医疗服务的平稳发展。

"互联网＋医疗"是互联网在医疗领域的新应用，是互联网技术与医疗技术有机结合的产物，代表了医疗行业新的发展前景，已经成为人们保障健康的新型手段。"互联网＋医疗"包括四大领域，即医药电子商务领域、远程医疗服务领域、移动医疗服务领域和医疗信息化领域。其中远程医疗服务领域在我国城市和农村得到较快的发展，成为缓解我国医疗资源分布不均匀的一种有效的解决方式。作为一种不同于传统医疗模式的新兴医疗服务形式，远程医疗在发展过程中产生的一系列法律风险问题亟待研究和解决。

一、远程医疗

1.远程医疗的概念及远程医疗法律关系特点　远程医疗是远程医疗服务的简称，其概念远远早于"互联网＋医疗"，且其内涵也在不断地发展变化。

目前，按照《远程医疗服务管理办法》的规定，远程医疗服务包括一般远程医疗服务和特殊远程医疗服务。一般远程医疗服务是指医疗机构之间利用通信技术、计算机及网络技术，开展异地交互式的指导检查、协助诊断、指导治疗等医疗会诊活动。特殊远程医疗服务是指医疗机构之间通过通信、网络或卫星精确制导系统，在本地使用相关设备，控制异地的仪器设备（如手术机器人）直接为患者进行实时检查、手术、治疗、护理、监护等服务的医疗活动。

远程医疗法律关系具有时空性。传统医疗模式的医患双方处于同一时空性，主要分为两种形式，即医生在诊室对患者进行检查而产生的医患关系和医生在患者家中对患者进行家访产生的医患关系。而远程医疗法律关系的主体是当地与远程方终端的医师，医生与患者处于不同的时空,由计算机网络、遥感等科学技术作为媒介,对患者进行诊治。这种远程医疗法律关系突破了医生与患者面对面沟通交流的形式,为医疗服务业开启了一个高效、便捷的通道。

远程医疗法律关系具有跨地域性。通过远程医疗,一个国家的医生可以与另一个国家的医生进行远程连线从而为这一国家的患者进行开具处方、身体检查、手术治疗等诊疗活动。由于世界范围内各个国家对远程医疗的法律规定各不相同,一旦由此发生医疗意外或医疗事故,适用法律、举证责任、证据采纳等法律问题如何处理将成为保护患者权益的关键。

2.我国对远程医疗的立法现状　我国远程医疗起步较晚,医疗法规和责任认定等问题、医患双方认知程度的差异、远程医疗标准化的问题在发展过程中面临着一些困难。目前,我国关于远程医疗的法律规范主要包括以下6部:一是卫生部于1999年1月4日颁布的《关于加强远程医疗会诊管理的通知》,其中规定了远程医疗会诊的概念并提出"远程医疗会诊属于医疗行为,必须在取得《医疗机构职业许可证》的医疗机构内进行";二是卫生部于2009年5月1日颁布的《互联网医疗保健信息服务管理办法》,指出"开展远程医疗会诊咨询、视频医学教育等互联网信息服务的,按照卫生部相关规定执行";三是2011年初卫生部医政司颁布的《远程医疗服务管理办法(试行)(征求意见稿)》,首次将远程医疗服务分为一般远程医疗服务和特殊远程医疗服务,并规定了远程医疗的资格申请、审核与执业规则;四是国家卫生和计划生育委员会于2014年8月21日出台的《关于推进医疗机构远程医疗服务的意见》,明确地提出了远程医疗服务的概念;五是2016年3月4日国务院办公厅出台的《关于促进医药产业健康发展的指导意见》,其中指出政府要对医疗机构的远程医疗服务起到引导作用;六是国务院办公厅于2016年6月21日颁布的《关于促进和规范健康医疗大数据应用发展的指导意见》,提出要规范和推动"互联网＋健康医疗"服务,全面建立远程医疗应用体系。由此可见,随着远程医疗在诊疗活动中的应用越来越广泛,我国对远程医疗的发展也越来越重视,但是与之相关的不完善的法律政策依然不能对其起到积极的促进作用。

二、远程医疗的法律风险问题

1. 医疗机构的许可准入　远程医疗在医疗活动中的广泛应用使得越来越多的医疗机构加入到远程医疗这个信息技术群体中,由此产生的医疗机构是否具备相关资质、能否许可准入的问题也随之不断涌现。首先,从保证医疗质量,维护医疗秩序的角度出发,原卫生部颁布的《关于加强远程医疗会诊管理的通知》(以下称《通知》)明确指出医疗行为必须在取得《医疗机构职业许可证》的医疗机构内进行;其次,《远程医疗服务管理办法(试行)(征求意见稿)》中第 10 条和第 22 条规定了"医疗机构申请开展一般远程医疗服务和特殊远程医疗服务的申请条件",即"符合相应卫生行政部门的规划;有卫生行政部门批准的相应诊疗科目等六项",并于第 12 条和第 23 条规定了远程医疗服务的审核条件及过程。

虽然这两部文件对进行远程医疗的医疗机构的申请条件进行了规定和限制,但是这两部文件都是卫生部一个部门出台的,对财政、发改和医保等部门的影响有限。然而远程医疗的发展十分需要这些部门相关政策的鼎力配合,一个部门的文件显然不够具有强大的执行力。此外,《征求意见稿》中对医疗机构的准入条件规定的较为宽泛,例如第 10 条第四项要求"有与开展远程医疗服务相适应的设备、设施和其他辅助条件;远程医疗服务系统能够满足图像、声音、图片、文字以及诊疗所需其他医疗信息的实时传输,图像清晰、数据准确",并未对医疗机构用于远程医疗的技术设备因素进行具体规定,如音像的准确性、清晰度、同步度、网络的速度等,都是远程医疗是否成功的关键。由此使得医疗机构在技术设备的审核方面具有一定的自由决定权,无法有效保障远程医疗的诊疗质量,容易造成误诊或严重的医疗纠纷。

2. 相关医师的资格准入及审核　作为远程医疗法律关系的主体,受邀方和邀请方的医师资格准入和审核问题是远程医疗中不容忽视的因素之一。《通知》第五点指出"开设远程医疗会诊系统的医疗机构要组织好专科会诊医师。具有副高职称以上的医疗卫生专业技术人员方可利用远程医疗会诊系统提供咨询服务";《征求意见稿》第10条第三项对一般远程医疗服务的医务人员规定"有在本机构注册的、符合远程医疗服务项目要求的主要专业技术人员"及第22条第一项对特殊远程医疗的医师要求医疗机构提供"符合提供特殊远程医疗服务资质要求的医护人员资质证明"。

首先,《通知》作为当时卫生部出台的部门规章,法律位阶较低,且不具有强制性法律效力。其次,《通知》中对医务人员的资质限于"具有副高职称以上的医疗卫生专业技术人员"且医疗行为为"提供咨询服务",符合一般远程医疗服务的概念,而对特殊远程医疗服务仅在《征求意见稿》中提到"符合相关资质要求",并没有对医务人员的资质进行具体规定。可见,颁布于1999年的《通知》是在限于当时的信息科技发展水平及医疗技术水平的基础上制定的远程医疗相关规定,并没有囊括到受邀方所进行的利用相关通信、网络、卫星等技术对患者亲自检查、治疗、手术等特殊远程医疗服务,具有一定的滞后性,需要相关部门进行补充修订。

3.远程医师的民事责任承担　远程医疗与传统医疗模式的最大区别在于受邀方的医务人员并不能对患者进行面对面的检查、治疗、手术等诊疗行为。这不仅对医务人员的技术水平是个巨大的挑战,而且面对日益严峻的医患关系,医务人员在远程医疗过程中发生医疗意外和医疗纠纷的风险也愈之增加。因此,在发生医疗纠纷后,明确远程医生邀请方与受邀方的责任分配问题就显得尤为重要。

在远程医疗服务中,远程医疗活动涉及邀请方医生、受邀方医生及患者。目前,我国对远程医疗服务发生医患双方争议后的处理有所规定,但是规定得过于绝对和笼统,未考虑到相关客观因素,不够合理。一方面,卫生部出台的《征求意见稿》第33、34条指出:"发生争议后医疗机构按照相关法律法规进行处理、受邀方协助办理,争议处理完毕后,邀请方可按照相关法律规定向受邀方医疗机构主张权利。"在远程诊疗实行过程中,受邀方医务人员主要是咨询和指导作用,而主要的法律责任却由邀请方医生来承担,使得邀请方医生很有可能不接受或是不敢接受受邀方医生的指导结果,耽误了患者的诊治,影响了远程诊疗的效果。另一方面,我国还没有出台相关文件来规定用于连接邀请方医疗机构与受邀方医疗机构的电信运营商的行为,一旦出现诸如信息传输中的失误、医疗信息不全或信息本身的失误、远程端医生咨询诊断的失误、电信网络通信中断等造成不应有的医疗事故时,医疗事故的责任度是很难认定的,从而责任的承担也就无法明确。

4.远程医疗中的信息安全 远程医疗服务的本质在于通过计算机技术、网络等媒介将信息在邀请方医疗机构与受邀方医疗机构间进行传递。因此,传递过程中信息的真实与安全是十分重要的。在实际运作中远程医疗平台的运行与维护需要依靠专业的机构来进行,但是不少医疗机构缺乏具备专业知识的技术人员以及对其有效的控制管理,从而埋下了泄露信息的风险。一旦安全管理不当或任何不慎重的操作,都很容易遭到黑客攻击或病毒的感染,从而让不法分子有机可乘,使患者的个人信息遭到泄露,医疗机构的治疗方案、技术手段等知识产权受到侵犯。此外,现如今我国经济快速发展,医疗行业的前景也并不光明,难免有些医疗机构或医务人员利欲熏心,利用远程医疗的传输技术漏洞来出卖患者信息从中谋利。卫生部于2001年3月修订了《医院信息系统软件基本功能规范》,其中第二十四章专门规定了"远程医疗咨询系统接口功能规范",第4条第一款明确指出"远程医疗咨询系统接口须保证传输中保存的资料的安全性、可靠性",可见我国对远程医疗中信息安全问题有所重视,但是仍并未就具体做法做出相关规定。

5.远程医疗中患者的隐私权保护 隐私权是指公民享有的私人生活安宁与私人信息依法受到保护,不被他人非法侵扰、知悉、搜集、利用和公开等的一种人格权。在普法教育及我国法治环境的影响下,我国公民对隐私权的关注度越来越高,越来越多的患者更加注重在诊疗过程中个人隐私权的保护。然而在远程医疗中电子病历的应用使得患者的隐私权更易受到侵犯。

首先,承载着患者身份信息、诊疗信息的电子病历在邀请方医疗机构与受邀方医疗机构之间传递,容易受到电脑黑客的攻击或病毒的感染。一旦患者的信息在网络中进行散布或对其病历资料进行泄露、篡改,都会使患者的隐私权受到侵犯。更可怕的是有些不法分子会利用这些信息进行非法行为,在严重的情况下使患者的财产利益受到损害。其次,远程医疗的医务人员对患者隐私权保护的意识较为淡薄。1999 年 5月 1 日起实施的《中华人民共和国执业医师法》中将"关心、爱护、尊重患者,保护患者的隐私"作为医师的义务之一进行规定,充分说明无论是在传统医学模式下还是在远程医疗中,医务人员都不得将患者的电子病历随意泄露给他人,否则就是侵犯患者的隐私权。

三、应对远程医疗法律风险的初步建议

1. 建立严格的远程医疗准入机制　远程医疗准入机制包括对参与远程医疗服务的医疗机构的资格申请与审核、对远程医疗中的医务人员资质的审核以及对用于远程医疗的网络、技术设备质量等进行审核三方面。虽然在《征求意见稿》中对医疗机构的准入与医务人员的资质进行了限定,但是对远程医疗的技术设备的具体要求还尚未进行立法。因此,我国应建立严格的远程医疗准入机制,对远程医疗的技术设备诸如网络、音像等的质量、效率、精准度进行规定。在远程医疗服务较为成熟的美国,拥有一套对技术设备评估检测的系统,所有用于远程医疗的软硬件设备,都需要得到 FDA 的认可。FDA 在发表的一份白皮书中指出,用于远程医疗的所有设备需要符合 FDA 下属的"仪器设备与放射线防护中心(CDRH)"的要求,这些要求也正在标准化。我国可以借鉴美国的经验,实行第三方技术审核制度,可以由国家卫生行政部门对医疗机构用于远程医疗的技术设备进行评估检测,一旦不符合标准,则不能申请注册远程医疗服务;或者若发现其用不符合标准的技术设备进行远

程医疗,则为不合法的行为,医疗机构将承担一定的责任。

此外,对参与远程医疗的医务人员资质进行严格管理。在对医务人员的诊疗水平进行严格把关的同时,要重视那些具有医学背景,且能够熟练掌握计算机、网络技术的复合型人才,并将其作为后备力量进行专门培养。除此以外,建议医院定期对医务人员进行远程医疗服务课程的学习,与时俱进,保证远程医疗队伍的有效性和专业化。

2. 明确远程医疗的法律关系、法律责任

(1)邀请方、受邀方医疗机构、患者三者之间的法律关系:卫生部出台的《通知》中规定了三者之间的关系:会诊医师与申请会诊医师之间的关系属于医学知识的咨询关系,而申请会诊医师与患者之间则属于通常法律范围内的医患关系。该规定简单地描述了三者之间的关系,但是并未明确三者之间的法律关系,这在理论界也引起了争议。因此,明确三者之间的法律关系是进一步开展远程医疗服务所必须解决的难题。

首先,对于邀请方医疗机构与患者之间的法律关系。在一般情况下,患者与医院形成医疗服务合同,属于合同关系。因此在远程医疗服务中,患者在受邀方医疗机构进行就诊,与受邀方形成合同关系是毋庸置疑的。

其次,对于邀请方医疗机构与受邀方医疗机构之间的法律关系。合同的成立需要经过要约和承诺两个阶段。要约即一方当事人以明示的方式发出希望对方当事人订立合同的意思表示,受要约人口头或书面同意要约的意思表示即为承诺,承诺送达要约人合同成立。在远程医疗活动中,邀请方医疗机构要向受邀方医疗机构发出邀请,其邀请函的内容具体明确,方式明示,有希望与对方订立合同的意思表示,符合要约的一般特征,可以认为是邀请方向受邀方发出了要约。据此,受邀方医疗机构对邀请函的接受或拒绝同样应当被视为是否作出了承诺——当受邀方医疗机构接受邀请时,邀请方医疗机构与受邀方医疗机构之间就形成了远程医疗协议,建立了服务合同关系。国家卫生和计划生育委员会出台的《关于推进医疗机构远程医疗服务的意见》中指出"医疗机构之间开展远程医疗服务的,要签订远程医疗合作协议,约定合作目的、合作条件、合作内容、远程医疗流程、双方权利义务、医疗损害风险和责任分担等事项"。由此可见,邀请方与受邀方医疗机构之间进行远程医疗服务以合作协议为基础,二者之间为合同关系。

再次,对于受邀方医疗机构与患者之间的法律关系。有学者认为,在患者配合会诊医生进行诊治的情况下,患者与受邀方医疗机构之间是合同关系,否则二者之间没有法律关系。但是从合同法的角度来考虑,这种观点并没有十足的理论基础。要约、承诺是合同成立的基本规则,也是合同成立必须经过的两个阶段。在远程医疗中,受邀方医疗机构的承诺是对邀请方医疗机构发出的,患者并未参与其中;且根据合同的相对性,合同的当事人依然是双方医疗机构,与患者并没有关系。因此,可以认为受邀方医疗机构与患者之间不存在法律关系。

(2)明确远程医疗中的法律责任:远程医疗服务相对于传统医学模式来说,其时空性、跨地域性决定了远程医疗更易引发医疗纠纷。因此,明确远程医疗中的责任承担问题就变得尤为重要。根据上文中所明确的法律关系,可以认为远程医疗服务发生医患争议时,由邀请方医疗机构按照相关法律法规处理。虽然受邀方医疗机构与患者之间并没有法律关系,但是这不意味着在发生医疗纠纷时受邀方医疗机构可以免于承担法律责任。在实际情况下,受邀方医疗机构的技术水平和条件一般要高于邀请方医疗机构,邀请方医疗机构所进行的诊疗行为是以受邀方医疗机构为指导的。因此在发生医疗争议时,邀请方医疗机构可按照合同关系请求受邀方医疗机构承担一定的责任。这在《征求意见稿》第33条中有所体现:争议处理完毕后,邀请方可按照相关法律规定向受邀方医疗机构主张权利。此外,由患者不配合等原因造成的医疗纠纷,则患者也要承担相应的法律责任。

远程医疗主体的复杂性导致在法律责任的承担方面也很复杂。除了远程医疗机构需要承担责任外,涉及的其他主体也需要对发生的医疗争议负责。首先,对于远程医疗技术设备瘫痪或缺陷而导致的医生诊断错误或治疗方法不当,医疗事故责任度的明确需要相关法律政策的规定。其次,对于网络病毒或黑客的攻击导致患者信息的泄露,我国的远程医疗在这一方面还未进行规定,笔者认为可按照过错责任原则,由实施侵害行为的网络用户承担侵权责任。

3. 保障患者隐私权　保障患者隐私权,需要从以下 3 个方面入手:首先,要加强远程医疗平台的信息安全管理。在电脑中安装有效的杀毒软件和防火墙,防止病毒和黑客的侵袭;严格管理会诊资料和电子病历,做到专人专管,不对当事人以外的任何个人和医疗机构开放,做好保密工作。其次,注意培养医务人员保护患者隐私权的意识,多开设关于保护隐私权课程或讲座,使保护患者隐私的观点深入医务人员的思想,患者隐私便能得到较好的保护。最后,从立法角度来讲,我国尚无关于远程医疗信息安全保护的立法文件。美国是远程医疗发展最早的国家,其对患者隐私权的法律政策方面也较为先进和成熟。1996 年美国国会通过了《健康保险可携带与责任法案》(HIPAA),该法案要求所有医疗卫生相关机构必须要遵循 HIPAA 条例,主要包括个人健康信息隐私法规、健康信息安全法规以及健康电子信息交换标准。美国通过对隐私权进行专门立法来保障信息系统的安全性、个人信息的保密性以及患者出入院、转诊、治疗等活动的规范性。建议我国借鉴美国的立法经验,加快制定有关保障隐私权的法律文件,在国家层面上尚未出台法律的情况下,各地方政府应根据远程医疗发展的实际情况出台相关地方法规。

随着远程医疗服务的不断发展,相关法律风险问题也会不断涌现,诸如远程医疗中不完善的医疗保险补偿机制等问题也亟待解决。因此各方医学专家、法学学者、有关立法部门深入对远程医疗的研究,完善相关法律文件,规范远程医疗活动。在我国医药分开综合改革不断推进的过程中,使远程医疗发挥其平衡医疗资源分布不均匀的作用,有效提高诊疗效率,解决患者就医过程中的实际问题。

理性看待"医闹入刑"对我们意味着什么

刘　宇　北京大学国际医院

这两天,医疗圈子里,尤其是医院管理圈里传得最热的一个新闻就是"医闹入刑",引发了大家广泛的关注与热议。

2015 年 8 月 24 日下午,第十二届全国人大常委会第十五次会议在北京人民大会堂开幕。在此次会议上,全国人大法律委员会主任委员乔晓阳作了关于刑法修正案(九)草案修改情况的汇报。就是在这一刑法修正案的审议中,有全国人大常委会委员提出,个别人以医患矛盾为由,故意扰乱医疗单位秩序,社会危害严重,应当明确追究"医闹"的刑事责任。修正案二审稿吸纳了上述建议,在原聚众扰乱社会秩序条款的基础上,规定"聚众扰乱社会秩序,情节严重,致使工作、生产、营业和教学、科研、医疗无法进行,造成严重损失的,对首要分子处 3 年以上 7 年以下有期徒刑;对其他积极参加的,处 3 年以下有期徒刑、拘役、管制或者剥夺政治权利"。业界普遍认为,这意味着今后"医闹"要入刑了。

消息一出,医疗界一片欢腾。中国医师协会为刑法此次修正案"点赞",认为"医闹入刑刑法修正案的通过对保护国人的生命健康权具有极为重要的意义",认为这种变化"决不仅仅是治标,这是一种标本兼治的重要措施之一"。有学者也认为:近年来虽然公安部、国家卫生计生委、最高法、最高检等部门出台了《关于维护医疗机构秩序的通告》《关于维护医疗秩序打击涉医违法犯罪专项行动方案》《关于依法惩处涉医违法犯罪维护正常医疗秩序的意见》等规定,各地政府也纷纷部署严厉打击扰乱医疗秩序行为,但是在刑法层面,对聚众扰乱医疗秩序行为并没有明确提出。而本次刑法的规定将更有威慑力。

但是大喜过后我们还是要冷静地看待这件事情。

首先,刑法修正案的这次变化真的是所谓"医闹"入刑吗? 未必。其实这次修正案不过是在聚众扰乱社会秩序的后果中增添了"医疗"二字,这至多是个强调作用。过去没有这两个字,医闹扰乱了社会秩序也应追究刑事责任,所以法律条文本身并不能认为产生了什么质的变化。就如中国政法大学教授、刑法学专家阮齐林所说,上述调整将"医闹"正式写入了刑法,"主要是宣传意义和象征意义,法律条文本身并没有增加新的内容"。

其次,过去医闹猖獗真的是因为缺乏法律规定吗?其实比起刑法,治安管理处罚法的应用层面大得多,但很多医闹连治安处罚都受不到,更何况入刑。在当前的社会形势下,法律的执行层面才是问题关键。这需要与医闹处置有关各方担负起自己的责任,通力合作,而不是仅仅一个立法小变化就可以扭转的局面。

最后也是最重要的,遏制医闹的根本真的是靠法律增加强制力来实现吗?中国人有种固有思维,认为靠法律的"加重再加重"就可以解决问题。还常听到人说,只要国家重视,没有什么做不到的。小编以为,这句话本身是对的,国家重视强力实施确实所向披靡。但这有一个前提,就是国家只能重视那么几件大事,如果有成千上万的事都上升到国家动用强制力的层级,那就另说了。至于具体到医闹,问题的核心还是理顺医疗体系,祛除横亘在医患之间的种种利益冲突点。这需要医疗体制的真正改革,任重而道远。刑法的变化是一个有力的信号,但也仅仅是信号,真正改善医患关系,路还很漫长。

医疗拥抱互联网,需要先厘清法律关系

龚　楠　北京市百瑞律师事务所

随着乌镇互联网医院开出第一张处方,远程医疗、互联网助力医改等又再度掀起网络热辩。但笔者以为,在推广和发展互联网医疗之前,应该先厘清楚当下线下医疗服务的基础法律关系,之后才可能去分析当前各种"互联网＋"模式的合法性和合规性,也才能够更好地去创设模式,鼓励良性发展并同时做到有效监管。

一、什么是医疗服务

如果在网上进行搜索，不难发现关于医疗服务的定义存在不同的解释，不同部门根据其自身的出发点和利益对医疗服务进行了定义。

财政部、税务局《关于医疗卫生机构有关税收政策的通知》（2000）第42号文件中指出："医疗服务是指医疗服务机构对患者进行检查、诊断、治疗、康复和提供预防保健、接生、计划生育等方面的服务，以及与这些服务有关的提供药品、医用材料器具、救护车、病房住宿和伙食的业务。"

人民卫生出版社《医院管理词典》中关于医疗的定义如下："医疗是一项社会实践活动，有狭义和广义之分。狭义是指医疗技术人员运用医学科学技术与人类疾病作斗争的过程，这个定义只局限于诊疗的范围。广义的医疗是指卫生技术人员运用医学科学技术及社会科学知识为防病治病增进人类健康而斗争的过程，包括预防、康复、保健、健康医疗咨询和狭义的医疗。现代的医疗服务，已从医院内扩大到医院外，形成了综合医疗的概念，医疗内容也日益广泛，包括增进健康、预防疾病和灾害、健康咨询、健康检查、急救处理、消灭和控制疾病、临床诊疗、康复医疗等。医疗服务是指医院或医疗技术人员向人群提供的一种健康服务。"

也有学者这样来确定"医疗服务"的基本含义：医疗属于服务行业，医疗服务就是医院以患者和一定社会人群为主要服务对象，以医学技术为基本服务手段，向社会提供能满足人们医疗保健需要，为人们带来实际利益的医疗产出和非物质形态的服务。医疗产出主要包括医疗及其质量，它们能满足人们对医疗服务使用价值的需要；非物质形态的服务主要包括服务态度、承诺、医院形象、公共声誉等，可以给患者带来附加利益和心理上的满足及信任感，具有象征价值，能满足人们精神上的需要。

笔者以为，在现有的医疗服务概念中包含了医学诊疗和客户服务两部分内容，即：医疗服务（Medical Service）＝医学诊疗（Medical Care）＋

客户服务（Custom Service）。

而这两部分所对应的法律基础关系是不同的，客户服务就是普通的民事法律关系，是可以通过《合同法》《消费者权益保护法》等民事法律进行调整；而医学诊疗则不同，因为涉及医学领域的特殊性，是一种特殊的民事法律关系，不能完全适用一般民事法律关系中平等、公平、自愿、等价有偿等基本要求。

二、医院里所提供的一切都是"医疗服务"吗？

基于第一点对于"医疗服务"的基本分析，这个问题不难解答。医疗机构中提供的服务，按照现在普遍的观点来看，的确都是医疗服务，但是如果按照医学诊疗和客户服务的标准进行细分，就会发现其中的不同。

1. 医学诊疗　严格意义上而言，医学诊疗就是从医生见到患者开始，对患者进行问诊、查体，开出相应的检查化验，再根据检查化验的结果做出诊断，并给患者提供治疗方案这一系列的过程。如果仅以门诊为例，那么"医学诊疗"关系就是从患者进入到诊室见到医生，开始各种主诉之时起建立，并在患者拿着医生开具的处方离开诊室时终止。

2. 客户服务　患者进入医疗机构，在医学诊疗之外与医疗机构发生的各种关系，实际上都属于客户服务的内容。比如挂号、付费、药房取药等，这些从其行为本质上分析，就是客户服务的内容，而非医学诊疗的范畴。

首先看挂号。这是为了维持诊疗秩序而由医疗机构采取的一种管理方式，在一些基层偏远地区的医疗机构，就根本没有挂号的需求，老百姓看病只需要在医生门口排队就可以了。因此，挂号的本质，是客户服务的内容，而不是医疗诊疗范畴。

再看药房。其实医生的诊疗行为在为患者开具处方之后就已经终止了，患者依据这个处方可以在任何经过审批、可以合法售药的机构购买药品。因此，药房也完全属于客户服务的范畴。

最后看付费。虽然包括了医学诊疗之后，患者向医生支付合理劳动报酬对价的内容,但实际如何付费、付费方式的提供也应该属于客户服务的范畴。

三、互联网应该如何介入医疗服务

上文花了大量篇幅分析医疗服务以及医疗机构所提供服务的分类,根本目的还是要分析互联网介入的准入门槛应当如何设定。

对于客户服务的内容,在互联网介入方面就无须设定太高的标准,完全可以按照市场化的方式进入,或许这也是为什么挂号服务如此盛行的原因。

再说药品,前几日乌镇互联网医院最被人关注的就是电子处方的开具,也为药品的线上销售、线下配送开了先河。电子处方、网络药品销售的制度设计和监管,应当严格按照药品管理和电子签章相关的法律规范进行监管,但是这仍旧属于客户服务的范畴,正如线下医疗器械、药品生产、销售都是前置审批程序一样。当下需要的是如何确立线上监管方式,而并非医学诊疗行为形成的限制。笔者以为,这二者是应当给予区分的。同时,笔者以为,在探索电子处方、药品销售新模式的时候,应当注意药品销售的独立性,避免医药不分的局面从线下又被照搬到了线上。

最后分析医学诊疗的内容,笔者以为这部分内容通过互联网的形式介入,还需谨慎,切忌盲目乐观或者盲目推进。2016 年 12 月 10 日乌镇互联网医院的首次远程诊疗,其中一个细节是值得赞赏的:以远程方式就诊的患者是个医生的老患者。这就设定了基本前提:医生对患者的病情是了解的。因此,这实际上就是一次复诊,这个概念值得强调三遍。

互联网其实就是一个工具,无论医疗服务如何发展,都必须在明确其基本的法律关系和架构后,才有可能对其合法性与合理性进行分析,也才能够进一步探讨改革的方向和法律规范的制定与修改。互联网给当下的医疗体制改革提供了新思路、新方法,但同时也必须认清其本质,明确可为与不可为,才能让这个工具更好地为公众服务。而一切的一切,离不开基本宗旨:提升医疗质量、确保患者安全。

 # 九部委专项行动背景下对医闹和医暴的思考

刘　宇　北京大学国际医院

最近,一条关于九部委联合打击医闹的新闻吸引了大家的眼球。根据有关消息,卫计委、公安部、最高人民法院等九部门联合印发了《关于严厉打击涉医违法犯罪专项行动方案》,决定自 2016 年 7 月起,在全国范围内开展为期 1 年的专项行动,严打"医闹"。7 月底前专项行动将完成工作部署,随后 8 月至明年 4 月,将进入集中整治阶段。在此期间将形成强大打击声势,有关部门将严厉打击伤害医务人员、扰乱医疗秩序的犯罪行为,抓获一批"医闹"、暴力伤医、"号贩子"等违法犯罪分子,加强医疗机构周边的治安整治,使医疗机构秩序持续好转。

医疗界对这则重大消息的态度呈现两极倾向。一方面许多人为之叫好,认为这是久违了的为医疗界伸张正义的举措;另一方面也有人对此略有不屑,认为这种造声势的运动实际效果有限,年年打击年年恶化。

就笔者而言,虽然也对这类运动是否能够真正保护医疗界的和谐秩序有所怀疑,但政府有关方面也一直在努力做事情,要积极肯定。

这次的方案有几个新举措值得注意。

一是《方案》中有"对正在实施伤害医务人员行为的,必须采取果断措施坚决制止,必要时依法使用武器、警械"的规定,正大光明提出使用武器对付暴力。

二是规定"对非法携带管制器具进入医疗机构的,一经发现一律依法予以行政拘留",将给予行政处罚的范围扩大到仅仅是携带了管制器具而非使用。

三是规定"对殴打医务人员、严重扰乱医疗机构秩序的,必须依法予以治安管理处罚或者追究刑事责任,不得拖延、降格处理",表达了反对以往遇事和稀泥的态度。无论如何我们将上面这些规定可以视为一种进步。但是,作为有些医闹医暴斗争经验的专业人员,笔者也要提醒各位医疗界同仁,切不可以为有了这个九部委规定,医疗环境就会瞬间改善,医务人员的人身安全就会高枕无忧。其实,事情到了法律惩戒的程度,悲剧恐怕早已发生甚至不能挽回,所以在这里还是要强调一下医疗机构具体对付医闹和医暴的三个要点和一个区分。

第一个要点就是要在早期医闹医暴还只是苗头的时候就要毫不迟疑地坚定表态。要知道,别人不敢随便伤害你的最重要原因就是他预计他的行为会受到坚强的反击。所以,在有人做出暴力威胁的只言片语时,尽早坚定地指出他的暴力威胁不可以被接受,告知对方医院随时都做好应对暴力的防范措施,必要时可以提出和坚持"双倍人数"原则,即在受到暴力威胁后的任何医患接触都安排双倍于对方人数的医方人员。这种安排是完全公开的,其合理性就来源于对方的威胁言论。

第二个要点是在暴力真正发生的时候,即使还不是很剧烈,也坚持立即暂停一切医患接触活动,即所谓"暴力不协商"。要让对方意识到每一次打医暴擦边球患者会付出时间成本,如果是真医暴就永远不会有协商机会。

第三个也是最根本的要点是,始终坚持走第三方途径解决医疗纠纷。对方闹事虽然有情绪因素,但最本质因素还是要取得利益。如果一家医院常态化坚持必须通过包括调解、诉讼等第三方解决纠纷,那一切闹事的利益根源就不存在了。

最后,还要注意一个区分,就是"医闹"和"医暴"还不完全是一回事。真正的"医闹"不太容易走向医暴,因为一旦上了暴力那也就基本意味着谈崩了,谈判的利益就拿不到了。但是,那些严重的"医暴"常常根本没有前面的医闹铺垫,常常是一些不合逻辑的情绪失控,这其实才是对医务人员人身构成最大威胁的。所以,医务人员要学会识别对方的怨气积累程度和理智程度,切不可认为一定先有医闹才有医暴。

第六部分　工作漫谈

 不忘初心、方得始终
——致敬奋战在患者安全管理一线的同仁们

王　丹　北京大学肿瘤医院

近期，朋友圈被《外科风云》刷屏。作为资深追剧人，笔者也忍不住狂追此剧。不论专业人士如何吐槽《外科风云》里的剧情是否符合临床实际，但剧情的开篇是以一起医疗事故展开（当然，目前"医疗事故"一词已消失在法律条文中，精确地说应该是一起医疗安全不良事件），这引起了笔者的兴趣。一次错误的给药、一起医疗差错，致使患者死亡；差错的实施者——责任护士，也就是男主角的母亲，被迫离开岗位；也是因为这起事件，致使男主角家毁人亡。这一系列的"蝴蝶效应"不得不令人唏嘘，医疗安全不良事件猛如虎也。

纵观目前医院管理的发展趋势，患者安全领域可谓一颗冉冉升起的新星。笔者从事医院管理10年，从最初的医疗事务管理（说白了就是救火队员的角色），到医疗质量管理（说白了是外行人管内行人，抓不到重点），直到2014年国内才开始重视患者安全管理，可谓是一种医院管理工作本质的回归——一屋不扫何以扫天下，一个连患者安全都不能保证的医院，何以谈医疗质量呢！

有趣的是，WHO患者安全教材中对患者安全的定义是"降低与医疗事件相关的、不必要的对患者的伤害，以求达到最低的可接受水平"，而非是将不良事件控制在最低水平抑或是消除不良事件的发生。显然，不良事件就像是潜规则一样，虽然人们不希望它存在，但就是不能遏制或者消灭不尽。笔者虽为医院管理工作者，认识各大医院的管理同道，但自己看病一般不托关系，是想以自己的亲身体验来检测医院是否安全，这也许就是一种职业病吧。从我自己的就诊体验中，也经历过多次不良事件：有两次男大夫做隐私部位检查没有女护士在场陪同；有一次采血时弄错床号，当然，就不应该以床号来进行核查，何况床号还是错误的；还有一次医院将原始病历交到我手里保管，让我自己弄丢了，这可是原始病历啊。不良事件无处不在，无时不有，可谓野火烧不尽，春风吹又生。所以，笔者认为，面对患者安全备受关注的大趋势，患者安全管理工作应从三方面着手：第一，让患者接受"人非圣贤，孰能无过"的观念；第二，让临床一线医务人员重视患者安全管理；第三，让医院管理工作者将患者安全管理作为专业学科进行深入学习和研究。而这其中最难的是让普罗大众接受"人非圣贤，孰能无过"的观念。

"人非圣贤，孰能无过"，出自《左传》。而真正把这一思想发扬光大，并应用于患者安全管理领域中的是在 2000 年由美国医学研究所出版的《孰能无错》一书。在这里不得不佩服，美国非常善于学习并应用中国的文化精髓。该书披露了由于医疗差错而导致大量患者死亡或受到伤害的事实——每年在医院因差错而死亡的患者达 98 000 人之多，造成的经济损失占美国卫生总费用的 35%，在美国人民死亡顺位中位居第三位，仅次于心脏病和癌症。这一系列数字可谓触目惊心，也证实了人总是要犯错，而医疗差错不可避免的事实。所以，早在 2400 年前，希波克拉底就将"不伤害患者"作为医学的核心戒律。而无论医学技术发展之迅速，医疗设备之先进，在经历了几千年的岁月洗礼之后，这句话依然能适用于当代的医学领域。患者安全管理实际是一种逆向思维管理，当医院管理领域也在不断要求阳春白雪般的理论与实践的同时，患者安全管理就是让我们踏踏实实打好基础，做些实际工作。

记得有一次在一家三甲医院交流学习，看了该医院进行急救演练的视频。这家医院进行急救演练，首先，检查不事先通知被查科室；第二，检查人员直接将演练的"假人"推到被查人员面前，无论他手中正在进行何种工作；第三，演练过程全程录像，以备后期查找问题。各位看官也许觉得有些可笑，既然是应急演练，为何要事先通知！但试问目前有几家医院可以做到演练不事先通知，走形式、走过场的管理现况是在应付上级检查，而非真正有意义的管理。最终被检查人员的急救操作尚且过关，也说明这家三甲医院平时的急救培训和应急演练的确是踏踏实实、落在实处的。在这样的医院看病，老百姓会更加放心。

不积跬步无以至千里，不积小流无以成江海。相信从事医院管理的各位同仁在患者安全管理工作中会更加深有体会。不忘初心，方得始终，与奋战在患者安全管理一线的医务人员和管理同仁们共勉！

医疗同行，何必相煎太急

陈　伟　北京积水潭医院

在医患办工作了十几年，接待了各行各业来投诉的患者和家属，其中不乏同行。我发现每次重大纠纷发生后，患方家属中总有一两个专家指点江山，稳准狠地抓住医疗机构的错误或瑕疵。当然这些专家大多也是同行，或者曾经是同行又改行去当律师的双料人才。

同行在处理涉及自己的投诉或者纠纷的时候丝毫不会手下留情，甚至会变本加厉，吹毛求疵。

今日接待了一位对护士不满意的住院患者，投诉护士服务态度不好，要求当面赔礼道歉。陪同这位患者来的除了她的家属外，还有同病房的病友。这位病友就是我们的同行，其他医院的一位护士。

处理患者投诉是很忌讳让当事人马上当面赔礼道歉的，因为很有可能医患双方都在气头上，一言不合再次激化矛盾。所以我们一般会请科主任、护士长前来接待患者，表示歉意，事后对当事人批评教育，并把对当事人的处理意见5个工作日内反馈给投诉人。大多数关于服务态度的投诉通过医患办与科室共同接待,都能够顺利解决。

但是今天这位来投诉的患者态度非常坚决,坚持要求当事人赔礼道歉,否则要滞留病房并诉诸媒体。

当事护士的态度在我们意料之中,拒绝道歉,认为自己没错,是因为患方污言秽语骂了很久之后忍无可忍才"回敬"了患者几句,结果招来患方更加疯狂地咒骂,所以道歉这事免谈,宁死不屈。

我们当然要保护医务人员的合法权益,也不怕患方的威胁。但出于医务人员良好的职业素养和大局观念,同时维护正常的医疗秩序,在和科室领导商量后还是决定请当事人来和患者当面聊聊,化解误会,争取化干戈为玉帛。

护士到现场和患者进行简单的交流,同时就当晚的问题进行了解释。因为护士心中有些不情愿,所以面部表情比较僵硬,但态度还是比较诚恳地向患者说:"如果昨晚有态度问题,希望您能够谅解。"就在投诉患者还未表态的时候,陪同来的病友,也就是那位护士同行突然发怒了,大声训斥到:"就这态度,这是来道歉的吗? 这要是在我们医院,早被打死了!"一石激起千层浪,顿时,投诉患者更加火冒三丈,眼看着偃旗息鼓的小火苗又熊熊燃烧,而且一发不可收拾。

最终护士长、科主任以及医患办工作人员将医患之间的分歧和误会进行了充分的解释和说明,患者本人表示了理解,同时也为自己爆粗口对护士表达了歉意。事情圆满解决,只是我们的这位同行,当事患者的病友还有些不满,嘟嘟囔囔地离开了医患办。

本来是件不复杂的事情,但这位同行的举动让我陷入沉思。本是同行,对现在的医疗环境、医患关系应当有深刻的了解,在医患冲突发生后应该能够从理性出发,安抚和劝解患方,协助同行化解矛盾,但她却一直在挑拨关系,激化矛盾!

不知这位护士高就于哪家医疗机构,因为患者对医务人员态度不满,就有可能被打死。我无法想象,在这种工作环境下医务人员如何踏实工作! 医务人员在工作中应当尽职尽责为患者服务,但不意味着我们要忍气吞声。我们尽量做到打不还手，骂不还口，但一定还要依法维权。

不知这位同行在工作中表现如何，但我总觉得她的行为像"百年的媳妇熬成婆"。难道是平时在工作中经常会忍气吞声，所以才会在自己成为患者后爆发？但如果对同行都没有一颗宽容的心，对患者会有无微不至的关怀和照顾吗？

其实，医患之间不分高低贵贱，医务人员随时有可能成为患者。医患之间应建立平等的关系，彼此的宽容和理解才是战胜疾病的关键。而作为同行更应该了解医疗工作的辛苦以及医学的风险性和局限性，不能因为自己成为患者，角色发生变化就完全改变立场，处处挑剔、处处为难自己的同行；或者用自己也许并不专业的专业知识对同行的治疗指手画脚。医学专业分科很细致，哪怕您是内科的大专家，对外科手术或许一窍不通，曾经在教科书上学到的知识和临床工作也会存在脱节。同行之间更应相互尊重、相互理解、相互包容，即使发现同行真的工作中存在不足或瑕疵，也应当善意地提醒，而不是恶意地唾骂。

希望医务人员团结起来，无论身处何处，无论角色如何转变，都有一颗宽容善良之心，理性看待医疗工作，正确认识医疗的风险和局限，共同为和谐的医患关系而努力！

互联网助力医患软沟通

朱　煦　　时事评论员

在当下，中国医患关系的严峻态势超过了历史上任何时期，究其原因无非是两个核心问题。一是患者整体的科学素养与稍稍提高的物质水平产生了反向的作用，即财富的增长没有转化成常识的增量，反而生化出更戾气的蛮横，形成有钱很任性，钱可以搞定疾病的土豪观念；二是医生一直以来重治病轻问心的理念，以及我国的医学教育重医术轻心术的教育安排，使得医生在主导沟通方面缺乏主观能动也缺乏妙语读心的能力。需要指出的是，这二者并不互为因果，可又有交集，诉求上有明显的错位。患者过度要求医生的医疗结果并附加态度上的严苛,医生过度强调自身主导沟通的天花板,使得两方的心理满足都无法实现。因此,改善医患关系,仅仅局限在医疗服务过程中,是必需的,又是不够的,需要开辟新的路径,建立新的概念,发现新的方法,达成新的共识。不得不说,互联网为这一新的努力提供了包括技术、思维、平台、模式的诸多可能,超越局限在医疗服务过程内的传统硬沟通,实现基于互联网线上的现代软沟通,正是医疗机构、医生个体需要关注的一个大趋势。本文试着作如下的浅显分析。

我想到医患硬沟通与软沟通的概念源自我女儿近一年的就医过程。她先是挂普通号去口腔医院拔牙,遇到一位名叫南的青年医生。南医生给我们留下了很好的最初印象,并主动留下了自己的微信号,这样一位医生与一位患者就有了时下最流行的执业范围之外的沟通渠道。待女儿的身体条件达到了拔牙的标准,南医生与女儿充分沟通后,决定一次性拔除两颗智齿。进展很顺利,在女儿的提请下医患二人在诊室合影留念。南医生很惊喜,因为一张特别地标志着医患良好关系的图片被记录了。未曾想到的是,我女儿惊喜地发现,南医生把她的勇敢,图文并茂、生动翔实地发到了朋友圈。作为患者,女儿顿时有被偶像看重的粉丝的感觉。又比如,女儿的中医医生"张太医",针对她血小板低的顽症下足功夫,当有一天终于看到女儿的血小板指标达到正常时,张太医像个大男孩似的,在朋友圈晒检查报告并批阅:"我还真是需要研究一下咋把这个美女治好的!绝对惊喜啊!哇咔咔"。当然张太医这样做我女儿并不认为是在晒患者隐私,而是自己的偶像在分享粉丝的喜悦。这两个个案都超出了传统的硬沟通,即发生在诊室、病房的沟通,而是依托互联网,在执业范围之外的软沟通。在这个时候,医患沟通的关系被扩展、被温和了,角色上又是把医学权威转换到知识偶像,符合新生代人群的简洁、率性,这样的医患沟通销蚀了社会中不断弥漫的质疑,让信任在不知不觉中被建立、被强化。从沟通的基本原理观察,通过网络沟通与面对面沟通相比较,多了一层隔离,反倒是多一份轻松,时间上也没有压迫感,可以从容自如地交流。因而,互联网带来的技术可能与社交习惯的变化,也给医患沟通开辟了新空间、新模式、新内容,也就是软沟通。

回看数据,在过去的 10 年里,中国的网民规模从 1.1 亿增长到 6.5 亿,互联网普及率从 8.5% 上升到 47.9%;在过去 7 年里,中国的手机网民规模从 0.5 亿增长的 5.5 亿,占到网民总数的 85.8%。生活网络化,网络移动化已成为社会生态的标配。极致思维、粉丝思维、众包思维、迭代思维、免费思维、入口思维、流量思维、开放思维等互联网思维渗透社会生产、生活的方方面面。由互联网技术带来的微博、微信、公众号、网站、客户端等工具,让个体、机构都可能瞬间魔变成一个个微媒体,用原创、直接、翔实、拙朴的文字图片音视频内容,实现传播、分享、交流、说明的目的。在医患之间,知识传播,案例分析,解答咨询,沟通缓释,分享生活趣味,就与互联网在生活中的作用产生了有机结合。

从人群划分,我们可以发现,最早一拨的八〇后医生,已经执业 9~12 年,逐渐进入到中坚队伍,前文提到的南医生、张太医都属于这个人群。而他们服务的对象和接下来要服务的服务对象也以 80 后、90 后居多。这两代人的特点是,自我意识更强,对知识的理性程度更高,又不失偶像情结,会甘居粉丝且愉悦。在交往上,点击下单,网上支付,物流配送,精致精算,是他们的常态和习惯。在就医时,"度娘"自诊,货比三家,质疑存疑,都与前几代人有很大区别。无论是八〇后的医生,还是八〇、九〇后的患者,保持一定距离的沟通,反倒是他们的习惯。尊重对方,敬仰对方,谨慎打搅,诚意应答,承认偶像的价值,理解粉丝的心情,成为患者感谢的基础,也成为医生仁心的源泉。

回到医患服务层面,除去我们经常讲的对生命负责,对患者大爱,本质上医疗服还是一个有市场属性的高智力劳动生产,产品就是医疗服务本身。从这个视角定义,医生就是产品的产销员,患者就是医生的用户。医院与医生一起创造价值,并从市场中按照合理的价格来兑现。不承认这个属性,非要纯洁医疗服务的不盈利性,也是不客观、不现实、不唯物的。不同的是，医院和医生不是唯利是图的纯粹商家，但也绝不是不要利润的志愿者。若在这一点上达成共识，面对作为用户的患者，医生就会有更积极的意愿去提高自己的医术，提高自己的服务质量，提高自己的工作效率，提高自己服务产品的性价比，提升自己的竞争力。这才符合一般产销员对待用户的常态心理和基本作为，这也将使得医生去沟通用户时消极心理变得积极，或者说有了一定程度的利益驱动，因为你要赢得用户。

按照现行医院人力资源的机制，说患者是医生的用户，或许会有不少医生不能认同。现有的绩效考核，晋升机制，培养机会，与医生个体为用户服务的能力大小、收效优劣没有直接关联。换言之，我的用户与我的利益不关联。这会是一成不变的吗？当然不是。随着医院改革的深入，医师多点执业的更大普及，医生个人开设诊所不再是寥若晨星，未来的趋势一定是医生个体的品牌效应大于所供职的医院。未来，某某大医院的医生称谓会被某某大医生的称谓所取代。到了那个时候，医生个体的自我品牌意识会大大增强，可是未来的大医生必然从今天的小医生成长起来的，比如南医生，比如张太医。很难想象，一个不是偶像、没有粉丝的医生会成为大医生，也不能想象一个不关爱粉丝没有为用户服务意识的医生能够成为大医生。

再来看对医疗机构的改革。随着社会资本对医疗的整体投入加大，随着未来医保机构对医疗机构可能出现的选择性纳入，医疗机构之间的竞争越来越严峻。除了比硬实力，包括软沟通在内的软实力比拼也已经摆上了正面战场。医疗服务生产安全质量控制固然不可放松，医疗服务过程中沟通要花大力气做好，医务办的投诉处理、危机应对要专业有效。与此同时，医院的网站，医院的数字医疗服务，医院的官微公号，医院的微信矩阵，将成为医院的软沟通，助力医院营销的主力军。医疗机构的粉丝群用户数达到一定规模时，互联网的入口效应，流量经济也会成为医院意想不到的利润增长点。建立在粉丝属性之上的信任关系，是可以直接转换成信任消费行为而黏性发生的。

从实践层面来讨论软沟通,有几个要点值得关注。一是机构与个体达成共识,把依托互联网开展的软沟通作为要共同努力做好的一项重要任务;二是要建立规模适度的网络平台,集纳整合科室、医生个体的软沟通资源,在技术上要提供支持和保障;三是要以可衡量的绩效考核机制激励科室和医生个体发挥主观能动性和各自特点,加大对软沟通的投入和创新。比如,把医生的网络版文字转换成书籍出版,把音频版公众号转换成有声成品向患者推介,打造本院的大 V 大咖群;四是建立粉丝属性的用户积分概念,在提供医疗服务产品时享受一定的优先和优惠,这对于病程长,需要持续复诊的用户有极大吸引力,对术后康复的患者也有吸引力;五是要用软沟通获得的粉丝,以用户的概念进行数据化、资源化、价值化,在确保信息安全的前提下,严守医学伦理规范,有限度地使用这些有价值的数据,为未来云医疗打下足量的数据基础。

　　我们可以预见,当互联网技术,特别是移动互联网技术的飞速发展,医患软沟通将为医患信任的建立、医患关系的改善产生深远积极的意义。患者或许不会因为忙碌中的医生没有多一分笑容而抱怨不已,更不会因为更多揣测而与医生交恶。原因非常简单,打开患者的手机,屏幕上跃然而出的是医生发来的笑脸表情符号,点开联系人,原来患者和医生是微信好友,并且患者还会骄傲地告诉身边人,我是医生的实名认证粉丝……

当医生成为患者

陈　伟　北京积水潭医院

　　清晨,和主管领导以及同事们一起探讨今年的工作重点,说起如何提高服务质量时,一位同事不无尊重地对我的领导说:“您出门诊的态度实在是太让我钦佩了,那天我观摩了半小时,我觉得我对患者就挺好的了,但您的那份耐心我实在是望尘莫及!”说到这儿,我脑子里快速搜索有没有关于领导的投诉记录。果真，十几年没有任何患者投诉他，为什么呢？他脾气也没有那么好啊？难道就没遇到过不讲理的患者？

这时我的领导幽幽地说："你们知道吗？要想对患者好，一定要有发自内心的意愿，什么时候才能体会患者的感受呢？就是你自己成为一名患者的时候，尤其是得了大病，体会了患者的焦急的心理，自然而然就会理解患者的不易了。"

领导娓娓道来，回忆起自己30年前的一次就诊经历。那时，他也就20多岁，刚上班没多久，有一次骑自行车下班，突然眩晕，差点摔伤，而且不明原因的眩晕让他无法正常学习工作。在本院就诊后，没有明确病因，辗转到北大医院继续确诊。北大医院为他行CT检查后，怀疑听神经瘤，建议行加强CT，如果确诊，可能需要开颅手术。领导说得轻描淡写，但我能想象出得知这个消息，他的紧张与压力。为了最后确诊，他又跑到天坛医院做了MRI，确定不用手术，心里这颗石头才算落了地。领导发自肺腑说道："从那时候开始，我就体会到了患者的不易，所以对患者就发自内心的理解了！"

这时我心中钦佩之情油然而生，因为领导的这份理解不是一时的，而是一辈子。这份对患者的理解，一坚持就是30年。30年以来，他一直兢兢业业为患者着想，一直耐心细致为患者服务。我想30年前的就诊经历只是一个契机，打开了当时那位小医生的换位思考之门，更打开了一位医学专家的人文情怀，面对患者，除了高精尖的专业知识，多了一份理解，一份尊重，一份敬畏，也获得了患者的理解和尊重。

医者仁心，这个"仁"，恰恰就是人文情怀的体现。仁，要解决的就是两个人或者两个群体之间的关系。孔子说"仁者爱人"，仁心就是爱心，这种爱心是对等的、相互的。医生爱患者，体会患者的疾苦，耐心细致废寝忘食为患者诊治；患者爱医生，体会医生的辛苦付出和向好之心。医学是一种社会使命，一种人性和情感的表达，一种对生命的敬畏。医生是一种职业，但核心确是"仁道"。

记得有一本书叫《亲尝我自己的药方》，讲的是有一位美国医生，爱德华·罗森帮在书中讲述了自己角色转变的过程。他行医50年，到晚年时得知自己得了喉癌。他成了患者。他从"站在病床边"，一下子变成"躺在病床上"。重新审视着眼前的医学、医院和医生，顷刻之间他获得了不同的意义——属于患者的意义。他回忆自己曾经作为医生高高在上、习惯发号施令，但自己成为癌症患者后，遭遇和心情与其他患者如出一辙：他不敢面对疾病的真相，他被护士嘲笑"脖子短"，医护人员无视他的尊严，他眼前的商业医疗环境一味追求利润的最大化……

这位老教授如此对比角色转换后的感受：做医生时，他习惯做命关患者生死的决定，习惯拥有权力；可当他是患者时，这些权力消失得无影无踪。成为患者后，尽管他也认识几个熟人，但他也只能像所有患者一样，做一件事——等待，等待，再等待。他时时会碰上等待一个小时但看病只花5分钟的情形。处在"患者"角色的他，终于意识到，医生的一点点同情心对患者是多么意味深远。

他在《亲尝我自己的药方》一书的序言中说："如果我能从头再来的话，我会以完全不同的方式行医，很不幸的是，生命不给人这种重新来过的机会。我能做的，就是告诉你，在我身上发生了什么事，希望你我都能从中得到教训。"

工作中，经常会接到很多患者投诉，抱怨医生态度冷漠，没有耐心，有时会觉得患者吹毛求疵，但想想我的领导30年来对患者的耐心细致，就会知道一位医学专家的人文情怀会成为一种良好的工作习惯，会潜移默化地在工作中表现出来，哪怕患者问题多些，哪怕态度不耐烦，能够换位思考体会患者的疾苦，就会多些耐心，多些关心，多些理解，多些忍让，多些和谐。

我突然觉得我的领导很幸运，年轻时的一场疾病让自己的工作充满希望与温情，让自己的医疗情怀与众不同，格外美好。希望更多的医者能够体谅患者的不易，做到换位思考，多些理解关爱，与患者携手前行。

关于保护性医疗

——写在父亲去世 3 周年之际

陈　伟　北京积水潭医院

　　3 年,不长不短的时间,我已经从悲痛欲绝的情绪中解脱出来,再提起父亲去世的事情已经能够坦然面对。但我这辈子唯一后悔的事儿还是在父亲走之前没有将他得病的实情告诉他,没有听到父亲临终前的嘱托,没能知道父亲还有哪些未了的心愿。

　　父亲是一名军人,果敢坚强,却正是因为他的这份坚强,耽误了诊治。

　　父亲是因为结肠癌晚期医治无效去世的,但在发病初期,我们都没有在意。父亲只是轻描淡写地和我说可能是痔疮犯了,有点便血。我随即联系了二龙路医院的朋友拿了痔疮膏回家,用后症状有所缓解,便没有再行进一步诊疗。我悔恨不已,就是因为我的粗心大意造成我终身的遗憾。

　　随着父亲病情的逐渐加重,各种不适接踵而来。2010 年 12 月 30 日,永远记得这个日子,我父亲确诊结肠癌。当日因为我在外面开会,安排好父亲自己去医院检查,B 超室陈主任给我打来电话告诉我父亲的病情,异常沉重的口气让我不敢相信自己的耳朵。他告诉我父亲已经是结肠癌晚期,肝肺都有转移,情况非常严重,一般情况存活时间不会超过半年。那一刻随着眼泪夺眶而出,剩下的便是不知所措。

　　我不顾一切地泪奔着跑回家,进门之前却擦干眼泪画了淡妆微笑着出现在父亲面前,尽量轻松地对父亲说,B 超诊断是乙状结肠息肉,虽然不严重,但需要做手术。其实那一刻,我便下意识地做了一个决定,不能把父亲癌症晚期的实情告诉他,保护性医疗从此开始。

　　为了不让父亲知道自己得了肿瘤,所以第一个选择是不能到肿瘤医院就诊,在我们医院外科做了乙状结肠癌切除手术,同时请肿瘤医院专家会诊出具了化疗方案,所有的医务人员都在千方百计地替我保守着这个秘密。为了让父亲相信病情并不严重从而树立战胜疾病的信心,我还精心复制了一份病历,在复制件上,所有的乙状结肠癌全部变成了乙状结肠息肉。

父亲看完病历后对我编造的病情深信不疑。他盼望着手术之后尽快康复,但残忍的癌症开始了对父亲无尽的折磨。肿瘤热和腹水的出现,让父亲日渐憔悴,但他一直相信只要积极治疗便能恢复健康。我每天在病床前陪着父亲聊天,父亲告诉我,等病好了要回趟老家,还想去承德看看当初当兵的地方,不知现在变成了什么样子。我和父亲商量,不如现在就去吧,父亲坚定地说:"刚做完手术,身上还没有力气,过段时间再说吧!"结果就再也没有机会去了。

实在不忍回忆父亲最后病重的时刻,在我心目中那个最魁梧、最强壮、最勇敢、最坚强,把我扛在脖子上满街跑的男人就那样孱弱地蜷缩在病床上,由于长时间不能进食,极度消瘦,皮包骨头,甚至连大小便都不能自理。即便这样,父亲每天还会给我坚强的微笑,嘱咐我照顾好自己,照顾好孩子,直到有一天清晨拉着我的手永远地闭上了双眼。

这和我想象中完全不一样啊,我心里有千言万语要和我最爱的爸爸讲,我想着在他人生的最后时刻告诉他得了癌症的实情,告诉他为了让他安心养病所以向他隐瞒病情,告诉他他是我心中最伟大的男人,告诉他我会努力成为他最骄傲的女儿。我想问他还有什么嘱托,有什么未了的心愿,我一定会竭尽全力去完成……

可是老天爷真的没给我这个机会啊,爸爸一句话也没说就痛苦地离开了这个世界,留下伤心欲绝的我捶胸顿足。我一遍遍反思自己的错误,我痴心妄想老天爷再给我一次机会,我一定在爸爸得病之初就告诉他实情,无论是手术还是化疗都应该尊重他的意见,尊重他的选择,在最后的日子里陪他完成未了心愿,这样才能够让他死而无憾啊!

我也在反思保护性医疗到底是对还是错?

保护性医疗制度是根据苏联巴甫洛夫学说而建立起来的,已在医疗界实行多年。它指在一些特殊情况下为了避免对患者产生不良条件反射，向患者隐瞒部分病情，其基本精神是使患者的身体和精神完全处于轻松愉快的自然休养环境中，从而提高医疗和康复的效果。

保护性医疗措施的历史由来已久。长久以来，在中国传统文化中，历代医务工作者在患者患有"不治之症"且预后不良以及身患某些危重疾病或者需要进行危险性较大的治疗之前往往会对患者善意隐瞒一些关于病情、治疗手段以及治疗风险的信息，使病患保持轻松的心态配合医生的治疗，防止发生一些不利于治疗的后果。

正是因为这种由来已久的传统让我不由自主地选择了向父亲隐瞒病情。当我得知父亲确诊癌症之后马上想到的便是癌症的恐惧感会给父亲带来什么样的心理变化，爸爸会不会因此而绝望，拒绝或不配合治疗？会不会烦躁、焦虑或是抑郁，失去治疗的信心？但我没有想到父亲心胸豁达，心理素质很好，及早告知他实情会不会对疾病治疗更有利呢？

其实，保护性医疗原则在欧美等发达国家是不被认可的，90％的医生直接把癌症诊断告知患者。他们认为，癌症诊断知情并未对患者产生大的影响，生存质量也未下降。另有调查显示：医务工作者以及患者家属，大多数倾向于不将病情如实相告；相反，患者则绝大多数要求了解诊断、治疗、疗效等方面的真实情况。

我想在我父亲患病之后，我可能更多地考虑了疾病本身，却忽视了父亲的思想、感情，才会鲁莽地替他做出了选择。保护性医疗本身也许并没有错误，但应当根据不同患者的不同需求做出调整。对于同一种疾病，因为每个人年龄不同、性格不同对疾病的认知也会不尽相同。有些患者心理素质好，对各种情况均能泰然处之，及早得知病情也许会对疾病治疗更加有利；但也有的患者心理承受能力差，得知真实情况后可能会陷入无法摆脱的恐惧之中，甚至会拒绝接受治疗。所以，医务人员和家属应当充分了解患者的性格特点、心理需求，对患者的接受能力进行充分评估后再考虑如何采取保护性医疗措施。

而且保护性医疗也应充分考虑患者的患病情况，不同时期采用不同的方法。比如对于处于病程早中期的患者,治疗疾病是第一位的,应严格适用保护性医疗;而当疾病进入晚期,也许就应当选择适当的时机向患者告知真实病情,尊重患者的知情同意权利,让他完成未了的心愿。

爸爸,我真的好想您,我知道您没有责怪我,因为我看到了您在天堂的微笑。

健康不是商品,看病不是消费

陈　伟　北京积水潭医院

一美女到医院投诉部门投诉,口口声声说:"我消费了,花了几百块做了化验,你们凭什么查不出我为什么眩晕?钱花了,病没查出来,你们大夫都是干什么吃的?我也是受过高等教育的人,你们医生收钱不治病,素质太差了!!我花钱去吃饭,钱花了我最起码吃饱了;凭什么花钱治病,钱花了,病治不好?你们还是三甲医院呢?如果不能查出原因,就趁早把钱给我退了!!!"

这是现在很常见的一种现象,很多患者把治病当成了普通消费的一种,认为钱花了,病就要治好,钱花了,病没治好,就是医生不负责任,就是服务不到位,就是医院有问题,就得医院承担赔偿责任。

医疗行业不是普通的服务行业,具有医疗的特殊性。

首先,我们得说说医疗的局限性和风险性。

这事儿得从医学的起源说起。人类诞生之初,生活在极其艰苦的环境中,每日面临危机四伏,担心洪水猛兽的侵袭,而且居无定所,食不果腹,主要靠植物果实、根茎叶子等天然食物充饥。后来人类慢慢学会使用工具,能够捕食其他动物。在长期食用各类植物的过程中,人们逐渐发现了一些植物的毒性和治疗作用;而在茹毛饮血的过程中,也发现了一些动物的内脏、血液可以缓解身体的不适。所以,医学源于生活经验的逐步积累,早期的医疗活动大都出自人类的自疗和互救。由于古时对医学知之甚少,所以保留着淳朴的神灵主义医学模式,那时叫"医巫同源"。巫医的祈祷暗示会对患者起到慰藉作用,更重要的是淳朴的老百姓都明白"生老病死,人之常情"。疾病不能治愈,那时的人们都会平静地接受。

随着现代医学不断发展,不断进步,人们的生活水平不断提高,人们对疾病的认识却越来越肤浅。媒体不断宣传各类疾病得到有效的控制和治疗,医学专家攻克一个又一个医学难关。医学分科越来越细致,手术难度越来越增加,确实有不少以前看似令人绝望的疾病现在有方法控制甚至治愈。可医学研究的是人,人类的未知数是最多的。医学到目前也没搞清楚生命的内在道理,当然更不能控制生死。目前实际情况是,大多数疾病无法完全治愈,只能控制症状、缓解痛苦、延长生存时间,甚至会有一些看似简单的疾病医生找不到致病原因,会束手无策。

医学的局限性体现在以下几个方面。

第一,疾病的复杂性,比如同样是咳嗽有可能是感冒、肺炎、哮喘、药物过敏,甚至是消化道疾病、心脏疾病。

第二,手术的并发症,医学是一门缺陷技术,做手术的过程本身就充满矛盾,要让患者感觉不到痛苦但又要保证生命体征平稳还得适时地醒来,手术开刀本身就是一种伤害,但还要让患者能够按时康复,在这个充满矛盾的过程中难免会有并发症和意想不到的情况发生。

第三,疾病的隐匿性和不确定性,患者有了不适症状,医生会对症检查,但不是开了检查就一定能查到致病原因,每个人身体的特异性和差距很大,任何一位医生也不敢拍着胸脯说自己能包治百病,所以医患双方要齐心协力面对疾病,更要敬畏生命、敬畏自然。

其次,我们要说说患方对医生的认可和尊重。

我们在接待患者的过程中还经常会遇到这种情况,患者挂号看病,医生耐心细致地问诊并给患者做了体检,经过认真的分析和判断认为患者的病情不严重,不需要任何化验和治疗,只要回家休养即可。这时候个别患者会要求专家退号,患者的理由是大夫没给我做任何检查和治疗,也没开药,凭什么说几句话就收我 100 块钱挂号费,这钱花得不值,必须退号。

这种怪现象并不少见,中国的医务人员劳动力价值一直不能得到体现和尊重,老百姓认为花钱就要看到有形的服务,无论是化验单,X线片,还是拿到手的药物,他们都认为是花钱换来的。而医护人员的技术支撑他们认为是检查和药物的附属品。这种错误的想法直接导致了患者对医务人员的不尊重,殊不知每一位医务人员在学习过程中付出的巨大艰辛和代价。既然生命宝贵,抢救生命的医务人员是不是该得到应有的尊重和认可呢?

最后,我们来说说医务人员给予患者的关爱和照护如何用金钱来衡量呢?

特鲁多的墓志铭,每一位医务人员都烂熟于心。"有时去治愈,常常去帮助,总是去安慰",医务人员身体力行尽最大努力去关心每一位病患,也许一个微笑,一个眼神,一句鼓励就能重新燃起患者战胜疾病的勇气,就会创造一个生命的奇迹。在医学活动中当然会有奇迹,有很多癌症患者用自己坚强的意志战胜了绝症,这不是医生创造的奇迹,是医患齐心的结果,这种奇迹更无法用金钱,用价值去衡量!

健康与生命不是商品,看病也不是消费。生命和健康无法用价值来衡量,更不能用金钱来支付。医院无健康可卖,医生也不是修理工,不能保证在一定时间内保质保量维修好零件,更没有保修义务。医学不能治愈一切患者,医生不能治愈所有疾病。医生是一个绝对高风险的职业,包括诊断风险、用药风险、手术风险。即便是在西方发达国家,临床的确诊率也仅为70%左右。对于医生来说,如果只允许成功不允许失败,是根本不现实的。

因此,医患双方要重拾对生命的敬畏,客观认识医疗工作。医务人员更好地尊重患者、关心患者;患方能够更好地理解医生、理解医学的风险,医患之间才能携手提高健康水平,改善生活质量。

如何面对特殊身份患者

陈　伟　北京积水潭医院

面对患者应当一视同仁,哪儿来的特殊身份患者?但不可否认,在就诊的患者当中,有相当一部分由于身份特殊,或者家属身份特殊,会提出各种各样的要求,有一些甚至让医务人员不知所措。遇到这样的患者应当如何应对呢?

某女士,60岁左右,撕心裂肺地到医患办投诉医务人员服务态度恶劣,声称医务人员态度冷漠,仅仅咨询某药物的疗效如何,就被医务人员以没挂号为由拒之以千里之外。医务人员态度冷漠给其带来的伤害、痛苦、悲愤根本无法用语言形容,任凭工作人员如何解释、道歉,根本于事无补。

医患办工作人员见状立即调查相关情况,经查,该患者没有挂号自行前往某专家诊室,并就自身问题向专家询问若干问题,专家就其问题耐心作答。直到该患者咨询如何用药时,专家建议,如果您需要开药请您去挂个号,患者便愤怒了,痛斥医生没有医德,不挂号就不能解决问题!

说到这儿,我得说两句题外话,咱得明白,为什么看病需要挂号。

1. 看病挂号是对医生的基本尊重　虽然自古以来对医者就有悬壶济世,妙手仁心的赞誉,但在医院里坐诊的医生真的不是背着药葫芦的铁拐李,更不是救苦救难的观世音,他们没有仙术,也做不到药到病除。医务人员是在用自己几年甚至几十年习得的医学专业知识为患者提供专业的医疗服务,诊疗费是医生劳动力价值的体现。医生问诊,体检,开具相关检查等诊疗活动是医生认真思考的诊疗过程,是劳动的付出。哪怕是看看化验单或者是咨询一些小问题,也是医生劳动付出的过程。有的患者认为我就问几个小问题没必要支付几十元的诊疗费,其实是对医生的不尊重。自己不尊重医生但还需要医生耐心细致的回答,还要获得医生的尊重,那是不是有点强人所难?

2. 挂号是对医患双方的保护,是医患之间形成医疗服务合同关系的法律体现 患者来医院就医,挂号后就和医院形成了医疗服务合同关系,简而言之就是一种契约关系。医疗服务合同关系建立后,医疗机构就会对医生的诊疗行为承担法律责任。医务人员必须按照诊疗常规和法律法规认真诊疗患者的疾病,如果违反法律法规、诊疗常规造成患方不利后果的就要承担相应法律责任。这个契约关系既是对医生的约束,也是对患者的保护。医疗服务合同的形成,患者挂号是重要的依据,因此患者挂号就诊也是对自己合法权益的保护。

3. 挂号是公序良俗的需要 公序,指公共秩序,是指国家社会的存在及其发展所必需的一般秩序;良俗,指善良风俗,是指国家社会的存在及其发展所必需的一般道德。公序良俗指民事主体的行为应当遵守公共秩序,符合善良风俗,不得违反国家的公共秩序和社会的一般道德。患者到医院看病,按照挂号顺序依次就诊,既能体现公平性,也能保证正常的诊疗秩序不被破坏。患者不挂号,直接去找医生咨询问题,对其他排队挂号就诊的患者也是不公平的。如果来看病的患者都以咨询为理由不挂号排队,医疗秩序、公序良俗就会荡然无存。

患者没挂号,去找专家咨询,专家完全可以不接待患者。被患者投诉的这位专家在患者没挂号的情况下不仅接待了患者的提问,而且耐心解释了十几分钟,确实做得已经很不错了,患者在没挂号的情况下对专家提出这么高的要求确实有点强人所难。

医患办调查完情况后,一方面就医务人员服务态度问题继续向患者道歉,一方面向患者解释因为没有挂号,没有形成医疗服务合同关系所以医生确实无法给患者任何用药建议,希望患者能够理解。

患者既不接受医疗机构的道歉,更不接受工作人员的解释,坚持要求对当事医生严肃处理,甚至提出要求医疗机构答应开除这种没有医德的医生。工作人员陷入两难境地,一方面希望能够尽量安抚患者情绪,一方面确实认为当事医生没有明显的过错和不足。医患办工作人员使出浑身解数安慰劝解，当事患者情绪却越发激动，脾气暴躁得大吵大闹，坚决要求医院开除医生，不达目的决不罢休。时间滴答滴答逝去，转眼已经晚上7点多钟，下班已经2个多小时了，患者就是不肯离院。因为患者是位老年女性，年纪大了，工作人员生怕她身体出什么状况，不敢有丝毫怠慢，一直好言相劝。谁知这位阿姨精力旺盛，毫无善罢甘休的意思。正在这时，患者的手机响起了嘟嘟的铃声，医患办工作人员似乎看到了希望，赶紧劝慰阿姨"您看看，家里人都担心了吧！赶紧回家吃饭吧，我们一定严肃处理，一定给您个满意的答复！"患者接起了电话，是他儿子打来的，她在电话里哭诉了在医院遭受的种种不平等待遇，包括认为医患办工作人员劝她回家也是态度不好，是因为着急下班在轰她……反正就没有她满意的地方。挂了电话，患者不再哭闹，而是静静地等待儿子的到来。

　　医患办工作人员亦是盼星星盼月亮般盼望患者家属到医院后能够听明白医院的解释，能够顺利地将老人接走。谁知患者家属到了医院之后暴风雨来得更激烈了。

　　大约40分钟后，患者的儿子到了医院。他首先亮明身份，自己是国家某部委的领导，到任何地方都会享受VIP待遇，没想到进医院还要交停车费，医院为人民服务的意识太差了，他一定要管一管；然后开始痛斥医疗机构唯利益至上，上纲上线地指出看病贵、看病难和医务人员职业素养差、道德品质差有直接的关系。他指出，挂号费太贵根本就没有考虑过患者的实际困难，同时指出像咨询一些医疗小问题这样的状况应该开设便民窗口，不应该让患者挂号，要设身处地体谅患者的疾苦……

　　这位领导侃侃而谈，指点江山，医患办工作人员简直惊呆，想不明白，这到底是怎么一回事？

　　经过医患办工作人员苦口婆心地劝慰，这位领导口若悬河说教了近一个小时之后，终于肯带着老妈离开医院了，临走撂下一句话，如果得不到满意答复，一定将这件事曝光并通过相关领导对医院严肃处理……

患者走后，我陷入了沉思，是什么原因让这位患者认为自己不挂号看病还应当受到贵宾礼遇，是什么原因让患者家属认为自己家人不合理的要求没有得到满足就是大逆不道？

　　必须承认，在中国存在着相当一部分有特权思想的人，而且这些人在很多场合堂而皇之地享受着特权待遇，久而久之这种优越感就会滋生出特权逻辑。而当自己特权逻辑得不到实现时便会恼羞成怒，暴跳如雷，那我们在工作中如果遇到这样的人该如何应对呢？

　　第一，医务人员在接诊过程中要给予对方必要的礼貌和尊重，让对方的特权逻辑得到小小的满足。好的开始是成功的一半，也许因为咱们耐心细致的好态度让对方挑不出任何毛病，诊疗过程顺利完成。

　　第二，如果在诊疗过程中此类患者提出任何无理要求时，千万不要试图和对方讲理，您记住，特权逻辑和草根逻辑是不一样的，也就是说和不讲理的人是没有道理可讲的。我们要拿出良好的职业素养，针对患者病情对症治疗，对于其他要求，举重若轻地放在一边即可。

　　第三，控制好自己的情绪，千万不要被对方激怒。在所有沟通中，我们不仅要认知对方的状态和情绪，还要认知自己，控制好自己的情绪，避免与对方针锋相对，面对妄自尊大，蛮不讲理最好选择退一步海阔天空。不是我们胆小，也不是我们畏惧强权，而是没必要因为对方的理论、修养、逻辑问题，引起不必要的争端和麻烦。

　　第四，该坚持的原则不能妥协。虽然特权逻辑在很长的历史时期都会存在，我们不激惹特权人群，但并不意味着我们要没有原则地妥协。尤其是在做一些重要的治疗过程中，一定要坚持遵守法律法规、诊疗常规，否则引发不良后果，特权逻辑会给我们带来更大的麻烦。

　　最后想说：身犹民则贵，心犹君则轻，医术本来就是用来拯救万千百姓的，特权阶层也应该放下身价，做一名合格的患者。

熟人看病,帮忙要帮到点儿上

高明月　北京积水潭医院

王某凯为某医院后勤工作人员。某天上午,他的手机铃声急速响起,一看是老家姑姑,马上接起:"小凯,姑姑前两天下楼梯摔了,这几天腰一直疼,家门口小医院照了片子看了说没事儿,还是不放心,想上你们医院找个专家看看,你给安排一下啊。"被姑姑从小疼到大的小王一口应下:"您赶紧来,我带着您看。"第二天,姑姑从外地赶来。"小凯,赶紧的,找个专家给看看片子。""姑,咱先去挂个号。""挂号?不用,我都有片子了,药也开过了,让大夫直接看一眼有事儿没事儿心里就踏实了。"小王一想也是,专家号100元得自费,况且是亲姑姑,于是,带着到诊室找到了某专家。左等右等,趁诊室患者终于少了,赶紧跟专家说:麻烦您给我姑姑看一眼片子。专家一看本院的,没好说什么,问了症状,看了片子,交代了几句,告诉回家养着。就赶紧看下一个患者了。出了诊室,姑姑说:"专家谱儿可真大,几句话就说完了?好在腰没大事儿。"姑姑看完就走了,留下了两边都不是的小王。

此次就诊中,小王作为医院工作人员,问题主要在于以下几点:①熟人就诊,未坚持按就诊流程要求先行挂号再就诊;②熟人看病风险大,未向熟人交代挂号必要性;③带熟人直接去门诊找医生看,影响了医生就诊秩序。

专家存在的问题主要是:①由于是本院职工带来的,未坚持让其挂号;②看病过程简短,患者误解医生因为其未挂号看病不仔细。

许多大医院的工作人员不管什么岗位,几乎都帮熟人找过医生。就连跟医疗工作沾上边的人,也都在一天到晚帮熟人找医生。熟人来看病,能帮肯定要帮,但这意味着要"加塞挂号""加塞做检查",自己也要频繁地去求人,有时还要去求在其他医院工作的大学同学协调关系。有时提示一个并没有急病的熟人按正常程序在网上预约,但发现不被理解,还会被认为在推托,无情无义。

大家都认为找熟人好看病,希望能找到经验丰富的专家"一锤定音",另一方面也希望通过熟人,让医生留给自己更多的时间做更仔细地检查。托人看病的主要原因有4方面:对自己占有了超过平均社会资本的一种社会认同;医患信任缺失,导致患者需要通过受托人才能找到可以信任的医生,避免过度检查和过度医疗;方便自身就医行为,减少就医过程的时间成本,使就医变得便捷省时;希望受到最优质的医疗服务。

在许多人看来,托了熟人找到的医生,一定会提供更好的服务。大多知名三甲医院的医生,几乎天天被患者盯住,经常受托帮人看病。但医生们表示,不论是不是托关系来的患者,都会按正常程序来。一方面,"医不自医",即一般认为医生不能去医治自己的家人、朋友,因为感情因素会干扰诊疗思维。另一方面,"每天要看大量的患者,还有其他诸多事情要做,总是加入大量的熟人号,对医生来说就更累了"。加号增多,也往往影响到医生的正常工作节奏,本来12点就结束的门诊可能就要拖到下午一两点。而且,"如果硬要在有限的门诊时间里加号看病,肯定不会仔细,对患者也不好。"

人们普遍认为,没有熟人,特别是在大医院看病会很难,找到了熟人,更顺畅、更安心。另一方面,几乎所有的患者在看病时,会特别反感那些找了熟人、被医护人员直接带进诊室的人。有时候本院同事穿着白大褂带着患者也不管其他顺次等候的患者,直接往诊室闯。都是同事,出诊医生如果轰出去,也不好。次数一多,其他患者当然不乐意,有时候会与加塞的人吵起来。

在看病的问题上,不按规则办事、喜欢走捷径的观念和习惯,也在影响看病难问题的解决。患者应该和医疗系统、制度相互配合和互动,才能从根本上解决看病难的问题。找"熟人"看病,虽然省了功夫,同时也带来了许多的问题。

一、患者方面

1.不挂号＝没建立医患关系　在当下,这种不确定的医患关系非常不可靠。没有挂号，就没有相应的病情记录，医院的门诊日志上也不会显示你的就诊记录，一旦出现问题，全部有效证据都没有。就算是医生的责任，也无法追究，更不能索要赔偿。

2.咨询不一定可信　这一点，在内科体现得尤其明显。即见不到本人，就不能查体，同时又没有检查报告，咨询全凭经验，对疾病诊断的准确率和治疗方案的针对性可想而知。

3.分析病情不冷静　一项对医生群体的调查显示，医生给熟人看病不是轻易忽视，就是重视过度。总之，他们总是不能够做到冷静地分析病情。另外，问诊不详细，掌握病情不全面，也会影响对病情的评估。

4.貌似省钱，其实效果不好　先进的医疗技术可以辅助医生更好地查找病因、下诊断，合适的药物可以让患者达到更好的康复效果。找熟人看病，没有按正规程序做检查就给开了药，看似省钱，却留下病情诊断不明的隐患。

5.知情同意，告知不到位　面对熟人，医生往往容易省去"可能发生……"的警示性告知，事后即使真的发生，因事先"不知道"，容易引发患者不满或医疗纠纷。建议您最好反复问清各项并发症、后遗症等风险，确保自己在全面熟知情况的前提下做出选择和决定。

6.超范围行医延误病情　如果您的家人突发心肌梗死，而您熟识的恰巧是一名普外科医生，做阑尾炎手术才是他的专长。那么，他给出的建议，您是全部相信还是半信半疑？

因此，让熟人了解挂号必要性，明确严格遵守挂号就诊流程是为了更好地保护其自身利益。告知熟人，如果挂不上号尽量帮忙找医生加号，同时为了避免医患矛盾的发生，需要按序就诊。

二、医生方面

医生承托为人看病，对医生本人来说存在负面作用：患者在托人看病过程中往往省略了若干正常诊疗流程，使医生无法正常安排常规诊疗工作，打破了医生的正常工作秩序；医生在此过程中出于对受托人和患者的特殊考虑,自身的诊疗习惯和诊疗自主性往往受到不同程度的限制,使医生在诊疗过程中的主导作用可能被削弱。

托人看病有违社会公平原则,使许多患者看病更加困难,形成了恶性循环。那些正常排队的人,他们也都是患者。熟人相托加塞看病,让其他患者延后,容易引起不必要的医患纠纷。

为了避免纠纷发生,要求专家不论什么熟人介绍来的,都要"排在正常挂号患者的后面,不影响已经挂号的人就诊"。有的加号患者理解,碰上不理解的,看完病后还给熟人埋怨说医生不照顾。这也要求所托之人做好解释。

1. 应对要点 熟人社会,更通俗地讲就是"小圈子"社会,20 世纪费孝通在《乡土中国》中提出的概念。中国历来是一个"人情社会",注重"礼尚往来",有时甚至是礼大于法,这可能也是"熟人社会"盛行的原因之一。中国传统社会有一张复杂庞大的关系网,人熟是一宝,有熟人好办事儿。

同时,随着法制的建设,人们提高了自我权益维护意识,有了更多的途径对损害自身利益进行申诉。由于熟人看病不挂号、加塞等现象导致的医患纠纷数量也高居不下。

怎样权衡既给熟人看病行了方便,又不带给就诊医生更多的麻烦,成为中间人需要掌握的技巧。详尽的解释与沟通,起到了至关重要的作用。

2. 应对技巧 熟人就诊,明确按正常流程进行挂号就诊,首先可以保证自己的权益,同时尊重医生的劳动价值,也尊重其他同样就诊的患者。熟人,帮,需要帮到点儿上。

莫让好心惹来麻烦

陈 伟 刘洪雷 北京积水潭医院

自古以来就有"医者仁心"之说,《大医精诚》中云:"凡大医治病,必当安神定志,无欲无求,先发大慈恻隐之心,誓愿普救含灵之苦。若有疾厄来求救者,不得问其贵贱贫富,长幼妍媸,怨亲善友,华夷愚智,普同一等,皆如至亲之想,亦不得瞻前顾后,自虑吉凶,护惜身命。"确实,在医疗工作中,经常会有患者不按照诊疗程序就诊,临床医务人员本着"大慈恻隐之心",给患者提供一些方便,但是大家一定在给予患者相关帮助的同时加强沟通,力所能及,避免好心办坏事,甚至给自己或者给别人带来麻烦。

案例一:不挂号能看病吗?

某日门诊,大厅像往常一样人山人海,赵主任正在诊室内接诊患者。诊室内外满是候诊的患者,赵主任早已忙得不可开交。正在这时,一位母亲抱着小孩推门走进诊室,"赵主任,您还记得俺吗? 俺家孩子一直是您给看的,上周的检查,今天结果出来了,您给看看。"赵主任一抬头,看着眼熟:"好,门口等着吧。"

母亲抱着患儿在诊室外等着。半小时过去了,没见医生喊她,又过半小时,还是没见动静。孩子在怀里也不消停,哇哇大叫。这时母亲坐不住了,起身推开诊室的门,一屋子的患者把赵主任围得水泄不通,"主任,啥时给我们看啊?""门口再等会儿。"赵主任头都没抬地回了一句。

患儿的母亲只好继续在诊室门口等候。滴答滴答,一个小时又过去了,仍不见医生喊她,于是她鼓起勇气再次推开了诊室的门,得到的回复仍是继续等待。

眼看着已经到了下班的时间,这位母亲再也按捺不住了,冲进诊室,大声对医生喊道:"你倒是给我们看不看啊,等等等,有完没完了? 等到啥时候去?"

被患者包围着的赵主任被这位母亲说愣了,和家长解释:"您没挂号,所以得等我把今天挂完号的患者都看完了才能给您看!"这位母亲由于长时间的等待,脾气异常暴躁,没好气地说:"我说不挂号了吗? 我们有钱! 你又没让我们挂号,也没说最后给我们看,谁让你不说清楚,现在就得给我们看!"

赵主任一听这话气也不打一处来,心里想:我没让你挂号就答应给你看病,你不领情还大吵大闹,太不讲理了,我还不给你看了呢!

所以自顾自给其他患者看病,任凭这位母亲如何叫嚷,再也不理她了。患儿母亲愤怒了,大喊:"你这是什么态度,我告你去!"

赵主任也火冒三丈了,怎么会遇到这么不讲理的人,随口应道:"爱上哪儿告,就上哪儿告去!"

案例二:不是本科室的患者能接诊吗?

张大妈腰痛很久了,一直想去大医院的脊柱外科看看,无奈一号难求,早早地赶到医院还是没挂上号!她跑到护士站问护士能不能加个号,护士说实在加不上啊。张大妈一脸苦相,说:"姑娘,我突然腰痛,痛得厉害,你给想想办法。"护士说:"您要是突然腰痛,可以去看看急诊!"

张大妈一听,赶到了急诊,一头闯进创伤骨科诊室,看到一位帅帅的男医生,便上前哀求:"小伙子,我腰痛,能给我看看吗?"

"大妈,我这是看创伤的,腰痛您得看脊柱外科!"

大妈继续哀求:"小伙子,我就照个片子,您就帮我开一张吧!"

创伤骨科的这位医生禁不住大妈苦苦哀求,就同意了患方的要求,但不忘嘱咐一句:"大妈,我给您开一张片子没问题,但照完了您还得找脊柱外科的医生看。"大妈爽快地答应了。

片子照完了,大妈拿着片子去找脊柱外科的医生要求看病,脊柱科的医生说:"您得去挂号啊?"张大妈一下子火冒三丈了:"我刚才在急诊已经挂了号了,凭什么还让我挂号?你们急诊的医生让我来找你看的,你就得给我看!"脊柱科医生一头雾水,这事该怎么办呢?

我们发现,经常会有这种医生一片好心,结果却不理想,甚至有被患者误会引发纠纷的情况发生。因此,医务人员在本着"大慈恻隐之心"的同时要掌握以下几个原则,避免引发误会,甚至是矛盾。

1.把自己的善意表达清楚 案例一当中,赵医生没有让患儿母亲挂号,准备给患儿看病,本来是一番好意,但由于表达不清,引发误会。当时赵大夫完全可以这样说:"您的检查结果出来了,您应当挂号后继续就诊。但您是我的老病号,就别挂号了,等我给别人看完最后给您看。"我想,患者听完这番话不仅会耐心等待,还会非常感激医生。

案例二当中,创伤骨科的医生是一片好意给患者拍了片子,但是拍片子之前没能向患者解释清楚,拍完片子找其他医生看病,还需要挂号,导致患者认为我挂了一个号就应当有人给我把病看完,进而由误会变成矛盾。

2.让患者等待时,要交代清楚具体等待时间,减少患者的焦虑　等待是一种折磨,尤其是不知道这种等待何时结束。所以,案例一当中,患儿家长在没有休止的等待中情绪不断恶化,直至暴跳如雷。赵医生在让患者等待时如果说一句:“我这患者太多了,我得给别人看完最后给您看,您得多等一会儿,估计要等到 5 点了。”患者心中有数了,为了看病,自然也会耐心等待了。

3.任何情况下不要激化矛盾　赵医生的一番好意被患者家属误解,自然心中充满委屈,可最后自己还因为态度不好被投诉了,到这个时候真是百口莫辩。因此,任何情况下保持一个好态度很重要。万一被不讲理的患者纠缠,影响正常的诊疗秩序时,要及时请护士帮忙解释,或者请专业的投诉接待人员,通知保卫人员及时赶到现场解决问题,避免自身与患者发生冲突。这样既是对医患双方合法权益的维护,也是对自身安全的保护。

4.不要承诺自己做不到的事情　在临床中还会因为医务人员好心,做出了一些可能做不到的承诺,导致矛盾产生。比如,患者要求加号,医生说,您稍等会儿,一会儿如果我能把前面的患者看完,就给您加。结果前面的患者太多,还没看完又要赶回病房手术,没能给患者加号。患者满心欢喜化为泡影,本来是一片好心又成为患者投诉的理由。因此,医生在无法保证能够满足患者要求的情况下千万不要做出承诺。

5.任何情况下不要违反诊疗常规　临床医生经常会禁不住患者的苦苦哀求,妥协于患者的不合理要求。案例二当中,创伤骨科的医生一片好心看了脊柱外科的患者,幸好没有产生不良后果,否则也会难辞其咎。在临床中,还会遇到一些患者家庭困难,要求医生省钱,少做检查,但是由于违反诊疗常规,一旦产生不良后果,对医患双方都是严重的打击。因此,无论是熟人所托,还是患者本人强烈要求,都不能因为一时的善意,导致违反诊疗常规。

医者父母心,是医生对患者发自内心的牵挂、关心、爱护,跟父母对孩子的心态一样,是医生和医院理应遵守的基本职业操守。但作为医务人员应当将冷静的理解和热烈的感情集于一身,千万不要因为一时的"善意"给医患双方惹来麻烦。

消除对立情绪,避免两败俱伤

陈　伟　北京积水潭医院

小五在派出所已经整整待了4个小时了,腰部的隐隐作痛似乎有些麻木。他怎么也想不通,明明是去医院看病的,怎么就被带到了派出所?怎么就犯了错,侵了权?

2015年2月20日7:30

过年了,四处张灯结彩,门口贴着春联,家里挂着灯笼,小五沉浸在喜气洋洋的年味里,从里到外的美,心血来潮主动帮着媳妇擦地,正擦得起劲儿,突然,就那寸劲儿,嘎巴一声腰扭了。这个难受劲儿就别提了,虽然不是特别痛,但好像哪根筋别住了似的,整个腰部都不能动弹。小五把墩布一扔,赶紧奔了医院急诊。

2015年2月20日8:00

宽敞的急诊大厅,挂着彩带,从未有的清净祥和。小五顺利地挂了号,分诊台护士娴熟地帮小五办理了手续,把病历本递给小五的同时说:"请您到门诊3诊室就诊。"没想到话音未落小五就急了,本来就腰痛,还挨了老婆一顿数落,这邪火正没地方撒呢,跳着脚就和护士嚷上了:"我挂的是急诊,凭什么让我上门诊看病!我们门诊看病不报销,必须在急诊看!要不和你们没完!"护士连忙解释:"您去门诊看也算急诊……"没等小护士把话说完,小五更加暴跳如雷:"别那么多废话,赶紧把医生给我找来,要不我投诉你!"

值班的小护士吓坏了,最怕的就是投诉,哪怕自己没错可能也会挨批受罚,怎么刚上班就碰上个这么不讲理的人,再也不敢多解释一句,连忙给值班大夫打了电话。

2015年2月20日8:15

值班医生三步并作两步从门诊赶到急诊,进了诊室就问:"是哪位要看急诊啊?"小五一个箭步冲上去,没好气地说:"你就是值班医生啊? 为什么不坚守岗位? 我要投诉你!"赶来的医生一头雾水,过节值班就是为了及时给患者解决痛苦的,并不想招惹是非,所以耐心地对小五说:"我刚刚在门诊给患者看病,听说这来了急诊就赶来了! 您哪不舒服?"小五的火气还没消,没好气地说:"我心里不舒服。我就是要投诉你!"值班医生听罢也有些恼火了,说了一句:"您是来看病的还是来投诉的?"小五气急败坏了,火冒三丈地嚷道:"我就是来投诉的!"值班医生只好说:"投诉请到总值班室。"

2015年2月20日8:25

小五彻底被激怒了,掏出手机当着医生的面拨通了总值班室的电话,大发雷霆道:"我在急诊,我要投诉,你必须马上、迅速、立刻出现在急诊,否则后果自负!"

总值班接到这个电话也是一时没有头绪,在电话里问道:"您要投诉谁啊? 我现在一个人在总值班盯班,不方便马上到现场,您能不能到总值班来一趟,或者在电话里说啊?"小五一听,总值班怎么也这么不负责任呢,现场都不来一趟,火气更大了,对着话筒没好气问道:"你们急诊医生凭什么在门诊看病?"总值班一听觉得问题不大,凭着经验给小五解释:"我们在节日值班期间,因为人手不够用,所以有一些科室的值班人员同时肩负门诊和急诊双重的值班任务……"小五没等总值班说完,一怒之下挂了电话,忘了腰间的剧痛,旋风般冲出急诊。

2015年2月20日8:30

小五使出吃奶的力气砸开了总值班的大门,见到一位值班同志,二话没说就举起了手中的手机。这是干嘛？拍照录像呗！小五一心想保留证据啊！话说现在是高科技时代，证据采集技术相当发达，你说的每一句话都要小心，一不留神就会变成呈堂证供。

总值班被这股突如其来的旋风惊呆了，待回过神来，才发现有个人横眉立目地拿着手机冲着自己拍照，并且大声叫嚷道："你是总值班吗？是你说的急诊医生也可以看门诊吗？有能耐你就对着摄像头再说一遍，我告你去！"总值班也被这架势搞懵了，但本着解决问题的心态，还是耐心地劝慰患者："我是总值班，但是先请您把摄像头收起来我们再谈好吗？"小五一听觉得总值班不让录像就是心虚，因此变本加厉地叫嚣："我就是录像了，你能把我怎么着啊？"任凭总值班如何解释不能录像，小五还是给总值班来了个全方位360度拍照加摄像。万般无奈之下，总值班拨通了保卫处电话寻求帮助，保卫人员迅速赶到现场。

2015 年 2 月 20 日 9:00

保卫处工作人员出现在总值班，小五更愤怒了：我既没偷也没抢就是来投诉的，你们保卫人员来干什么？难道想打我一顿，难道你们是黑社会？越想越生气，他举着手机对着保卫人员又拍又照，嘴里还喋喋不休地发着牢骚，甚至一不留神说出了脏话。保卫人员一边制止小五拍照，一边提醒他注意表达方式，讲话注意文明。保卫人员生硬的态度让小五感觉遭受了莫大的侮辱，那一刻完全被愤怒冲昏了头脑，只觉得热血上涌，毫不犹豫地挥拳冲向一个高大的保卫人员，拳头瞬间又被那健硕的身体硬邦邦地弹了回来，就在这时候小五突然清醒了：我为什么打人啊？真是被冲昏头脑了！现在深深地自责已经没有任何作用了，小五和医院的保卫人员被带回了派出所。

2015 年 2 月 20 日 9:45

小五虽然知道自己打人不对，但转念一想，我又没把你打坏，警察也不能把我怎么样。所以到了派出所态度又继续强硬起来，拒绝向被打人员道歉，拒绝将手机中的照片和视频删除，同时强烈要求由于医院耽误了他的治疗，要让医院赔礼道歉并承担一切后果。

2015 年 2 月 20 日 10：10

医院被打保卫人员去其他医疗机构就诊,同时申请到分局司法鉴定中心做伤情鉴定。

2015 年 2 月 20 日 11：30

警官给小五进行讲解和疏导,小五表示不再追究医疗机构的责任,可以向被打的同志赔礼道歉,但拒绝删除手机内的照片和录像。

2015 年 2 月 20 日 12：30

饥肠辘辘的小五继续反思中。

2015 年 2 月 20 日 14：00

医院被打保卫人员在其他医院就诊,诊断软组织挫伤。

2015 年 2 月 20 日 15：00

小五深刻认识到自己的错误,主动向医院被打人员赔礼道歉,得到了被打人员的谅解;同时在警官的监督下,主动删除了手机内全部关于医疗机构医务人员的照片和录像。

2015 年 2 月 20 日 16：30

问题妥善解决,医患双方化干戈为玉帛。小五花费了整整一天的时间解决这个问题,但他是否真的知道自己错在哪儿了呢?

案例分析

1. 小五究竟错在哪儿?

小五的错误之一:未经他人允许擅自对他人拍照录像,涉嫌侵犯他人肖像权。

肖像权就是自然人所享有的对自己肖像所体现的人格利益为内容的一种人格权。肖像权为人格权的一种,是自然人对于肖像的制作权和使用权。法律上的肖像为自然人人格的组成部分,肖像所体现的精神特征从某种程度上可以转化或派生出公民的物质利益。法律保护公民的肖像,是基于肖像上多方面体现了公民的精神利益、人格利益。根据中华人民共和国民法规定,肖像权是公民的基本权利,未经本人同意,任何人不得擅自使用、侮辱其肖像。如果受害者的肖像被擅自使用,可先协商,如对方拒不撤销,可依法进行起诉,申请司法保护,维护自己的合法权益。

以摄影人来说,你只要拿着照相机对准了自然人进行肖像摄影,如果肖像权人不同意而强行拍摄,就是一种侵权行为。

小五在当事人明确表示禁止的情况下,执意对当事人进行拍照和录像,已构成侵权,当事人可依法追究其相关责任。

那小五对医院的意见就没地方说理去了吗?

其实不然,按照 2009 年卫生部下发的《医院投诉管理办法(试行)》第 2 条规定:本办法所称投诉,主要是指患者及其家属等有关人员(以下统称投诉人)对医院提供的医疗、护理服务及环境设施等不满意,以来信、来电、来访等方式向医院反映问题,提出意见和要求的行为。小五的意见属于医疗机构应当接待投诉的范围,按照规定,医院投诉管理部门接到投诉后,应当及时向当事部门、科室和相关人员了解、核实情况,并可采取院内医疗质量安全评估等方式,在查清事实、分清责任的基础上提出处理意见,并反馈投诉人。

同时《办法》规定,投诉人应当依法文明表达意见和要求,向医院投诉管理部门提供真实、准确的相关资料,配合医院投诉管理部门的调查和询问,不得扰乱医疗正常秩序。因此,小五对医院在诊疗及管理中的意见应当通过正当途径去解决,而对当事人录像和拍照则不是合理合法的解决途径。

小五错误之二:随意殴打他人。

小五被愤怒冲昏了头脑,情急之下,挥拳打向医院保卫人员。按照我国《治安管理处罚法》第 43 条规定:殴打他人的,或者故意伤害他人身体的,处 5 日以上 10 日以下拘留,并处 200 元以上 500 元以下罚款;情节较轻的,处 5 日以下拘留或者 500 元以下罚款。

那为什么小五并没有受到处罚呢。依据《治安管理处罚法》第 19 条第一款、第二款的规定:违反治安管理有下列情形之一的,减轻处罚或者不予处罚:①情节特别轻微的;②主动消除或者减轻违法后果,并取得被侵害人谅解的。

由于小五挥拳打向的是一名年轻力壮的小伙子,虽然有软组织挫伤,但并无大碍,加之小五真诚地向对方道歉,取得了被害人的谅解,因此他幸免于处罚。如果他一时情绪激动挥拳打向一名瘦弱的老人或女子,后果简直不堪设想。

因此,患者在就诊过程中应当遵守医院的规章制度,尊重医务人员的工作,履行患者应当遵从医务人员安排的义务,才能够保证良好的医疗秩序,从而顺利就医。

2. 医疗机构如何与患者加强沟通,消除对立情绪,避免两败俱伤?

情绪的状态会直接影响到沟通效果。由于医患关系持续紧张,给医患双方都带来压力和不良情绪。部分患者由于疾病带来的痛苦和对医务人员的不理解、不信任,在就诊过程中对立情绪明显,稍不满意就会对医务人员谩骂,甚至殴打,长此以往,医务人员的对立情绪逐渐出现,碰到态度不好的患者往往也会流露不满。因此一些小问题常常由于对立情绪的影响导致矛盾升级,甚至纠纷出现。

情绪就是人对事物内心的感受,经由身体表现出来的状态。正性的情绪会让人体分泌一种物质,会使人的视野更加开阔,思维更加敏捷活跃,解决问题的手段更多,也更容易取得成功。而悲观消极会使人的情绪变坏,甚至会把这种坏情绪通过其他渠道发泄出来。很多患者由于疾病的折磨往往会把这种坏情绪发泄在医务人员身上。

小五事件就是个典型的案例。因此,医务人员更应该注重心理健康,调整积极的心理状态,引导患者摆脱消极情绪,避免矛盾的产生。

小五最初向护士发脾气的时候,就是消极情绪作祟。大过年的扭了腰,还被老婆臭骂一顿,消极情绪使其产生了一种激烈的攻击反应。其实他对护士本身并没有意见,只是成了发泄对象。如果最初接待他的护士能够及时发现他这种消极情绪,用歉意缓和他的情绪,用关心和安抚让他找到积极情绪,也许矛盾就会被扼杀在摇篮里。

小五后来情绪不断失控,从心理学上讲,应当是掩饰心理和逆反心理。当他发现自己的言行出现失误后,不愿意承认和面对,而是通过寻找对方的问题来掩饰自己的错误。小五心里明白自己是来看病的,为什么后来强调只投诉不看病了呢?这是典型的逆反心理。逆反不止出现在孩子身上,成年人的逆反更强烈,更可怕。小五是非常想能够及时就诊的,但是他担心就诊需求遭到拒绝,或者医务人员对他有成见,不认真,所以采取逆反的态度,导致矛盾不断升级。

如果后来接诊的医生和总值班不和他针锋相对,而是换一个角度引导他及时就诊,医患双方也就不会在派出所浪费一整天的时间了。

也许有人会说我站着说话不腰痛,碰到那种不讲理的人,怎么换位思考,怎么道歉解释都是苍白的。我承认,每个人在工作中都会遇到那种无法沟通的奇葩,但是我坚信,医患关系的总体应该是和谐的,医患双方应消除对立情绪,建立相互信任,从而大踏步地争取共赢!

呼吸对方的空气

许梦怡　北京积水潭医院

下面是我从网上摘录的两条微博。

第一条,来自于一位肿瘤科医生:

"今天上午,正在查房时这位曾经的癌症患者来科室看我,10年前的情景像放电影般浮现在眼前。那年,患者24岁,婚后刚1年,我还是一名住院医师。那年,医患关系和谐,患者家属对我们极为信任,我们可以放手一搏。"

这篇微博,看似描写了一个温暖的场景,一个曾经被自己医治好的患者来看他,实则道出了一个医生的无奈的心酸。那时,家属对我们无限信任,那时,我们可以放手一搏。而如今呢,医护人员在某些无良媒体的恶意描写下逐渐变成了手拿屠刀的恶魔,患者对医护人员不再信任,甚至发生了伤医、杀医行为。很多兢兢业业奋战在一线的医生护士被无辜地扣上恶魔的帽子,然而他们选择隐忍,选择以一种清者自清的态度继续工作,换来的却是更加猖狂的医疗暴力。

第二条,来自于一位放射科医生:

"放射科医生 9 年,拍片时经常碰到患者哭,有的是痛,有的是恐惧,有的是装的。印象最深的一次是有一个中年女性,车祸来的,一直哭泣,我们医生不耐烦了,说你这个不重,别哭了,她伤感却平静地说,我的儿子车祸刚刚没了呼吸,请你们理解。瞬间空气都凝固了,对不起。"

我看到这篇微博后心里酸涩的疼痛,作为一名三甲医院的医护人员,接触到了太多的生死离别,情感几乎麻木。但对于患者来说,每一次医院之行都像是人生中巨大的灾难和转折,失控的情绪也许是他们表达恐惧和悲伤的最好出口。而我们又何尝体会过他们的感受,那位医生最后说的那句对不起饱含了多少内疚和悔意。

我曾看过一段话是这样写的:在底层的空气里呼吸,才会触摸到那些卑微生命的痛苦挣扎,才会体察到那些弱小生命与命运的不屈抗争,才会感受到刚强与坚韧,才会感受到汗水与泪水,才会明白:原来,更多的生命是如此艰辛地活在这个世界上。

引申到当今的医患关系,浮躁的社会最容易迷住人的眼睛,如果我们长了叶子一样的肺,能够呼吸到对方的空气,我们的情感才是醒着的,我们的精神才是醒着的,我们的灵魂才是醒着的,这样,我们的慈悲之心才会觉醒,我们的感恩之心才会觉醒,我们的宽容之心才会觉醒,我们的信任之心才会觉醒,我们的爱心才会觉醒,我们才会成为真正意义上活着的生命。

在投诉化解中实现"以患者为中心"

高向旭　李欣慧　王　阳　北京中医医院

患者投诉是患者对医院服务、诊疗等不满而采取的批评行为。医院投诉管理的重要环节是投诉整改,通过患者投诉发现服务中的不足,进而改进服务质量,最终将"以患者为中心"落实到实处。

一、案例

2015 年 2 月,医患关系部接到"12320"的投诉建议单,这是我院患者周老先生对服务设施提出的意见,要求医院更换门诊候诊椅。我们很快与周老先生取得联系。原来,几天前,患有风湿病的周老先生到风湿科就医,医师为了进一步明确病情,为老人开具了影像学检查。正值寒冬时节,老先生坐在放射科门口的不锈钢候诊椅等候 CT 检查,椅子带来的凉意同时也阵阵袭来,老人起身活动了一下,为了不影响别人,他又坐了回去,然而冰冷的感觉让老人坐立难安。对普通患者来说,可能只是椅子稍微凉了一些,可是对于这位患有风湿顽疾的老人来说,冰冷感导致的游走性疼痛难以忍受,腿部疼痛异常。坚持着做完了检查,老人拿着报告返回诊区。这时风湿科的候诊患者很多,可是依然有几个座位空着,老人也选择了站着候诊。鉴于这种体验,老人决定反映情况,尝试能否要求医院对候诊椅进行更换。

二、处理

通过与周老先生的充分沟通,我们体会到患者的那份急切心情与热切期待,我们马上向总务处反映了患者意见。总务处非常重视,专人与我们商量解决办法。首先,现有候诊椅投入使用不到 2 年,换新的既会增加院内成本支出,更造成资源浪费;二是考虑给不锈钢椅上铺个"棉垫",但如何能有效使用是问题。棉垫发给科室吗?患者是否自主领取,如何回收,卫生怎么保证等一系列问题摆上桌面。一边是满怀希望等待的患者,另一边是没有妥善的解决办法,怎么才能找到两全的办法呢?万事难敌有心人。正巧部门同事外出,她在火车站候车时看到配有"人造革"垫的不锈钢椅,她受到启发。我院的候诊椅能否加配坐垫呢?如果可行,那么既能满足患者的需求,又能避免设施浪费。她拿着在火车站拍的照片向总务处提出建议,总务部门分析了此种改进方法的可行性,很快联系厂家对候诊椅进行了改造。我们将处理情况电话告知患者,他对医院设身处地地为患者着想、为患者办实事的精神高度赞扬和衷心地感谢。

三、体会

一个小小的"坐垫"温暖了患者,一处小小的改进提升了服务。"以患者为中心"不应仅仅停留在口头上,而应当作为医院管理部门的核心理念,作为医院每个工作人员的行为要求。医院投诉纠纷管理部门,是患者就医过程中不满意方面的意见汇集地,重视患者投诉,设身处地地为患者着想,急人所急、尽我所能,才是将为患者服务落到实处。